불량의학

Bad Medicine
by Christopher Wanjek

Copyright © 2003 by Christopher Wanjek
Korean translation copyright © 2006 by Yoldaerim Publishing Co.
All rights reserved. This translation published under license.

이 책의 한국어판 저작권은 이스턴 인사이트 에이전시를 통해
John Wiley & Sons, Inc.사와 독점 계약한 도서출판 열대림이 소유합니다.
저작권법에 의해 한국 내에서 보호를 받는 저작물이므로
무단 전재와 복제를 금합니다.

Bad Medicine

불량 의학

의학 상식의 치명적 오류와 맹점을 고발한다

크리스토퍼 완제크 지음 · 박은영 옮김 · 허정 감수

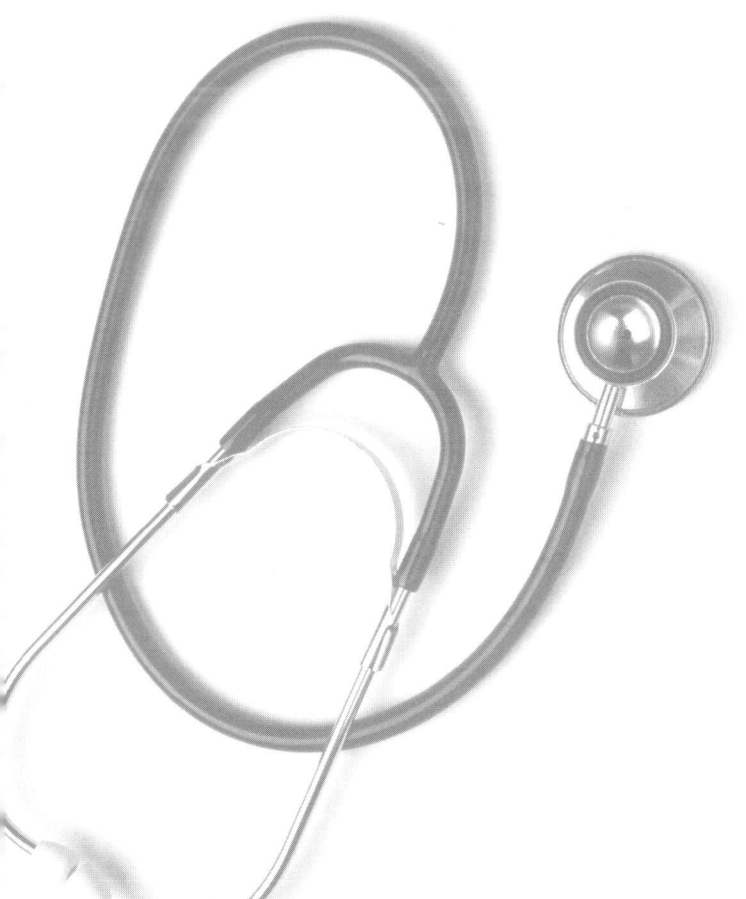

열대림

불량 의학
의학 상식의 치명적 오류와 맹점을 고발한다

초판 1쇄 발행 2006년 12월 5일
초판 12쇄 발행 2022년 5월 20일

지은이 크리스토퍼 완제크
옮긴이 박은영
감수자 허정
펴낸이 정차임
펴낸곳 도서출판 열대림
출판등록 2003년 6월 4일 제313-2003-202호
주소 서울시 서대문구 연희로11자길 14-14, 401호
전화 02-332-1212
팩스 02-332-2111
이메일 yoldaerim@naver.com

ISBN 978-89-90989-23-X 03510

* 잘못된 책은 바꿔드립니다.
* 값은 뒤표지에 있습니다.

Bad Medicine 차례

프롤로그 | 불량의학의 뿌리 • 9

 잘 먹고 잘 빼기

참을 수 없는 존재의 무거움 ••• 살찐 사람들과 음식　31
　살찌는 체질에 대한 이야기
　다이어트가 효과 없는 이유
　좋아하는 음식을 먹으면서 살을 뺀다
　비만인의 권리
　메뚜기 좀 드실래요?
끊임없는 우유 논쟁 ••• 우유와 당신의 건강　51
유기농은 지속 가능한가 ••• 유기농의 허와 실　60
사방이 물이로되 ••• 생수 대 수돗물　71
알약 하나면 만사 오케이? ••• 항산화제를 갑론을박하다　80

2장 우리를 병들게 하는 것들

차가운 문안 ••• 감기 걸리는 법　95
세균은 무조건 나쁘다? ••• 세균과의 경솔한 전쟁　101
방사선은 위험한가 ••• 방사선, 찬성이냐 반대냐　109
상어는 암에 걸리지 않는다 ••• 상어 연골의 항암효과　118
돌연변이에 관한 오해 ••• 유전자와 미래의 건강　125
흑사병은 살아 있다 ••• 인류의 재앙　132

3장 내 몸의 절충주의

뇌에 대한 90퍼센트의 오해 ••• 두뇌의 활동	141
빅 브레인 짝짓기 ••• 뇌의 크기와 지능	149
거짓말로 눈 가리기 ••• 눈은 알고 있다	158
세상의 모든 좋은 맛 ••• 혀 지도의 진실	168
간을 씻어드립니다 ••• 간 해독을 돕는 것들	174
맹장 무용설에 대해 ••• 불필요한 오르간인가, 훌륭한 연주자인가	178
하루아침에 머리가 센다고? ••• 흰머리와 그 원인	182
삼손의 기쁨 ••• 대머리에게 희망을	187
우월한 인종, 열등한 인종 ••• 인종의 정의	194

4장 꿋꿋하게 늙어가기

깜빡깜빡하는 내 정신 ••• 기억력 감퇴와 노화	203
몸이 뻣뻣해지다 ••• 활력과 노화	209
늙으면 아픈가, 아프면 늙는가 ••• 노화와 질병	215
2150년에 만나요 ••• 길고 짧은 인생	219
끝없이 끝없이! ••• 수명과 유전	227

5장 주술사의 귀환

떨치기 힘든 자력의 매혹 ••• 자석과 건강	236
흔들고, 흔들고, 희석하라 ••• 동종요법의 망상	241
마법의 치료법? ••• 아유르베다의 실체	249
웃기는 냄새가 난다 ••• 아로마테라피 치료법	256

신선한 산소 주세요 ••• 산소, 숨 막히는 유행   261
묵주 기도 효과 ••• 접촉요법, 기공, 파룬궁   267
허브는 천연이잖아요! ••• 대체의학으로서의 약초   275
고무적인 자극 ••• 백신의 진정한 위험   282

6장 위험한 연구

독성의 치명적인 복수 ••• 함량이 독을 만든다   293
오늘은 나쁘고 내일은 좋다? ••• 일관성 없는 건강 연구   302
사탕에 관한 흥미로운 실험 ••• 몇 가지 중요한 결과들   311
우리는 #1이다 ••• 최고와 꼴찌가 공존하는 나라   317

7장 영화 속 불량의학

리포터는 아니지만 ••• 텔레비전 의학 뉴스의 정확성   323
람보 6, 청각에의 탐색 ••• 총기와 그 후유증   334
녹아웃, 만취 ••• 상상의 폭력, 그리고 진짜 문제들   342
심장은 단숨에 마비되고 ••• 할리우드 스타일   347

에필로그 | 갈림길에 선 의학의 미래 • 350

그 밖의 불량의학 • 361
추천 문헌 • 365
참고 문헌 • 368
옮긴이의 말 • 385
감수의 말 • 389

| 프롤로그 |

불량의학의 뿌리

의학의 탄생

고대의 바퀴벌레에 비교하면 인간은 갓 태어난 아기쯤 되는 종(種)이다. 최초의 인류는 15만 년 전에야 비로소 마제석기와 치솟는 호기심으로 무장한 채 중앙아프리카의 무성한 초원 위로 모습을 드러냈으며, 세상 정복의 기틀을 마련하기 시작했다. 그런 인간에게는, 공짜 식사라면 놓치는 법이 없는 바퀴벌레가 늘 따라다녔다.

그렇게 수천 년이 지나다 보니, 둘 사이의 승자를 가리기는 참 애매한 문제가 되었다. 세상의 무게가 늘어나는 비율은 사람보다 바퀴벌레들에 의한 부분이 더 일정하다. 게다가 우리 인간들은 바이러스와 박테리아의 사냥감이 되기가 훨씬 쉬운 존재이다. 물론 '큰 골' 인간들이 이 점을 십분 이해하기란 어려운 노릇이다. 바로 이런 이유로 우리는 세상을 지배하는 종이 되지 못하며, 우리 눈으로 보는 세계를 뛰어넘는 미생물의 거대한 세계가 존재하게 되는 것이다. 그 결과 우리는 '인간의 시대'가 아닌 '박테리아의 시대'를 살아가고 있다.

인간은 19세기가 끝날 무렵까지도, 거의 14만 9,900년 동안 이런 사실을 까맣게 모르고 있었다. 그러다 마침내 깨달음이 열렸다. 유레카! 세균을 발견한 것이다.

우리는 참으로 힘들게 얻은 이 지식을 지체 없이 의학에 적용했다. 손을 씻고, 깨끗한 물을 도시로 끌어들여 왔으며, 백신을 개발하고, 세포 상호작용의 관점으로 인체를 이해했다. 그 결과 20세기 이후 우리는 갑작스럽게 역사상 어느 때보다도 긴, 거의 2배에 이르는 평균수명을 지니는 존재가 되었다.

생각해 보면 우리가 지금껏 생존해 온 세월은 놀라움 그 자체. 자연의 힘은 인간이 제어할 수 있는 한계를 벗어나 있을 뿐 아니라 때로는 무지막지하게 압도한다. 기아와 가뭄이 제멋대로 후려치기도 하고, 질병이 창궐하여 수많은 도시와 마을을 휩쓸어버리기도 한다. 화재, 홍수, 지진은 불과 몇 초 사이에 수세기 동안 일구어놓은 삶의 터전을 파괴해 버린다.

속수무책으로 이런 일들을 겪었던 40만 년 전 인간의 모습을 상상해 보라. 자, 여러분은 아인슈타인이 아니다. 물론 나도 그렇다. 40만 년 전 인류에게는 무엇이 어떻게 작용하는지에 대해 아무런 개념이 없다. 모래를 유리로 바꾸는 것에 관해 그 어떤 지식도 없고, 그 유리를 갈고 광을 내어 작은 물체를 커 보이게 하는 방법에 대해서도 도무지 깜깜하다. 이런 일을 할 만한 충동을 느끼지도 않는다. 너무 작거나 너무 멀리 있어서 내 눈으로 볼 수 있는 범위를 넘어서는 존재가 있다는 사실을 믿어야 할 이유도 없다. 물론 해가 내리쬐면 바위가 뜨거워지는 것이 좀 흥미롭기는 하다. 아마도, 해가 뜨거워서 그렇겠지. 그럼에도 여전히, 올해 왜 곡식이 자라지 않았는지에 대해서는 아무 생각도 없다. 아이들 열 명 중에 여덟이 왜 다 자라기 전에 죽는지에 대해서도.

셀 수 없는 세기를 지나오면서 인간은 이해되지 않는 삶의 좋은 부분과 나쁜 부분을 모두 신의 뜻으로 돌렸다. 그러면서 아주 느리게, 요령을 배웠다. 식물 중에는 — 열매가 됐든, 뿌리 또는 꽃이 됐든 — 기분을 더 좋게 해주는 것들이 있고, 오일을 피부에 문지르면 심한 발진이나 화상, 상처를 개선시켜 주는 것들이 있다는 것 등이다.

또 차 종류는 위통을 가라앉혀 주지만, 삼나무를 태우고 주문을 외는 것은 수리권(水利權)을 다투는 전투에서 머리에 심한 상처를 입은 데 별반 효과가 없다는 것도 터득하게 되었다. 그러나 전통적인 처방들 셋 중 둘 정도는 그리 나쁘지 않았다. 왜 어떤 것들은 듣고 어떤 것들은 아무 효과가 없는지는 몰랐다. 그 이유를 캐볼 생각 같은 것도 하지 않았다. 그저 효과 있는 것들을 골라 치료할 수 있는 만큼 했을 뿐이다. 그러면서 마침내 원리를 깨달았다. 바로 신들이 의학적 용도로 허용한 것들만 효과가 있다는 것이었다.

허브는 의약재로서 오랜 역사를 지니고 있다. 전세계에서 발견되는 벽화를 보면 적어도 4만 년 전부터 의약재로서 허브를 이용한 흔적이 엿보인다. 1991년 이탈리아 쪽 알프스에서 발견된 냉동인간 '외치(Ötzi)'는 5,000년 동안 냉동 상태로 묻혀 있었던 것으로 보이며, 거의 완전한 상태로 생전의 모습을 유지하고 있었는데, 이 외치의 위에서 통증을 다스리기 위해 허브를 사용한 흔적이 발견되기도 했다. 외치에게 처방을 내린 약사는 두말할 것 없이 영적인 치료사였을 것이다. 영적 치료의 과정은 자연스럽게 허브 처방이나 기타 치료 방법들을 여사제와 무당, 주술사의 영역으로 이어주는 계기가 되었다. 치료는 의학 그 자체만큼이나 — 그보다는 덜할 수 있지만 — 기도와 의식(儀式)에 의존해 왔다. 인간의 삶은 기원전 3000년 무렵까지도 이런 식으로 영위되었다.

치료 기술에 과학적으로 접근한 것은 이집트에서였다. 흔히 중국이 가장 오랜 치료 문화를 지닌 것으로 기록되기도 하지만, 이는 세계에 존재하는 다른 문화를 부정하는 것과 같은 오류이다. 5,000년 전 중국은 아메리카와 오스트레일리아 대륙에 편재했던 원주민 문화의 그것보다 별반 나을 것 없는 수준의 치료술을 지니고 있었다.

이에 반해 이집트인들은 기원전 3000년경부터 치유력이 있는 것들의 근거와 효과를 숙고하기 시작했다. 더 중요한 것은 그 숙고의 결과를 글로 옮겼다는 점이다. 그들이 내린 결론은 심장이 사고(思考)의 중심이며, 간에서 피가 만들어지며, 뇌는 인체의 열을 식혀준다는 것이었다. 물론 틀린 이야기다. 그러나 멋진 시작이었다. 진실로, 여러분 중에 뇌 또는 간이 전기적 탐침(探針) 배터리 없이 작동한다는 어떤 개념이라도 가지고 있는지?

이집트의 의사들은 치료를 위한 방법론적 접근으로서 허브와 수술, 약간의 마술을 이용했다. 세케테아나크(Sekhet' eanach)와 임호텝(Imhotep)은 여사제와 약초상(herbalists), 주술사와는 다른 의미의, 의사라 부를 만한 최초의 그룹에 드는 사람들이다. 이들은 자신의 행위를 기록하고, 치료 효과가 있는 것과 없는 것을 판별했으며, 다른 의사들을 가르쳤다. 이들의 시대로부터 얻은 수확 하나가 꿀로 상처를 치료하는 것인데, 이집트의 의사들은 그것이 뭔지도 모르면서 외부 감염으로부터 상처를 감싸 보호하는 데도 쓰고 멸균제로도 썼다. 그러면서 그들은 최선의 치료가 듣지 않았을 때에도 그 때문에 자기가 비난을 받을 거라고는 생각하지 않았다. 궁극적으로는 신들이 환자의 운명을 결정하기 때문이었다.

중국에서는 기원전 2000년경에 약초상들이 다양한 질병에 효과를 보이는 식물의 잎과 뿌리, 차들을 기록하기 시작했다. 중국인들은 질병을 가지고 신을 들먹이는 일은 별로 하지 않았다. 그보다는 음과 양의 두 에너지가 균형을 이루지 못한 탓이라고 여겼다. 따라서 음양의 균형을 회복시킬 수 있는 사람이 질병도 치료할 수 있었다. 이 논리는 그때까지도 질병의 원인에 대해서는 아무런 의문도 품지 않았던 이집트인들에 비해 한 단계 올라선 것이었다.

중국인들은 균형과 조화를 회복하는 몇 가지 방법을 체계화했다. 그 중 하나가 침술과 안마인데, 문제가 발생한 부위의 생명 에너지, 이른바 기(氣)의 운동을 촉발시켜 음 또는 양을 제자리로 되밀어넣는 행위이다. 운동과 호흡 훈련도 마찬가지로 기 순환을 돕는 방편이며, 특히 허브 ― 불, 물, 흙, 나무, 금속의 기본적 요소를 포함하고 있는 ― 는 음과 양에 작용하는 가장 강력한 수단으로 여겨졌다.

중국인들의 균형 잡기 방법은 이후 2,000년의 세월을 거치면서 정련되고 정리되었다. 물론 그 가운데는 전혀 효과가 없는 약초도 끼어 있다. 그렇지만 그것으로 사람이 죽는 것은 아니어서 그런 식의 득도 실도 없는 의미 없는 처방들 중에서도 살아남은 것들이 있었으니, "독은 독으로써 다스린다"는 잘못된 논리가 그 예다. 그 결과 지금도 중국인들 중 많은 이들이 호랑이의 생식기를 갈아먹으면 남자의 정력이 좋아진다고 믿고 있다.

인도에서는 기원전 1000년경에 의사들이 수술을 하기 시작했는데, 당시 전세계 어느 지역에서도 찾아볼 수 없을 만큼 높은 성공률을 자랑했다. 인도 의사들은 고름을 짜내는 방법, 상처를 꿰매는 방법, 신장결석을 제거하는 방법에도 정통했으며, 심지어 간단한 성형수술까지 시행했다(간통에 대한 형벌이 코를 잘라내버리는 것이었다니!). 중국과 달리 치료술이 여전히 종교나 제례의식과 한데 뒤얽혀 있기는 했다. 인도의 허브와 식이요법, 각종 오일의 이용, 그리고 운동법에 관한 아유르베다(고대 인도의 의학, 장수 법 – 옮긴이) 체계는 좀더 세월이 흐른 기원전 200년 전후에 발달되었다.

서구에서는 그리스인들이 이집트인이 남긴 것들을 주워담는 일로 의학의 진전이 이루어졌다. 기원전 400년경에 히포크라테스가 근대 의학의 토대를 쌓았는데, 그는 질병에는 저마다 합당한 원인이 있으며 각각에 알맞은 합리적 치료가 이루어져야 한다는 견해를 처음으로 내놓은 인물이다. 히포크라테스의 등장으로 주술사와 마법이 사라졌다(어찌됐든 한동안은).

중국과 인도에서 차용하여 완성한 그의 체액론(體液論)에 따르면 인체는 불, 물, 공기, 흙이라는 4원소로 이루어져 있고, 인간의 생활은 그에 상응하는 혈액, 점액, 황담즙(黃膽汁), 흑담즙(黑膽汁)의 네 가지 체액으로 구성된다는 것이다. 물론 그는 아이디어를 조금 비틀어서 자신만의 것으로 정리했다. 질병이 이들 네 가지 액(液)의 불균형을 초래하며, 뒤이어 질병의 증후가 겉으로 드러난다는 것이었다. 그의 말은 불균형이 질병의 원인이라는 중국의 견해와는 차이를 보인다. 그러면 히포크라테스가 질병의 원인으로 지목한 것은 무엇이었을까. 그건 빈약한 식사와 운동 부족, 나쁜 공기 또는 지난번 전투에서 견갑골에 박힌 칼날 등이었다.

서구의 역사에서 의학이 제대로 모양새를 갖춘 과학으로 변모한 것은 이 시점부터였다. 히포크라테스의 식이요법과 운동, 신선한 공기는 딱 맞아떨어졌다. 그는 환자들에게 으레 건강 식단과 심신의 이완을 처방했다. 이러한 그의 가르침은 로마제국을 감화시켜, 제국 전역의 주요 도시에 신선한 물과 목욕장, 하수처리장을 공급할 수 있게 하는 복잡한 수로(水路)가 건설되었다. 이미 수십만의 사람들이 도시에 모여 살던 때여서 때마침 건설된 이 시스템이 없었다면 질병은 무서운 속도로 번져나갔을 것이다.

그러나 불행히도 히포크라테스의 체액론은 심각한 오류를 지니고 있었고, 그는 혈액의 과잉 불균형을 해소하는 방편으로 방혈(放血), 즉 피를 뽑아내 버리는 일을 무척이나 선호했다. 게다가 나중에 다시 살펴보겠지만 중세 유럽에서는 그의 체액론과 방혈은 계속 지켜나가기로 하는 한편 신선한 공기와 음식은 뒷전으로 밀쳐버렸다.

갈레노스(Claudios Galenos)는 터키에서 태어나 이집트에서 교육받은 그리스 사람이다. 서기 150년경 검투사들의 외과의로서 지중해 연안 전역에서 활동했다. 한마디로 동에 번쩍 서에 번쩍 하는 사람이었다. 다치거나 죽음에 직면한 검투사들을 종횡무진 돌보면서 그는 누구보다 사람의 몸에 정통하게 되었다. 머리의 상처를 수도 없이 살피다 보니 사고(思考)의 중심이 가슴이 아니라 두뇌임을 알게 되었고, 척추의 부상을 셀 수 없이 치료함으로써 신경체계가 움직임을 제어한다는 사실도 알아냈다. 또 매일이다시피 혈관 파열을 처치하였으므로 몸속으로 피가 흐른다는 것도 밝혀냈다. 모두가 인체의 작용에 대한 관념에서 중요한 진전을 이뤄낸 사실들이었다.

갈레노스는 질병 치료에서 증상과 반대되는 처방을 함으로써 히포크라테스의 체액론을 뒷받침했다. 그는, 황담즙이 지나치게 많아서 발생하는 증상인 열(熱)에는 시원한 음료와 찬 음식을 처방했다. 또한 그는 해부학의 체계를 세운 최초의 인물이기도 하다. 고대 이집트와 중국, 인도, 그리스에서와 마찬가지로 로마에서도 시체를 가지고 뭔가를 하는 것은 금기시되었다. 그래서 그는 돼지와 인간이 같은 내부 조직을 지녔다는 (잘못된) 가설을 믿고 돼지를 연구했다. 그 결과물로 삽화를 곁들여 인체기관을 소개한 책을 처음으로 펴냈다.

수술은 여전히 대담함이 요구되는 불완전한 기술이었다. 의사들은 기구를 소독하는 일, 상처를 청결히 유지하는 일이 얼마나 중요한지를 이해하지 못했고, 환자들이 감염 때문에 쉽사리 목숨을 잃는다는 것도 몰랐다. 절단 부위를 봉합할 때는 소작(燒灼)이라 하여, 뜨거운 쇠로 지지는 지독하고 고통스러운 과정을 거쳤다. 제왕절개술은 이미 산모가 숨졌거나 곧 절명할 것이 확실할 때에만 시행했다. 그러므로 전해지는 것과 달리, 또한 옥스퍼드 영어사전의 설명과는 달리 카이사르는 제왕절개로 태어나지 않았다고 판단하는 편이 옳다. 그 어머니는 살아서 카이사르의 치세 내내 잘 지냈다. 18세기까지 제왕절개 출산을 하고 살아남은 여인은 한 명도 없었다.

갈레노스의 가르침은 이후 1,500년 동안 의학계를 지배했는데, 그 요지는 이렇다. 사람이 호흡을 하면 유비쿼터스(시공을 초월하여 보편적으로 편재함—옮긴이)의 '세계정신'으로부터 프네우마(pneuma)라고 하는 정신(spirit)이 인체로 들어온다. 프네우마는 기관(氣管)을 통해 몸으로 들어간 다음 폐정맥을 통해 심장에 이르며 그곳에서 혈액과 합쳐진다. 혈액이 순환한다는 사실은 그때까지 알려지지 않았지만 병 속에 든 물처럼 출렁거리며 맴돈다는 정도로는 이해되었다. 지금으로 치면 산소라고 이름붙일 수 있을 이 프네우마가 몸속을 돌아다니며 활동을 만들어내고, 또한 프네우마가 주입된 뇌는 움직임을 지시하는 기능을 수행한다.

사실 이 내용 중에서 그리 엉뚱한 것은 없다. 오히려 양질의 의학이라 할 만하다. 물론 자궁이 여성 히스테리의 원인이라거나 자궁을 들어내면(자궁 적출) 히스테리도 없어진다고 하는 어처구니없는 대목도 있기는 하다.

5세기 말 로마는 쇠퇴하였고, 합리적인 사고방식은 서방의 아랍 세계로 옮겨갔다. 페르시아와 아라비아의 기록에서는 불량의학이라 할 만한 부분이 비교적 적다. 페르시아의 위대한 두 의사 라제스(Rhazes, 900년경)와 아비세나(Avicenna, 1000년경)는 목록으로 작성된 질병과 치료에 과학적 방법을 적용하여 그리스 전통을 발전시켰다. 라제스, 다른 이름으로 알라지(al-Razi)는 홍역과 천연두의 차이를 밝혀냈다. 아비세나, 다른 이름으로 이븐 시나(Ibn Sina)는 불결한 주변 환경이 상처를 감염시킬 수 있음에 처음으로 주목했다.

이슬람의 경전인 코란에서는 부유한 이들이 병들고 가난한 자들을 치유할 책임이 있다고 가르쳤으므로 12세기 바그다드에는 전액 무료인 병원이 60개소나 되었다. 당시 런던이나 파리에 병원이 한 개뿐이어서 가난한 사람들은 엄두도 내지 못했던 것과 매우 대조적이다. 게다가 유럽의 병원과 달리 극동에서 스페인에 이르는 무슬림 병원에서는 정기적인 검사를 통해 질병에 따라 병동을 구분하여 환자를 수용했다.

한편 아시아의 의학은 별다른 변화를 보이지 않았다. 인도의 아유르베다, 동부 및 동남 아시아 일대의 약초와 침술은 일정한 수준으로 유지되었다.

문제는 서구의 변화다. 유럽에서는 갈레노스와 히포크라테스의 의학이 수세기를 거치면서 다소 변이를 일으켜 바야흐로 불량의학이 머리를 들기 시작했다. 그야말로 진정한 의미로 '불량의학'이라는 어휘를 쓸 수 있는 최초의 시대가 도래한 것이다. 고대인들은 그나마 사물과 현상을 알아내려는 노력이라도 했지만, 이른바 암흑기라 불리는 중세 시대에 유럽인들은 마치 일부러 그러는 것처럼 유유히 더 나은 요법들을 내쳐버렸다. 그리스와 로마인들이 세워놓았던 공중위생과 개인위생의 개념은 사라져버렸다. 질병의 합리적인 이유를 밝히는 관념 또한 실종되었다. 불량의학의 뿌리는 바로 여기에서 자라났다.

마찬가지로 현대인들 역시 — 백신과 염소 소독 처리된 물, 고대의 치료법이라는 꼬리표를 단 재래의학을 스스로 폐기해 버리면서 — 개인 암흑시대로 들어가고 있다. 지금부터 그 내막을 살펴보자.

4체액론

4체액론은 고대 그리스에서 20세기가 다 될 때까지 서구 세계를 지배한 관념이었다. 중국과 인도의 의학 또한 비슷한 관념 위에 이루어졌다. 오늘날 아유르베다와 아로마테라피로부터 비롯된 불량의학의 양대 산맥은 주로 체액론의 시대로 곧장 곤두박질친다.

사실 4체액론 사이언스는 그 오류에도 불구하고 철저하다는 면에서는 자못 눈부셨고, 삶의 모든 면면을 관통하는 성가를 올렸다. 4체액이란 혈액과 점액, 황담즙과 흑담즙으로, 각각 공기, 물, 불, 흙의 4대 원소와 상응했다. 혈액은 뜨겁고 습하고 공기와 비슷하며, 점액은 차고 습한 것이 물과 비슷했다. 황담즙은 뜨겁고 건조하며 불같은 기질을 지녔고, 흑담즙은 차고 건조한 흙의 기질을 지녔다. 이 요소들이 결합하여 여러 분비물과 배설물을 만들어냈다.

예를 들어 고름은 점액과 황담즙의 결합으로 생기는 것이라 여겼고, 오줌과 똥은 제각기 황담즙과 흑담즙이 주원료였다. 체액은 또한 정서와 사계(四季)를 연결지었다. 혈액은 봄(덥고 젖은)과 상응하여 열정적이며 쾌활한 기질을 드러냈고, 점액은 겨울과 상응하여(차고 젖은) 냉담함, 무감각함, 활기 없음 또는 노골적인 성향을 대변했다. 또 황담즙은 여름(덥고 건조한)과 상응하여 성마름과 격렬함을 드러냈고, 흑담즙은 가을(차고 건조한)과 상응하여 우울함을 자아냈다.

음식도 이런 식으로 특질이 분류되었다. 중세 사람들에게 쇠고기는 뜨겁고 건조한 것, 후추는 매우 뜨겁고 건조한 것, 닭고기와 우유,

치즈는 뜨겁고 젖은 음식이었다. 뿌리채소는 차고 건조한 것, 잎채소와 생선은 차고 젖은 것, 버섯은 매우 차고 젖은 식품으로서 후추와 정반대의 자리를 차지했다. 건조하고 찬 정도는 여러 단계로 구분되었다. 이것이 축산 및 낙농업계로부터 압력을 받아온 네 가지 식품군의 중세적 등가(等價)였다.

사람은, 나이와 성별에 따라 차이가 나지만 기본적으로는 다소 덥고 습한 존재였다가 나이가 들어감에 따라 조금씩 차고 건조해진다. 남쪽 사람은 북쪽 사람들보다 피가 더 뜨겁고, 질병은 4체액의 부조화로 나타나는 결과이며, 의학은 체액이 조화를 이루도록 하여 질병을 치유하는 역할을 한다. 그 중 한 방법이 식이요법이었다. 의사는 차고 습하다고 진단한 환자에게 덥고 마른 음식을 처방해 주었다. 과일이나 녹색잎 채소를 배제한 식단이 환자의 증상을 개선시켜 주리라는 것이었다. 마찬가지로 열이 나면서 습한 환자에게는 이 증상이 무얼 의미하든 개의치 않고 차고 건조한 뿌리채소를 먹였다.

몸의 조화를 회복하기 위한 또다른 방법은 저 악명높은 '몸 청소', 즉 강제 정화였다. 그 중 방혈이 사람 몸에서 덥고 습한 체액을 덜어내는 대표적인 방법이었다. 당시 의사들은 환자들 대부분이 너무 뜨겁고 습한 체질이라고 믿었던 모양이다. 유럽에서는 2,000년에 이르는 세월 동안 거의 모든 질병에 몸의 피를 빼서 버리는 처치가 행해졌다. 사실 방혈의 결과는 기껏 환자의 열을 조금 내리는 정도였지만, 충분히 상상할 수 있듯 치료 효과가 전혀 없지는 않았다(20세기가 되어서야 알려진 질병이기는 해도 '적혈구 증가 증세'에 소량의 혈액을 방출하는 것은 유용한 처치다).

그러나 당연한 이야기지만 우리 몸에서 혈액은 대단히 중요하다. 또한 혈액의 레벨이 낮다는 것은 혈액량이 적을수록 질병과 싸워주는 백혈구가 부족하다는 것이다. 질병에 대해 최고로 취약하다는 의미가 된다. 더구나 혈액이 과도하여 부풀어오른 것처럼 보이기도 하는 외양과는 달리, 염증은 혈액의 결핍으로 심각하게 악화된다. 그럼에도 당시 경제적 여유가 좀 있다 하는 유럽인들은 예방의학 차원에서 두 달에 한 번꼴로 기꺼이 방혈에 몸을 맡겼다. 피는 음식을 통해 간에서 만들어지는 것인데, 필요 이상으로 섭취한 음식 때문에 혈액이 지나치게 되면 당연히 넘치는 부분만큼 제거해 주어야 한다는 것이 그들 생각이었다.

의사들은 한 번 방혈하는 데 대개 몇 파인트(1pint는 약 0.5리터 – 옮긴이) 정도의 피를 빼냈다. 시술을 언제 마치는가 하는 것은 주로 환자가 의식을 잃는 때를 기준으로 했다. 면도칼을 사용할 면허를 지닌 이발사들이 방혈 작업의 주축을 이루었으니, 사람의 팔을 베어 몸을 여는 일을 하려면 어느 정도의 의학적 훈련을 받아야 하는지 의문이 생기는 순간이다. 어쨌든 지금 이발관 바깥에 빨강과 흰색으로 표시를 하는 것은 당시 피가 흐르는 팔에 둘러주었던 하얀 붕대를 상징하는 것이라고 한다.

방혈은 서구 사회에서는 일종의 생활 방식이었으며, 방혈 기술은 거머리를 이용한 치료의 시작에 힘입어 비약적으로 발전했다. 거머리는 제한적 출혈이라는 조건하에 용인되었고, 시술은 이 분야에 매우 학식 있는 의사가 일정 기간 동안 특정 신체 부위에, 정해진 수만큼의 거머리를 이용해 실시했다.

1800년대 초 프랑스의 병원에서는 의사가 환자를 보기도 전에 으레 환부에 거머리부터 붙이는 일이 행해졌다. 모든 질병은 과도한 혈액에서 비롯된다고 설파한 프랑수아 브루새(François Broussais) 박사에게 고무되어 1830년 무렵에는 파리 시에서만도 연간 600만 마리의 거머리를 쓰는 바람에 프랑스 전역의 거머리가 멸절 위기를 맞기도 했다. 그러나 거머리 요법은 전통적인 방혈에 비해 고통이 덜하기는 했지만 마찬가지로 효과 없고 유해했다.

방혈 내지 정맥 절개는 중세의 학문적 통찰의 결과로서 숱한 강제 정화요법 중 하나였다. 또한 그 모든 것은 결과적으로 몸의 조화를 회복시키기 위해서이며, 과도한 체액을 제거하는 데 좋은 방법이라고 여겼기 때문이었다. 강제 정화요법의 1단계는 공히 과도한 체액이 혈액인지, 점액인지, 황담즙 또는 흑담즙인지를 결정하는 일이었다. 진단은 계절별 행사와 점성술에 따른 행사, 거기에 더하여 환자의 기분, 피부나 혀의 색깔, 오줌의 냄새와 맛, 식이의 기록을 바탕으로 폭넓은 해석의 여지를 두었다. 이는 오늘날 대체의학(alternative medicine, 병원의 표준화된 치료 이외에 증명되지 않은 비정통적·보조적인 치료 요법 – 옮긴이)에서도 심심치 않게 이용되는 그 기법이다.

다음으로는 신체를 강제 정화시키기 위한 출혈과 구토 유발, 발한, 발포(發泡), 가래의 배출, 배변 등의 방법이 선택적으로 동원되었다. 방법이 그렇다 보니 자연스럽게 독이 있는 약초가 동원되었고, 그 중에서도 토하게 하는 풀로 알려진 유독성 로벨리아 허브의 사용은 대표적인 사례이다. 똥을 이용한 찜질로는 발한을 유발하고 기침을 북돋웠고, 토주석(吐酒石)이라고 하는 독성이 있는 흰 가루는 토제(吐劑)로서뿐 아니라 가래를 제거하는 거담제로서 대우받았다. 수은화합물은 하제(下劑)와 좌약(坐藥)으로 이용되었고, 몇몇 비위에 역한 식물들은 피부에 수포를 발생하게 했다. 자, 이 모든 방법이 소위 자연의학이라는 사실을 기억해 주기 바란다.

몸속을 강제로 비우는 이런 식의 정화요법은 유럽과 미국에서 19세기 말까지도 이어졌다. 미국 독립선언서의 서명자인 벤저민 러시

(Benjamin Rush)는 방혈의 개척자라 할 만한 인물이다. 그는 병사들을 고통스럽게 만듦으로써 수음(手淫)을 잦아들게 만드는 일에도 노력을 경주했다. 그는 또한 엉터리 치료를 했다고 자신을 비난한 유명한 저널리스트를 고소하여 성공적으로 법정에 세웠다. 저널리스트는 러시가 과도한 방혈로 환자들 대부분을 죽였다고 비난했으나 법정은 강제 정화요법에 명백히 호의적이었고, 저널리스트에게 유죄를 선언했다.

일설에 따르면 조지 워싱턴 역시 방혈로 사망했다고 한다. 실제로는 급성 세균성 후두개염으로 목숨을 잃었는데, 음식물을 삼켰을 때 그것이 폐로 들어가는 일을 막아주는 조그만 개폐 조직에 염증이 생겼고, 염증을 완화시켜 보려고 12시간이 넘도록 80온스(1온스는 약 30cc - 옮긴이)의 피를 빼냈으나 (당연히) 아무 소용이 없었다. 당시 담당의사 중 한 명이 조지 워싱턴의 호흡을 편하게 해주려고 기관 절개를 제안했으나 방혈 옹호의 벽에 가로막히고 말았다. 기관 절개는 당시로서는 지나치게 새롭고 급진적인 수술이었던 것이다.

산업의 시대는 얄궂게도 신체로부터 체액을 뽑아내는 무시무시하고도 새로운 방법들을 동반하고 등장했다. 산업의 심술궂음은 그 자체가 통렬한 촉매 역할을 했다. 수은은 실온에서 액체 상태를 유지하는 독특함과, 마술을 떠올리는 외형상의 특성 때문에 의학에서 흔히 쓰는 약용 첨가제로 부상했다. 물보다 14배가 무거운 이 액상 고체는 소화계의 급격한 체외 배출 용도로 이용되었는가 하면 체액의 원활한 흐름과 혼합을 위해 막힌 정맥을 열어주는 데도 쓰였다.

또 새로운 장난감과도 같이 누구나 새로운 시도를 하고 싶어했던 전기가 등장하여 말 그대로 온몸 구석구석에 이용되었다. 물집 한두 개가 잡힐 정도의 세기로 전기를 통하게 하면 체액의 흐름이 좋아진다고 여겨졌던 것이다. 존 웨슬리 목사는 18세기 전반에 걸친 짧지 않은 생애를 통해 전기요법의 개척자로 활약했다. 고맙게도 그는 고통스러운 강제 정화와 복잡하고 유독한 조제약의 필요성을 줄일 새로운 처방을 찾으려 했던 것인데, 체액 순환의 막힘을 뚫기 위해 가해지는 약한 전기충격을 견디는 일은, 다른 강제 정화요법에 비해 덜 고통스럽기는 했겠지만 안타깝게도 쓸모없었다.

방혈이나 여타의 강제 정화요법들이 그 어떤 이득도 없이 부작용만을 가져다주었음에도 그토록 오랜 세월 지속된 것은 인류 역사의 큰 미스터리이다. 몇몇 시행착오만으로도 강제 정화가 해롭다는 것은 눈에 보이는 사실이니 말이다.

이어지는 19세기에는 이른바 동종요법(인체에 질병과 비슷한 증상을 유발시켜 치료하는 방법 – 옮긴이)이 대중적 인기를 끌었는데, 이 역시 희한한 치료법이다. 초창기 개업의들에게는 알려지지 않은 이들 동종요법의 주요 처방 재료는 설탕물 또는 소금물이었다. 그나마 동종요법은 몸에 그다지 해롭지는 않았으니 다행이라 해야 할까. 질병과 무관하게 설탕물을 투여하는 일은 적어도 시시때때로 방혈이나 강제 정화를 시키는 것보다는 훨씬 덜 해로운 일이므로.

오늘날 4체액론은 아유르베다, 아로마테라피 그리고 몇몇 부조리하고 효과 없는 대체요법에 흔적이 남아 전해지고 있다. 인도에서 유래한 아유르베다는 개개인의 성품의 유형과 점성술, 불, 물, 공기의 기본 원소들을 서로 맞추어 식이와 약초를 처방하며, 아로마테라피는 기분과 불안정한 느낌의 유형, 황도 12궁, 별들의 배열을 종합적으로 판단하여 어떤 정유(精油, essential oil)를 배합하여 태울 것인지 결정한다. 자기요법(magnet therapy)과 수정요법(crystal healing)은 '뜨겁고 습한' 체액이 과도할 때 '차갑고 건조한' 돌로 치유한다는 아이디어를 차용한 것이고, 접촉요법(touch therapy)은 시술자의 손에 있는, 소위 긍정적 에너지를 환자에게 전달함으로써 환자의 에너지 순환의 막힘을 해소하고, 체액의 흐름을 북돋우며, 조화를 회복시킨다는 원리이다.

모두가, 고대의 치료법들이 그랬듯, 전신에 복합적으로 작용하는 전인적 의학의 갈래에 놓여 있다. 다시 말하지만 고대인들은 질병을 어느 특정한 세균이나 바이러스에 의한 것으로 여기지 않고 전신의 더 큰 흐름에 불균형이 생긴 것으로 이해했기 때문이다.

따라서 아로마테라피나 수정요법 등 옛날부터 내려온 전인적 의학은 지금도 횡행하고 있으며, 방혈이라는 말에는 끔찍하리만큼 구시대적인 것이라고 얼굴을 찌푸리는 사람들도 이들 고대의 신비로운 온몸 치료는 언제든지 받아볼 준비가 되어 있는 것이다. 더욱이 지금은 여러 건강보험 회사에서 이 부분까지도 커버해 주고 있다. 보험회사 입장에서야 전인적 의학이 통상적인 치료보다 저렴할 때도 많고, 진짜 심각한 질병에 걸린 환자들은 일찌감치 사망에 이르므로 마지막에 따져보면 손해날 것이 없다는 계산이다. 슬픈 진실이다.

중세의 미신

대체의학에서 "수세기 동안 시행된"이라고 말하면 그건 "미신에 푹 절은"이라는 의미다. 중세 의학은 로마제국의 몰락에서 건져올린 구전(口傳) 미신과 과학이 한데 어울린 희한한 혼합물이었다. 당시 아랍 세계에는 고대의 문헌들이 살아남아 널리 퍼졌고, 일부는 기독교 수도원으로도 전해졌다. 그러나 정확히 말하면 유럽 대부분의 지역이 자료 입수는 말할 것도 없고 히포크라테스, 갈레노스, 플리니우스 및 여타 과학적 의학사상의 창시자들이 남긴 저술의 존재에 대해서조차 거의 무지한 상태였다. 질병에 합리적인 원인이 있고 타당한 치료법이 있다는 관념은 가뭇없이 사라졌고, 또다시 신의 분노, 인간의 죄악, 악마의 저주가 질병의 배경으로 등장했다.

히포크라테스로부터도 한참 거슬러올라간 시대의 이집트인들이 임호텝과 아스클레피오스를 신성시하며 숭배했던 것처럼 유럽인들은 기독교의 성인들을 치유자의 자리에 올려놓았다. 성인들의 리스트는 꽤 폭넓다. 행인들의 호색적인 탐욕으로부터 멀어지고자 눈을 도려내어 스스로 매력을 떨쳐버렸던 아름다운 성 루치아는 눈의 질병을 다스리는 수호성인이 되었고, 목에 생선가시가 걸린 아이를 구해주었던 성 블레이즈는 인후의 질병과 기침을 다스리는 수호성인이 되었다. 다른 성인들도 그런 식이다. 그러다 보니 정화요법이고 뭐고 오로지 기도를 올리는 것만이 유일한 의학적 처치로 여겨지는 경우도 더러 있었다.

대체요법 중 오늘날 일반 의학에까지 영향을 미치는 사례도 물론 있다. 일례로 약초요법에서 승마(升摩, black cohosh, 미나리아재빗과의 여러해살이풀―옮긴이)의 뿌리는 그것 자체로 폐경기에 온몸에 열이 나는 듯한 느낌을 다스리는 데 실제로 효과가 있다. 그런가 하면 정련하여 이용하는 약초도 있다. 버드나무 껍질에 든 화학성분은 아스피린의 활성성분이기도 하며, 인도사목(蛇木)은 유리시켜서 응축하면 진정제로 쓸 수 있다. 그러나 더 많은 허브들이 사실은 아무런 의학적 효능도 없으면서 순전히 언젠가 한번 효과를 본 듯하다는 이유로 헴록(hemlock, 미나리과의 독초―옮긴이), 수은과 더불어 세대를 거치면서 손에서 손으로 전해져 왔다. 그 누구도 허브의 처방에 관한 사제와 의사의 권위에 도전할 엄두도 내지 못한 채 말이다.

마늘은 역병을 막아주지 못한다. 또 현대의 약초요법 책에 뭐라고 되어 있든, 일부 독성을 함유한 창포는 귀머거리나 간질에 효과가 없으며, 일부 독성을 함유한 나래지치는 궤양을 치료해 주지 않는다. 마찬가지로 씨 전체가 독성을 지니는 육두구는 진정 및 최음 효과가 없다. 이 외에도 효과 없는 약초를 나열하자면 이야기가 꽤 길어진다. 뭔가 하면, 이들 약초요법이 요즘의 책에서 주장하듯 오랜 세월을 거쳐 효과가 입증된 치료법이 아니라는 것이다. 그보다는 지역적, 국가적 영웅들이나 성인들과 결부되어, 특정한 계절 또는 천체의 움직임과 관련된 특정한 기간에 어떤 별자리를 타고난 환자가 어떤 기질을 드러내는지, 그리하여 인체의 네 가지 체액 중 어느 부분에 문제가 생겼는지를 파악하는 식으로 처방된 경향이 짙다.

고대의 치료법으로 들어가는 일은 치료와 질병의 관념 뒤에 버티고 선 논리의 오류로 들어가는 것과도 같다. 거의 모든 이들이 흑사병을 마녀, 유대인 또는 몇몇 죄 많은 사람들에게서 비롯됐다고 믿었다. 마찬가지로 불결한 외양이 선천적 기형과 그 외 수많은 질병의 원인이라고 여겼으며, 임신한 여자가 동물의 도살 장면을 바라보면 언청이를 낳을 수 있다고도 했다. 그 결과, 스칸디나비아로부터 남부 독일에 이르는 지역에서는 푸줏간 앞에 토끼를 포함하여 몇몇 동물을 매달아 놓는 일을 금지하는 법률이 제정되었다. 이것이 대체의학의 과학적 근거인 것이다.

이성의 시대

이쯤에서, 즉 우리가 너무 건방져지기 전에 기억해 두고 넘어갈 부분이 있다. 여전히 우리는 아는 것이 매우 적다는 사실이다. 이성과 계몽의 시대라고 하는 18세기가, 지금 우리가 경계해야 할 바로 그 젠체하는 편협한 태도 덕택에 여러 부분에서 암흑의 시대로 뒷걸음질쳤으므로 하는 이야기다.

인종(유럽인들이 가장 똑똑하다고 하는), 우생학(강제적인 불임이 알코올 중독과 범죄행동, 우둔함을 막을 수 있다고 하는 관념으로서의), 골상학(머리의 생김새가 지능과 성격을 결정짓는다고 하는), '충동의 제어'와 '에너지 및 체액의 보존'을 통한 건강증진(성행위 및 수음 반대운동으로 대표되는), 그리고 현대 화학기술이 조제한 만병통치약을 팔아먹는 돌팔이 의사와 '진짜' 사이비 치료사들이, 이 시대에 창안된 보석 같은 성과의 일부다.

그 중에서도 이 시대가 만들어낸 가장 강력한 약은, 과학이 모든 것을 정복할 수 있고 또 그럴 것이라는 관념이다. 지금까지도 서구 사회에 깊이 배어 있는 바로 그 사상이다. 그리하여 우리는 운동과 다이어트가 높은 콜레스테롤 수치를 막아주는 효과를 보일 때, 오히려 콜레스테롤 수치를 낮춰준다는 스타틴(statins)과 같은 약물을 개발해 내며, 비만이나 심장발작 또는 여타 질병의 원인이 되는 유전인자를(실제로는 그것이 유전과 무관한 생활습관의 문제라 할지라도 무시하고) 찾아내서 그것이 이들 질병의 결정인자라고 주장한다.

그래서 사실은 몸이 충분히 처리해 낼 수 있는 가벼운 감염에도 항생제라고 하는 탄환을 집중 포화하여 신체에 있는 미생물 대청소를 한다. 그런데 이 모든 치료법은 아무리 효과가 확실하다 해도 결국 부작용을 몰고 오게 마련이어서, 있는 힘을 다해 과학적 완벽성을 추구하는 일은 산업화된 세계의 숱한 시민들을 대체의학으로 종종걸음치게 만들며, 불량의학의 품으로 그들을 인도하는 결과를 낳는다.

우리는 지금 21세기의 여명에 서 있다. 지금껏 긴 길을 걸어왔고, 앞으로 가야 할 길 또한 멀다. 방혈은 자취를 감추었지만 암 치료를 위한 화학요법이 암을 포함하여 전신을 쇠약하게 만드는 것이 현실이며, 수술 도중의 돌연사는 줄어들었지만 여전히 감염과 의학적 실수 때문에 해마다 수만 명이 목숨을 잃는다. 산업화된 세계의 뒤안길에 숱하게 널려 있는 영양실조와 비타민 결핍증의 한쪽에서는 비만이 목숨을 앗아간다.

게놈프로젝트는 인류가 한 줄기임을 밝혀냈지만 그럼에도 인종차별은 엄연히 존재하여 사람들의 안녕에 치명적 영향력을 행사한다. 각종 테크놀로지가 안전한 물과 풍족한 음식, 바이러스의 퇴치를 약속하지만 우리는 그것들을 유기한 채 20세기 공중보건의 큰 성과를 허물어뜨리는 선택을 하고 있다. 마치 중세 유럽인들이 고대인들의 가르침을 유기해 버렸던 것과 꼭같이!

계속하여 전진할 것인가, 아니면 뒤로 물러날 것인가? 그것은 어쩌면 우리가 저 불량의학을 캐내는 능력을 얼마나 발휘하느냐에 달려 있을지도 모른다.

| 1장 |

잘 먹고 잘 빼기

"이 사람에게는 음식인데, 저 사람에게는 독이 되기도 한다."
― 티투스 루크레티우스 카루스(BC 93-55)

영양에 관한 숱한 미신은 자연이 우리를 보호해 준다는 관념에서 비롯되었다. 자연이 우리를 돌봐주다니, 전혀 그렇지 않다. 오히려 자연은 낭떠러지 위에 아슬아슬하게 서거나 거센 파도가 몰아치는 바닷가에 바싹 다가서기라도 하면 순식간에 인간을 쓸어버리는 존재이다.

자연은 사람의 건강이나 안녕과 무관하게 곡식을 자라게 하고 열매를 맺게 한다. 사과나무 한 그루가 신경을 쓰는 것은 오로지 자신의 유전 정보를 다음 세대로 전해주는 것뿐이다. 자연 입장에서는 사과가 당연히 식품이 아니다. 사람이 먹고살기 위해 사과를 먹는 것은 좋다. 다른 동물들이 사과를 먹고 소화시키는 것도 역시 오케이다. 그러나 자연에서 자라는 대부분의 것들은 사람이 먹기에 적당하지 않다. 그뿐 아니라 버섯 종류의 반 정도가 그렇듯, 먹으면 치명적인 것도 적지 않다.

어떤 식물은 생으로는 먹을 수 없어서 조리를 해야 하는 것도 있다. 심지어 식용이 아닌 식물 중에는 일부분은 먹을 수 있는데 나머지 부분에는 독이 든 것도 있다. 이렇듯 자연의 법칙에는 일관성이 없다. 자연은 원래 목적이란 것이 없으므로 '자연이 의도하는 방향' 따위의 개념은 존재하지 않는 것이다. 그러니 우리 인간들은 자연으로부터 힘껏 가능한 것을 모두 얻어내야 한다. 만약에 사람이 다른 동물들과 마찬가지로 '그저 있는' 것, 소위 '자연이 준비해 놓은 것'만을 먹는다면 아마 멸종하고 말 것이다.

참을 수 없는
존재의 무거움 ··· 살찐 사람들과 음식

사람들의 생김새와 몸집은 천차만별이다. 여기에는 그 어떤 미신도 없다. 그러나 오늘날 미국인들의 모습은 점점 획일화되어 가는 것 같다. 어떻게? 둥글둥글하게. 지금은 과체중이든 바싹 여위었든 그런 일로 누구를 비난할 때가 아니다. 미국인들은 역사상 그 어느 때보다 무겁다. 그건 건강하지 못하다는 증거이며, 이제 체중을 줄여야 할 시점이라는 걸 받아들여야 한다는 말이다.

미국국립보건원(NIH)에서는 미국인의 60퍼센트 이상이 과체중이라고 추산하고 있으며, 이 수치는 곧 90퍼센트 이상으로 바뀌리라고 내다보고 있다. 왜냐하면 특히 아동들의 비만이 두드러지고 있기 때문이다. 할리우드 영화식의 빈약함을 이상형으로 만들기 위한 음모 따위는 없다. 많은 사람들이 육감적이거나 땅딸막하다는 사실을 일부러 부정하고자 하는 것도 아니다. 문제는 아름다운 관능미를 소유했던 사람들이 라이프스타일과 식이의 변화 때문에 건강하지 못한 비만으로 변해간다는 데 있다.

건강 전문가들은 그저 우리 조상들이 — 약 50년 전까지만 해도 —

지녔던 체중을 우리도 유지하면 된다고들 이야기한다. 이는 객관적인 건강의 문제일 뿐, 주관적인 아름다움의 문제가 아니다.

물론 날씬한 사람들 중 많은 수는 아무리 먹어도 체중이 늘지 않는다. 그런가 하면 어떤 사람들은, 극소수이기는 하나 보통의 경우보다 과도하게 체중이 늘어난다. 그리고 대다수는 그 중간으로, 즉 운동과 매일의 대사로 소모하는 양 이상의 열량을 섭취하면 체중이 불어나는 사람들이다. 이것이 더도 덜도 아닌 핵심 포인트다.

인간이 (그리고 애완동물들이) 스스로 소모하는 열량 이상의 음식물을 섭취하는 존재로서 가축과도 같은 생활을 영위한 것은 최근의 역사에서 일어난 일이다. 우리는 생물학적으로 우리 선조들과 전혀 다르지 않다. 우리는 결코 게으르게 태어나지 않았다. 문제는 우리가 다른 방식, 즉 신체를 덜 쓰는 방식으로 일한다는 데 있다. 또한 저 사악한 삼위일체인 지방, 소금, 설탕으로 범벅이 된 음식을 먹는다는 데 있다. 말하자면 연소하기가 더 힘든 고열량식을 먹으면서 몸으로는 열량을 덜 쓰는 것이다. 그러니 결과는 과체중이다. 지극히 자연스러운 결론이다.

더 많은 사람들이 통통족의 왕국으로 들어갈수록 더 많은 사기꾼들이 '불량의학' 식이를 팔아먹으려 기승을 부린다. 예를 들어 순단백질 식이 같은 것들이 그 예인데, 이것들이야말로 가장 어이없고 무책임한 사례이다. 실제로 무거운 국민은 건강한 국민이 아니다. 비만과 과체중은 순환기질환, 당뇨와 암 등 살인의 주범들을 불러오는 주요한 요인이며, 이 때문에 미국국립보건원에서 국가적인 무게로 이 사안을 다룰 때 "전염병과 같은"이라는 단어를 쓰는 것이다.

이상적인 체중보다 20퍼센트 이상 높을 경우에 비만이라고 하는데, 성별과 신장에 따라서는 불과 몇 파운드만 늘어나도 비만에 해당될 수 있다. 그러므로 과체중의 기준에는 분명 문제가 있다. 사람들 중에는 표준에서 몇 파운드쯤은 자연스럽게 불어나며, 그러고도 여전히 건강을 유지할 수 있는 이들이 많다. 그러나 그런 사람들은 대개 이 '여분의' 체중을 줄곧 유지하게 마련이며, 30대에 음주로 인해 배불뚝이가 된 이들을 원래부터 '다부진' 자신들 축에 끼워주지는 않는다. 비만은 체형과는 전혀 무관하다. 또 드물게 갑상선이나 신진대사 이상으로 비만이 되는 경우도 있지만 일부러 비만이 되는 사람은 거의 없다.

인간이 지금처럼 잘 먹고 잘 산 적은 없었다. 1920년대에 세워진 양키스타디움은 9,000석의 좌석을 없애고 현대 미국인들의 덩치에 맞춰 좌석의 크기를 15인치에서 19인치로 늘렸다. 이 모두가 무한한 식품 공급과 환상적인 편리함 덕분이다.

자, 이쯤에서 원투펀치를 날려보겠다. 우리는 가장 기름진 음식들을 대량으로 생산하고 그것들을 점점 더 많이 소비한다. 유제품과 육류, 패스트푸드, 조리식품 등이 그것들이다. 또한 우리는 칼로리를 늘릴 필요가 거의 없는 사회를 만들어가고 있다. 보도 대신에 자동차를 만들었고, 계단 대신에 에스컬레이터와 엘리베이터를 설치했으며, 고무공치기 놀이 대신에 비디오게임을 만들었고, 수동 연장 대신에 전동공구를 생산했다. 차고 문 자동개폐장치는 20년 전만 해도 볼 수 없던 것이었다. 주택과 마을이 모든 신체활동을 최소화하는 방향으로 움직였다. 사람이 몸을 움직여 다른 장소로 이동할 수 있는 기회란 모조리 기술로 대체되었다. 심지어 연필 깎는 일도 기계가 대신 해준다. "아이고 팔이야. 이 단조롭고 힘든 연필 깎는 일에서 놓여나게 해줄 기계 같은 거 뭐 없어?"

체중이 불어나는 것은 이러한 라이프스타일의 자연스러운 결과이다. 그리고 그렇게 되기가 너무 쉬웠다. 우리가 어디 나쁜 사람들이던 가. 그저 운동을 하기로 마음먹으면 어디로 나가야 하는 시스템 속에 서 살고 있을 뿐인 것을. 그러자면 대단한 의지를 가져야 한다. 5 내지 10마일을 자전거를 타고 출근하거나 운동할 시간이 충분한 사람이 아 니면 힘들 수밖에 없는 노릇이다. 우리 선조들은 전혀 고민할 필요가 없었던 일들인데 말이다.

지금 미국인들 중 반은 과체중이다. 그러다 보니 너나없이 살찐 자 신의 모습을 민망해 하지도 않게 되었다. 이제 우리 중 90퍼센트는 체 중이 지나치게 불지 않도록 특별한 노력을 기울여야 한다. 즉 미국식 라이프스타일을 깨야 한다. 컵케이크에 얼굴을 파묻고 운동하기 싫다 고 떼쓰는 게걸스러운 돼지처럼 보일 필요가 있겠는가. 살이 최고로 많이 찐 사람들은 대개가 운동도 하지 않고 나쁜 식이를 되풀이함으 로써 그 체중에 이르렀을 것이다. 운동 부족과 나쁜 식이라는 콤비네 이션이야말로 신진대사의 비율을 파괴하는 주된 요인이자 최소한의 열량만 먹는데도 계속 살이 찌도록 만드는 주범이다.

살이 찌는 것은 복합적이다. 체중 증가와 관련된 첫번째 오해는 자 기가 원래 찌는 체질을 물려받았다고 믿는 것이다. 그래서 둥글게 변 해가는 모습으로 사는 것 외에는 달리 선택의 여지가 없다고 지레 포 기해 버린다. 이런 오해 때문에 '비만 유전자'를 찾는 난리법석이 벌 어졌고, '날씬이들의 세상'이 탄생하게 된 것이다.

비만 유전자? 정말 그럴까? 정말 그렇지 않다. 아주 극소수의 — 1 퍼센트의 100분의 1도 안되는 — 사람들만이 갑상선 기능항진이나 시 상하부 또는 유전자 장애 때문에 비만이 된다. "나는 비만이야. 내 몸 은 원래 이럴 수밖에 없어"라고 말할 수 있는 사람은 극히 드물다는 것이다. 아프리카에 가서 몇 년 동안 지내보라. 물을 찾아서 하루 12

마일을 걷고 기장과 메뚜기로 배를 채우며 지내보라. 살이 그대로 붙어 있겠는가.

그 어떤 민족이나 인종도 유전적으로 비만을 타고나지는 않는다. 아시아인들이 날씬하다면 그건 그들의 식단 — 육류가 매우 적고 채소가 풍부한 — 때문이다. 미국에 사는 아시아인들이 다른 미국인들과 마찬가지로 살이 쪄가는 모습을 보면 알 수 있다. 실은 아시아에 사는 아시아인들도 미국식 식사와 라이프스타일을 받아들이면서 하루가 다르게 비만이 되어가고 있다. '비만 유전자' 논쟁은, 일부 사람들의 경우 다른 사람들보다 적은 열량을 필요로 하기 때문에 다른 사람들보다 10에서 20파운드 — 100에서 200파운드가 아니라 — 체중이 더 나가는 것을 정상으로 보아야 한다는 논의를 할 때나 의미를 지닐 수 있다.

체중 증가에 관한 두 번째 오해는 다이어트에 관한 것이다. 한마디로 다이어트는 효과가 없다. 미국국립보건원에서는 다이어트를 한 사람 중 95~98퍼센트가 3년 이상 유지하지 못했으며, 90퍼센트 이상에서 오히려 살이 더 찌는 현상이 나타났다는 수치를 발표한 바 있다. 특히 가장 직설적인 의미의, 단순히 칼로리를 줄이는 다이어트는 체중을 감량시켜 주지 않는다. 체중을 줄이고 그것을 쭉 유지하는 비결은 단 하나, 라이프스타일을 바꾸는 것이다.

살찌는 체질에 대한 이야기

이제 첫번째 오해부터 검토해 보자. 자기는 원래 살찌게 되어 있었다는 이야기. 만약 그게 사실이라면 인구의 똑같은 퍼센티지가 지금뿐 아니라 과거에도 과체중이었어야 했다. 100년, 500년, 1,000년 전에도. 1920년대에 야구경기를 보고 있는 관중들을 한번 살펴보자. 그들의 평균 체중은 얼마일까? 물론 개중에는 뚱뚱한 사람도 있다. 그러나 그렇지 않은 사람이 압도적으로 많다는 사실을 어렵지 않게 발견할 것이다. 실제로 그랬다. 낡은 흑백사진은 거짓말을 하지 않는 법이다. 숱한 보고서들이 이 일화적인 관찰을 뒷받침해 준다.

아프리카인들, 아시아인들, 아즈텍인들은 모두가 지극히 드문 경우에만 비만이다. 그것도 과식 때문이 아니라 초자연적인 힘에 의해서이다. 이들의 사회에서는 때때로 뚱뚱한 사람을 현인으로 떠받드는 일이 있는데, 이런 비만인들은 비정상적인 대사 때문에 필경 고통받았을 것이다. 중세 유럽에서는 고대 로마에서 그랬듯, 생활이 풍요로운 나머지 과식과 나태함으로 비만이 되는 사람들이 있었다. 그러나 비만과 비대, 그 외 체중에 관한 척도를 나타내는 어휘들이 정리되기 시작한 것은 근대에 이르러서였다.

19세기까지만 해도 미국인의 5퍼센트 내외만이 요즘의 기준으로 보았을 때 비만이라고 할 수 있을 정도였다. 그 다음 시대에는 최고의 부자들 사이에서 최고의 비만인이 나왔는데, 소위 팻 캣(fat cat, 정치 자금을 많이 내는 부유한 세력가 - 옮긴이)이 그들이었다. 1960년대 이래 미국의 비만인 비율은 인구 대비 5 내지 10퍼센트에서 12 내지 50퍼센트로 치솟았다. 오늘날 부자들이 빈곤층이나 중산층 사람들보다 더 날씬한 것과는 대조적이다.

그렇다고 옛날 사람들이 얼마나 말랐는지를 확인이라도 하려는 듯 할리우드 표준을 따라할 필요는 없다. 과거에는 통통한 소녀들이 영화와 사진을 장식했는데, 당시에는 그런 모습이 매력적으로 받아들여졌기 때문이다. 통통한 외모가 흔치 않던 시대였고, 미국 번영의 상징이 필요한 때였다. 지금은 삐삐 마른 소녀들이 그 자리를 대신하고 있다(물론 건강하지 못하다고 비난을 받기도 한다). 100년 후에 우리 후손들이 지금의 할리우드 영화를 보고서 미국인들이 다 말랐다고 생각하는 모습을 상상해 보라. 그러니 우리도 지난 시대의 초상화를 보고 그들의 모습을 판단하면 안될 것이다.

당시 화가들은 부자 고객들의 요구에 따라 올챙이배나 그럴싸한 살집을 팔다리 주변에다 덧붙여주었는데, 그건 그 그림의 주인공이 매일 먹고사는 일로 고생하는 마른 사람들과는 달리 여가를 즐기며 살고 있다는 표시였다. 화가의 고객들은 말랐을지라도 살쪄 보이게 그려주어야만 후한 대가를 쳐주곤 했다. 18세기의 화가인 존 싱글턴 코플리(John Singleton Copley)는 빼빼 마른 후원자들을 보기 좋게 비대한 인물로 묘사하는 데 명성이 자자한 인물이었다.

지금의 살찐 미국인들 중 대다수는 500년 전의 마른 사람들보다 더 건강하다. 예전 사람들의 삶은 자르고, 들어올리고, 잡아당기고, 씻고, 걷고, 그리고 끊임없이 몸을 움직여 칼로리를 소모하는 일로 가득 차 있다. 그들의 고생은 꼭 좋은 것만은 아니었고, 쉽사리 탈진하거나 요절하는 원인이 되기도 했다. 그리고 그들은 마른 몸을 하고 있었다. 만약 여러분 중에 같은 성별, 같은 인물로 그 시대에 다른 몸무게로 태어났더라도 역시 말랐을 것이 틀림없다. 삶은 고달팠고 음식은 빈약했으니까.

"아, 살찌고 싶다"라는 말은 수백 년 전 대부분의 사람들이 탄식하듯 내뱉었던 말이다. 보통 사람들이 먹을 수 있는 음식은 너무 부족했을 뿐 아니라 기름지지 않았으므로 다이어트라는 개념 자체가 거의 전무했고, 사람들은 채소 수프와 곡물을 물이나 우유에 섞어 걸쭉하게 끓인 오트밀죽으로 끼니를 때웠다. 기아는 간단없이 위협해 왔다. 먹을 고기가 워낙 없었거니와 기름진 고기는 눈을 씻고 봐도 없었다고 해야 할 것이다.

1500년대에 그려진 이탈리아의 그림에 유토피아가 묘사되어 있는데, 거기에 그려진 지상천국은 구운 닭고기가 비처럼 쏟아져 내리는 모습이었다. 그만큼 고기가 부족했다. 미국 차이나타운에 사는 노인들에게 물어보면 중국에 살았을 때에는 연중 한두 차례밖에 고기 구경을 못했다는 이야기를 들려주곤 한다. 그것도 축제 기간에만. 그러나 미국에서 태어난 그들의 손자들은 날마다 고기를 먹는다. 그리고 통통하게 살이 올라 있다(이 아이들의 할머니, 할아버지는 그런 손자들의 모습이 부와 건강의 상징이라고 여겨 흐뭇해 한다).

20세기는 잘사는 나라의 국민들에게 지방질 풍부한 음식을 물밀듯이 밀어넣었다. 그런데 몸은 받아들일 준비가 되어 있지 않았다. 지금도 마찬가지다. 지방질의 음식은 살찐 사람을 만들 뿐이다.

다이어트가 효과 없는 이유

이제 다이어트가 효과를 보지 못하는 이유의 심장부로 들어가 보자. 몸은 체중이 줄어드는 것을 원하지 않는다. 역사상 사람들이 말랐던 시대를 두루 돌아보면 인체는 가능한 한 지방을 유지하고 싶어 안간힘을 써왔다는 사실이 눈에 보일 것이다. 지방은 오래 가는 연료이며, 동굴 거주자들이 며칠 또는 몇 주일씩 먹지 않고도 버틸 수 있게 해주는 원천이었다. 지금도 우리 몸은 언제 기아가 닥칠지 모른다는 생각에 지방질의 음식을 열망한다. 우리가 선사시대를 벗어난 지가 고작 수천 년에 불과하니 그 사이에 달라져 봤자 얼마나 달라졌겠는가. 진화도 아무 영향을 미치지 못한다. 우리 몸은 초기 인류 시대와 하등 달라지지 않았다는 이야기다.

그래서 우리는 호기롭게 몇 파운드쯤 체중을 불린다. 지방질 음식에 대한 자연스러운 열망에 빠져(이런 음식들은 또 얼마나 맛있는지 모른다), 그 열량을 소모하려면 물 10파운드를 짊어지고 18마일을 걸어야 한다는 사실은 외면해 버린다. 그런 다음 아차 싶어 뒤늦게 다이어트에 돌입한다. 칼로리를 제한해 체중을 줄이기 위해서다. 이때 몸은 그런 상황을 굶주림으로 인식하고 칼로리를 연소시키는데, 그렇다고 하여 지방을 그리 쉽사리 포기하지는 않는다. 왜냐하면 몸으로서는 이번의 기아가 언제 끝날지 모르며, 또 언제 다음번 기아가 닥칠지 모른다고 생각하기 때문이다. 그리하여 혹여 지방이 몸에 들어오면 이 귀중한 일용품을 얼른 단단히 붙잡는다.

이제 몸은 '칼로리 보존' 모드에 돌입한다. 이 상태에서 살을 빼고 싶다면 칼로리 섭취량을 대폭 줄여야 한다. 말하자면 훨씬 적은 양만 먹어야 한다는 뜻이다. 왜냐하면 몸이 이미 새로운 대사율, 즉 음식을 에너지로 전환하는 속도를 줄여서 칼로리가 별로 필요하지 않은 시스템에 스스로를 맞춰놓았기 때문이다.

체중이 130파운드로 똑같은 두 여성의 경우를 예로 들어 보자. 한 여성은 원래 145파운드였는데 15파운드를 줄인 상태이고, 다른 여성은 꾸준히 130파운드를 유지하고 있다. 이때 체중을 줄인 여성의 몸은 15파운드를 잃어버렸다는 사실 때문에 칼로리 연소의 속도가 줄어 추가적인 체중 저하를 막는 시스템으로 전환되어 있다. 그리하여 이 여성이 130파운드의 체중을 유지하기 위해서는 원래 130파운드였던 여성보다 매일 250칼로리를 덜 먹어야 한다. 이거야말로 공평하다는 말이 어울리는 시스템 아닐까?

칼로리를 제한하는 다이어트는 분명 효과가 있다. 하지만 정해진 체중을 유지하기 위해 식사를 대폭 줄이기는 힘든 일이다. 만약 대충 넘어가려는 생각으로 보통 때처럼 먹는다면 몸무게는 점점 늘어날 수밖에 없다. '평상시보다 덜 먹는데도 체중이 늘어나는 시기'로 돌입하는 것이다. 이렇게 불어난 체중을 그대로 유지하려면 마지막으로 덜 먹었던 것보다 훨씬 더 적게 먹어야 한다. 그리하여 식사를 대폭 줄이는 단계로 들어가면 드디어 체중이 늘지 않고 유지되는 시기에 들어간다.

이렇게 똑같이 먹거나, 심지어 덜 먹고도 체중이 늘어나는 이유는 다름아니라 몸이 굶주림을 두려워하여 대사량을 줄여놓았기 때문이다. 결국 매일 필요한 최소한의 영양공급량(하루 900칼로리 내외)보다도 훨씬 적은 음식을 먹어야 하는 때가 오고야 만다. 그게 싫다면 살은 계속 오를 것이다. 다이어트를 하는 많은 비만 환자들이 이 단계에 돌입해 있다. 진정한 다이어트는 물러설 곳 없는 전쟁이며, 가공할 만한 극기를 요구하는 일이다.

운동을 해서 250칼로리를 연소시키는 것은 250칼로리 분의 음식을 먹지 않는 것과 마찬가지 효과가 있다. 첫번째 시나리오에서 15파운드를 뺀 여성이 운동을 병행하면 '굶주림 모드'에 들어가지 않고 130파운드를 유지할 수 있다. 운동을 하면 몸이 음식을 뺏긴다고 느끼지 않으니 모든 것이 정상인 것이다. 실제로 땀을 흘리며 칼로리를 연소하는 것은 몸에서도 자연스럽게 받아들이는 일이며, 대사율은 여전히 높은 채로 유지된다. 그러므로 다이어트를 위한 최선의 충고는 동굴 거주 원시인처럼 살면서 매일 가능한 한 많은 신체활동을 함으로써 칼로리를 연소시키라는 것이다.

체중 감량 게임에서 또 하나의 트릭은 절대로 살을 찌우지 않는 것이다. 이는 다이어트뿐만 아니라 라이프스타일을 통해서도 가능하다. 중국 소작인들의 생활방식은 비록 비참하기는 하나 날씬한 몸매를 만들어준다. 프란체스코 수도회의 수사들 역시 정원 일을 하고 채식을 함으로써 마른 체형을 유지하는 경향이 있다. 그렇다고 해도 살

빼자고 이런 극단적인 생활을 할 사람은 아마도 없을 것이다. 라이프스타일이란 무리하게 억지로 되는 것이 아니라 생활태도로 자연스럽게 몸에 배어 있어야 한다. 그것이 바로 운동과 결합된 다이어트이다.

예를 들어 프리티킨 다이어트에서는 지방을 거의 섭취하지 않으면서 걷기와 같은 편한 운동을 많이 하는 라이프스타일을 강조한다. 육류는 비계가 아닌 부분으로 조금만 먹도록 권한다. 프리티킨 다이어트는 몸을 날씬하게 유지하는 것뿐만 아니라, 금식하는 수도사 같은 느낌이 들지 않으면서 누구나 쉽게 따라할 수 있는 '온화한' 라이프스타일로서도 상당히 성공적이라는 사실이 증명되었다. 육류를 적게, 생선을 일정량, 밥과 해조류를 포함한 푸성귀를 풍부하게 차리는 식단에 자전거와 걷기를 많이 병행하는 일본식 라이프스타일도 미국인들이 쉽게 받아들일 만하다(슬프게도 일본인들은 오히려 돼지고기, 쇠고기에 약간의 채소를 곁들이는 미국식 식단을 받아들이면서, 마찬가지로 국민 전체가 천천히 무거워지는 결과를 낳고 있다).

이런 마른 체형 라이프스타일은 이미 이상적인 체중에 도달했거나 그보다 조금 더 나가는 성인들에게 가장 효과적이다. 체중이 아주 많이 나가는 사람들은 대개 마지막 살을 다이어트 중에 찌우기가 십상이다. 게다가 수백 파운드를 감량하는 것은 불가능하지는 않지만 건강하기는 거의 불가능하다. 그런가 하면 체중의 요동(오르고 내리고, 오르고 내렸다 다시 오르는)이 과체중을 유지하는 것보다 더 건강에 나쁘다는 이야기도 많이들 한다. 일리 있는 이야기다. 그 이야기를 좀더 해보자.

좋아하는 음식을 먹으면서 살을 뺀다

모르긴 해도 여러분 또한 이런저런 어처구니없는 다이어트를 시도

해 보았을 것이다. 많은 사람들이 "먹고 싶은 걸 먹으면서 살을 뺄 수 있다"는 소리만 들리면 무조건 달려간다. 차라리 그렇게 달리기라도 하면 살을 빼는 데 도움이 되겠건만, 그러지는 않고 매번 새로운 다이어트 방법을 찾는다.

'웨이트 와처스(Weight Watchers)' 같은 수많은 다이어트 프로그램들은 칼로리 계산에 많은 부분을 할애한다. 주로 매일의 섭취 칼로리나 자신이 느끼는 만족감을 종이에 기록하게 함으로써 끊임없이 스스로를 환기시키도록 한다. 이런 칼로리 카운팅 문화는 '1과 2분의 1칼로리 민트'라는 말을 유행시킨 '틱택 캔디 캠페인'과 같은 마케팅을 낳기도 한다. 다른 박하사탕은 맙소사, 4 내지 5칼로리이다. 물론 보통 박하사탕은 꼬맹이 틱택에 비해 4~5배 정도 더 크다.

그런 식이라면 1과 2분의 1칼로리 케이크인들 못 만들겠는가. 부스러기만한 크기로 말이다. 게다가 1칼로리와 4칼로리 사이의 차이를 측정하는 것도 문제다. 어쩌면 박하사탕의 껍질을 까서 들어올려 입에 넣는 일만으로도 그 정도 칼로리는 연소될 수 있겠다. 그러니 어떤 박하사탕을 먹는 게 뭐 그리 중요할까? 빅맥 햄버거 하나에 감자튀김 한 봉지, 128온스들이 콜라 한 잔을 먹고 난 뒤에 후식으로 먹는 건데?

이런저런 바보 같은 다이어트 중에서도 애트킨스 다이어트(이른바 황제 다이어트 – 옮긴이)는 압권이다. 이 다이어트는 사람들에게 베이컨, 돼지갈비, 치즈버그를 마음껏 먹고도 살을 뺄 수 있다고 선전한다. 이들이 말하는 '순 단백질' 다이어트는 무책임과 비논리, 오류와 해로움이 절묘하게 어울려 독특한 콤비를 이루고 있다. 다른 다이어트가 이 중 한두 가지만 지니고 있는 것에 비하면 얼마나 독특한지. 애트킨스 다이어트는 아무 일도 안하고 목표(육체적, 재정적인 그리고 그 외의 어떤 것이든)를 이룰 수 있다고 하는 미국적인 철학과 딱 맞아떨어져서 미국인들에게 대단한 인기를 끌고 있다.

로버트 애트킨스(Robert Atkin's)의 전제는 지방이 아니라 탄수화물이 비만을 불러온다는 것이다. 그는 자신의 베스트셀러 저서 『애트킨스 박사의 다이어트 혁명(Dr. Atkin's Diet Revolution)』의 서두에서 이 점을 분명히 밝히고 있다. 요점은 이렇다.

비만이라는 것은 대사 이상의 결과이며, 비만인들은 마른 사람들보다 더 적은 칼로리를 섭취하고도 살이 찐다(지극히 맞는 말이다). 탄수화물은 혈중 글루코스, 즉 혈당의 양을 높이며, 췌장에서 인슐린을 분비하도록 자극하는 역할을 한다(여기까지 그는 여전히 단단한 땅 위에 서 있다). 고(高)탄수화물 다이어트는 과인슐린증 내지 인슐린 과다를 유발함으로써 글루코스를 대사에 인슐린을 이용하며, 에너지의 소비와 배설 및 체중을 조절하는 인체의 조정 능력에 영향을 미친다(이제 이론이 허둥거리기 시작한다. 탄수화물은 본질적으로 악당이 아니다. 과식이 범죄자다). 탄수화물을 제한하고 단백질 양을 많이 높이는 것은 인슐린 대사를 정상으로 되돌린다(어느 정도만). 탄수화물을 주요소로 하는 다이어트는 건강하지 못하다. 인간은 원시시대부터 육식을 주로 했고, 그러고도 건강하다(도대체 뭐라는 거야?).

탄수화물이라고 하면 쌀, 밀 등의 곡류와 대부분의 채소들로 대표된다. 이런 탄수화물이 건강에 해롭다고? 절대로 그렇지 않다. 미국 외의 전세계 사람들이 고기가 아니라 탄수화물이 풍부한 식사를 하고 살지만, 미국 외의 전세계 사람들이야말로 미국인들보다 대체로 날씬하다. 아니 날씬했다. 맥도널드나 여러 아메리카니즘이 그 나라에 스며들기 전까지는. 특히 쌀은 수천만 명의 주식이다. 가장 건강한 식단은 야채와 탄수화물, 즉 밥, 쿠스쿠스(밀을 쪄서 고기나 야채 등을 곁들인

북아프리카 요리), 토르티야(멕시코 지방의 둥글고 얇게 구운 옥수수빵) 등이 주를 이루는 식단에 아주 약간의 단백질, 즉 고기를 곁가지로 먹는 것이다.

애트킨스가 말한, 초기의 인류가 고기로 목숨을 연명하고 건강을 유지했다는 것도 어불성설이다. 수천 년 전에 고기를 확보하는 것의 어려움은 말로 다 못할 정도이다. 슈퍼마켓으로 차를 몰고 가서는 이미 도축, 가공하여 냉장 보관까지 다 해놓은 저 부자연스럽게 살을 찌운 닭고기나 돼지고기, 쇠고기를 사는 수고로움과는 비교가 되지 않는다. 자신이 벌거벗은 채로 숲에 서 있는 모습을 상상해 보라. 그 상태에서 고기를 구하는 것이다.

초기의 인류는 눈에 띄는 것은 무엇이든 입으로 가져갔다. 사실 사람의 몸은 대단한 융통성을 발휘하여 뿌리, 씨앗, 녹색잎 채소 등등 생존에 필요한 온갖 음식물을 소화시켜 낸다. 물론 매머드를 사냥하면 좋기야 하겠지만 그건 정말로 힘든 일이었을 것이다. 미국 대평원에 살던 원주민들이 밤마다 들소 파티를 하지는 않았다는 이야기다. 실제로 들소를 잡을 수 있는 기회는 연중 몇 차례에 지나지 않았다. 그들이 들소 고기로 잔뜩 배를 채웠던 것도 사실이지만 대부분의 날들은 오로지 옥수수와 콩, 호박으로 끼니를 때웠다.

채소를 키울 수 없었던 캐나다 북부의 원주민들, 즉 에스키모들이야말로 육식을 주로 한 몇 안되는 선조 중 하나였다. 그들은 식량을 구하지 못할 때는 그냥 굶었다. 그들이 죽는 이유는 두 가지였다. 하나는 북극곰에게 잡아먹혔을 때이고, 또 하나는 굶어죽는 것. 그다지 재미있는 삶은 아니었다. 로버트 애트킨스에게 권하고 싶다. 자연스런 육식이 어떻고 하며 떠벌리기 전에 직접 사냥을 해서 고기를 잡아먹어 보라고 말이다.

농작물 재배를 시작한 것은 역사의 이정표가 된 사건이다. 인간은 처음으로 기근에 대비하여 곡물을(저 악명높은 탄수화물들을) 저장할 수 있게 되었다. 굶는 사람들의 수가 줄어들었고 더 많은 사람들이 곡식 덕분에 — 고기가 아니라 — 오래도록 건강하게 살 수 있게 되었다. 사실 인류의 모든 문화는 곡식에 기반을 두고 있다. 곡식의 일용이야말로 안녕의 기본 요소가 되었고, 곡식의 수확이라는 미덕에 의해 도시가 발전했다.

게다가 탄수화물을 주식으로 한다고 해서 인슐린 문제가 생기는 것이 아니다. 문제는 과식, 폭식이다. 애트킨스는 미국인들 사이에서 제2형 당뇨병(성인형 당뇨병 — 옮긴이)의 발병률이 높은 이유가 탄수화물 섭취에 있다고 주장하지만, 당뇨병 환자가 살찌는 이유는 인슐린이 대사를 적절히 조정해 주지 못하기 때문이다. 따라서 살찐 사람에게 당뇨병이 온다고 하는 것이 맞는 말일 것이다.

제2형 당뇨병은 앉아서 생활하는 라이프스타일과 살찌는 식단 — 탄수화물도 포함되어 있지만 당연히 튀긴 돼지고기도 포함된 — 때문에 과체중이 된 사람들에게서 쉽게 생긴다. 이것이 바로 애트킨스가 자신의 책에서 언급한 과인슐린증으로서, 소화기계로 들어가는 모든 음식물에 대해 인슐린이 췌장에서 과다하게 배출되는 것이다. 즉 인체의 신진대사에 문제가 생겨서 체중이 불어나는 것이지 탄수화물을 섭취하기 때문이 아니다.

애트킨스 식이요법자 군단에게 고기를 공급하는 일을 기반으로 하는 문명은 무시무시한 결과를 초래할 수 있다. 가축을 먹일 곡물을 재배하려면 엄청난 땅이 개간되어야 한다. 단백질을 얻는답시고 소를 살찌울 곡물을 키우는 것보다 차라리 콩을 재배하면 에이커 당 스무 배쯤 되는 양질의 단백질을 얻을 수 있을 텐데 말이다. 바로 이 시점에, 브라질에서는 오로지 패스트푸드 햄버거를 만들기 위해 불모의 목초지를 파괴했다. 미국의 가축들에게서 나오는 연간 수천만 톤의 거름에서는 메탄가스가 대기로 배출되어 온실효과를 부추긴다. 육가공식품 대량 생산은 환경에 대한 무책임한 행위이다. 지구는 애트킨스 식이요법자들의 세상을 결코 지탱해 내지 못한다.

물론 과대평가되지만 않는다면 단백질에는 아무 문제가 없다(단백질 결핍으로 목숨을 잃는 사람도 있으니까). 애트킨스가 콩 단백질을 적극 추천했더라면 이렇게까지 이야기할 필요는 없었을 텐데, 애석하게도 그는 지방투성이의 쇠고기와 돼지고기를 권하고 있다. 그가 상습적인 육식가로 꼽은 동굴 원시인들은 쇠고기와 돼지고기처럼 자연스럽지 못한 것들과 마주칠 일이 결코 없었을 것이다. 그들이 따라다닌 사냥감들은 영양, 야생 금수, 곤충들 정도의 몇 가지에 불과했고, 그들은 대부분 자연스럽게 호리호리했다. 돼지와 소는 현대의 발명품이다. 이들 지방질의 식품을 다량 섭취하는 것은 뇌졸중, 심장발작, 각종 암과 불가피하게 연결될 수밖에 없다.

애트킨스 다이어트가 무섭다고 하는 것은 빠른 속도로 짧은 기간에 살을 빼준다는 데 있다. 그 효과는 굶는 것과 똑같다. 연료로 쓸 탄수화물이 없으니까 몸이 지방을 연소하기 시작하는 것이다. 그러나 두 주일 정도만 지나면 케톤증이라고 불리는 증상이 생기는데, 이는 지방 연소의 부산물로서 생성되는 아세토아세트산과 같은 산성 물질, 즉 케톤체가 몸에 축적되는 현상이다. 케톤증은 심해지면 뇌기능장애와 혼수상태를 유발할 수 있는 위험한 질병이다. 이때쯤 되면 애트킨스는 고기만 먹지 말고 비타민 제제를 함께 먹을 것과(참으로 자연 다이어트답다), 식사에 얼마간의 야채를 곁들일 것을 권한다. 케톤체가 얼마나 되어야 지나치게 많은 것인지 궁금하다면 애트킨스의 책을 읽어보면 된다. 소변검사로 케톤 레벨을 테스트해 볼 수 있다고 하니, 스스로 의사까지 겸하면 된다. 뇌기능장애와 혼수상태만 피하면 되니까.

육류 위주의 다이어트는 장기적인 관점에서 보면 나쁜 효과를 가져온다. 육류에 들어 있는 과도한 지방은 궁극적으로 콜레스테롤 수치를 높이며 혈관 벽에 지방 알갱이들, 즉 혈행을 방해하고 뇌졸중과 심장발작을 일으키는 원흉을 유착시킨다. 뿐만 아니라 애트킨스 다이어트에서 주장하는, 채소가 빈약한 식단은 온갖 문제를 일으키는 원인이 된다. 피부가 거칠어지고, 머리카락이 빠지며, 갖가지 만성질병을 일으킨다.

애트킨스는 서른한 가지의 비타민과 미네랄이 알약 한 알에 다 들어 있다는 '다이어터스 포뮬라'(Dieter's Formula, 식이요법자의 처방이라는 의미 – 옮긴이)를 먹으라고 권한다. 그리고 변비, 체액 정체(애트킨스 왈, 아스파라거스를 먹지 말고 아스파라거스 정제를 먹으란다), 피로, 불면증 및 여러 불편한 증세도 신경써서 막아야 한다. 애트킨스가 친절하게 자기 책 뒷부분에 열거해 놓았으니 참고하기 바란다.

내가 왜 이렇게 이야기하는가 하면 요지는 이렇다. 애트킨스는 이 운동을 30년이 넘게 해왔는데, 그나마 그 당시에 그는 아직까지 다른 다이어트에 비해 자신의 다이어트가 얼마나 유리한가 하는 점을 늘어놓으며 동업자들을 폄하하는 글을 출간하기 전이었다는 것이다. 원래 불량의학 정보를 퍼뜨리는 꾼들은 자기 책에다 성공의 증거라고 여길 만한 일화들을 싣는 것이 일반적이며, 제대로 된 의학 정보를 알리고자 하는 사람은 진정한 연구의 결과를 『뉴잉글랜드 저널 오브 메디신(NEJM)』이나 『랜싯(The Lancet)』 등등의 믿을 만한 의학 전문지에 싣는 법이다.

비만인의 권리

비만한 사람들은 '지저분해 보인다'거나 '직장을 잃을까봐 징징거리는 것 같다' 등의 이유로 광범위한 차별을 당하고 있으며, 심지어 아이를 입양하는 데도 제약을 받는다. '비만인 수용 개선을 위한 전국연합(NAAFA)'에서는 비만인들의 권리를 옹호하는 훌륭한 일들을 해나간다.

이 단체에서는 살찐 사람들도, 특히 몸집이 큰 운동선수들도 충분히 몸 상태가 좋을 수 있으며, 체중이 많이 나가도 다이어트나 요요현상을 겪지 않고 일정한 체중을 유지하면 날씬한 사람들 못지않게 건강한 생활을 할 수 있다고 주장한다. 맞는 말이다. 단, 과체중의 수치가 지나치지만 않는다면. 이 주장을 뒷받침하기 위해 NAAFA에서는 살찐 사람들을 차별하지 않는 문화에서 생활하는 비만인들이 미국에 사는 비만인들보다 더 건강하다는 연구 결과를 내놓기도 한다. 이 이론의 요지는 비만에 우호적인 문화에서는 살찐 사람들이 스트레스와 죄책감, 차별감에 시달리지 않는다는 것과, 다이어트 때문에 유발되는 체중의 요요현상이 오히려 건강에 더 해롭다는 것이다.

그런데 이런 논의는 문제가 좀 있다. 원래 통통한 체질이라고 이야기되기도 하는 폴리네시아 제도의 원주민들은 유럽인들과 만나기 전에는 그저 단단하고 다부진 체형의 소유자들이었다. 그런데 유럽인들과 접하면서 살찌는 일을 우호적으로 받아들였고, 실제로 살찐 체형으로 변화되었다. 그 결과, 지금 통가와 하와이 같은 섬의 주민들은 비만을 자신들의 건강을 해치는 첫번째 요인으로 여기고 있다. 한때는 존재조차 하지 않았던 당뇨병이 폴리네시아 사람들을 위협한 수준으로까지 잠식해 들어갔으며, 아이들까지도 제2형 당뇨병에 걸려 순환계의 문제나 시력 저하를 겪는가 하면 꽤 많은 사람이 죽음에 이르기도 한다.

　마찬가지로, 단단한 체격을 지녔던 에스키모들, 즉 캐나다와 그린란드의 이뉴이트족 사람들 역시 소다수와 인스턴트 식품의 홍수 속에 운동량이 줄어들면서 무르고 건강하지 못한 체격으로 바뀌었다. 그들은 그 대가를 건강 악화와 자살로 치르고 있다. 비만과 당뇨 그리고 우울증은 아메리카대륙의 원주민 문화에서도 만연하고 있다. 미국과 캐나다에 걸쳐 있는 이들의 문화는 할리우드식의 이상적 아름다움과는 상당히 동떨어져 있는데, 그럼에도 불구하고 그들은 집단적으로 자신들의 비만을 불행하다고 느낀다.

　그런가 하면 오스트레일리아의 토착민들도 똑같은 길을 걷고 있다. 오스트레일리아의 북쪽 끝에 위치한 토러스 해협 제도에서는 성인 비만인의 비율이 전체의 50퍼센트에 육박하고 있다. 아메리카와 오스트레일리아의 원주민들에게는 비극일 수 있겠으나 — 또 그들의 문화에 대해서는 무례한 말일 수 있겠지만 — 그들이 순순히 받아들인 비만은 지난 200년이 넘는 세월 동안 그들이 참아와야 했던 압제를 상징하는 것에 다름아니다. 비만은 대다수의 사람들에게 그저 건강하지 못하다는 표시일 뿐이다.

메뚜기 좀 드실래요?

　'diet'라는 말은 희랍어의 'diaita'에서 유래하는데, 그 뜻은 '규정된 생활방식'이다. 불행히도 요즘은 다이어트가 빨리 살을 빼는 방법이라는 뜻이 되어버렸으니, 이제야말로 원래 의미로 돌아가 삶의 방식을 바꾸는 것이 필요한 때라는 생각이 든다. 미국은 확실히 문제가 있는 나라다. 누구든 날씬한 몸으로 들어왔다가 뚱뚱해져 버리니 말이다. 그건 물이나 탄수화물, 유전의 문제가 아니다. 또 미국인들이

유난히 게을러서 그런 것도 아니다.

　오히려 미국인들은 과거 어느 때보다도 적게 자고, 더 열심히 일하며, 한꺼번에 여러 가지 일을 해내고 있다. 문제는 지방질의 가공식품과 몸을 덜 움직이는 생활에 있다. 비만 유전자나 다이어트 약품을 찾아내고자 하는 노력은, 그저 꼼짝도 않고(여보, 리모컨 좀 던져줘) 여전히 지방투성이의 인스턴트 식품을 먹으면서도 이상적인 체중을 유지하고 싶어하는 헛된 욕망일 뿐이다.

　그렇다고 내가 동남아시아에서 인기 있는 간식인 말린 메뚜기와 귀뚜라미를 먹자고 주장하는 것은 아니다. 단지 미국인들이 가장 좋아하는 채소 두 가지가 포테이토칩과 프렌치프라이라는 사실을 인정하고 검토해 보자는 것이다. 또 우리 중 몇몇은 분명히 다른 사람보다 쉽게 살이 찌는 체질을 지니고 있으나, 그렇다고 해서 살찌는 일을 숙명으로 받아들일 필요는 없다는 것이다. 우리들 대부분은 다른 시대, 다른 곳에서라면 날씬했을 사람들이다.

끊임없는 우유 논쟁 ... 우유와 당신의 건강

우유. 대부분의 문화권에서는 우유를 마시지 않으며, 숱한 사람들이 우유를 소화시키지 못한다. 우유의 명성은 오로지 뼈를 튼튼하게 해준다는 미네랄, 칼슘 때문에 생겼다. 우유에는 칼슘이 풍부하며, 칼슘은 매우 중요한 미네랄이다. 그렇지만 우유에는 지방과 동물성 단백질이 많이 들어 있고, 우유 채취량을 두 배로 늘리기 위해 가련한 동물들에게 주사한 인공 호르몬들도 들어 있다. 이 호르몬이 건강에 어떤 영향을 미치는지, 또는 우유 속의 칼슘이 인체에 얼마나 흡수되는지에 대해서는 확실한 자료가 없다.

어쩔 것인가. 칼슘은 너무나 중요한데 따라오는 장애물도 너무 많으니. 가장 확실한 방법은 우유말고 다른 식품에서 칼슘을 섭취하는 것이다. 콜라드(대형 양상추의 일종 - 옮긴이) 같은 것들이 그 예로서, 이 식물에는 우유보다 칼슘이 더 많이 들어 있다. 그런데 도대체 누가 콜라드 내지는 칼슘이 풍부한 녹색잎 채소를 즐겨 먹겠는가? 그렇다면 또다른 식품들이 있다. 정어리, 멸치, 두부, 브로콜리, 닭 연골, 콩 등등이 그것이다. 입맛에 안 맞는다고? 그럼 이야기는 끝이다.

자, 미국의 정부와 민간 양쪽의 주요 보건기관에서는 한결같이 칼슘의 중요성을 역설하면서 우유를 권장하고 있다. 식품 피라미드를 보면 유제품 전체가 부동산의 노른자위 땅처럼 맨 꼭대기를 차지하고 있다. 간혹 괄괄한 사람들이 나서서 보건기관과 친한 수천만 달러 규모의 시장을 지닌 유제품업체들을 고발하는 경우도 있다. 그럼에도 불구하고 미국의 건강 전문가의 십중팔구는 우유가 아닌 다른 칼슘 식품을 권하지 않는다. 그건 마치 고양이 목에 누가 방울을 달 것인가 하는 것과 마찬가지이기 때문이다. 그러나 지금 건강 전문가들이 마지막으로 할 수 있는 일은 사람들에게 ─ 특히 아이들에게 ─ 탄산음료와 가당음료 중에서 한 가지를 택해야 할 때 "그러지 말고 우유를 마셔"라는 말을 하지 말라고 충고하는 일이다.

칼슘은 무엇에 좋을까? 바로 뼈를 튼튼하게 해준다. 게다가 이 활력 미네랄은 삶의 긴 여정 동안 뼈 속에서만 머물지 않는다. 혈액을 타고 이동하면서 근육수축, 규칙적인 심장박동, 신경충동의 전달 등에 필수적인 역할을 한다. 또한 에너지 대사와 배설작용에도 없어서는 안될 물질이다. 뼈는 이런 다양한 기능을 할 수 있도록 혈액 속으로 끊임없이 칼슘을 흘러 내보내며, 멸치 등의 식품으로부터 새로운 칼슘을 흡수한다.

청소년기는 뼈, 근육, 신경의 성장이 가장 빠른 시기이므로 칼슘이 특히 많이 필요하며, 서른살 정도까지는 뼈에서 소비하는 것 이상의 칼슘을 비축해 놓을 수 있다. 이 시기에 칼슘을 비축해 놓는 일은 매우 중요하다. 나이가 더 들면 소모하는 것만큼의 칼슘을 흡수하지 못하기 때문이다. 젊은 시절의 칼슘 확보는 노년에 필요한 매일의 칼슘을 지탱해 주는 일종의 연금이다. 든든하게 비축해 놓지 않으면 ─ 또는 끊임없이 새로운 칼슘을 쏟아붓지 않으면 ─ 뼈가 약해져 쉽게 부러질 수밖에 없다. 노인들에게 십대 청소년과 똑같은 양의 칼슘이 필요한 이유가 여기에 있다.

골다공증은, 이유는 알려져 있지 않지만 뼈에서 칼슘이 흡수되는 것보다 소실되는 양이 월등히 많은 질병으로서, 어찌해 볼 수 없는 칼슘 거머리이다. 미국에서만도 수많은 폐경 여성들이 정도의 차이는 있을지라도 골다공증으로 고통받고 있으며, 일부 남성들도 그렇다.

그런데 도대체 우유가 무엇이 문제냐고? 첫째는 지방이다. 미국국립보건원이나 미국국립골다공증재단에서 권장하는 우유는 사람들이 별로 선호하지 않는 저지방 종류를 가리킨다. 전유는 4퍼센트가 지방인데 유지방은 살을 찌우는 재주가 남다르다. 아기가 모유만 먹고도 포동포동해지는 것이 그런 이유이다. 독일과 일본에서는 전후에 미국인 포로들에게 아이스크림과 우유 지방을 먹여 살을 찌워서 집으로 돌려보냈다. 두 주일 정도야 그렇게 해도 좋지만 계속 유지방을 먹어대면 평생 동안 체지방을 축적해 가는 결과가 된다.

알다시피 지방은 콜레스테롤 수치를 높여 혈액의 흐름을 방해하고, 뇌졸중과 심장발작의 원인이 된다. 그러므로 건강을 위해 우유를 마셔야겠다면 적어도 지방을 제거한 것으로 마실 것을 권한다. 실제로 1950년대에는 어린아이들이 악영향(지금 중년의 미국인들 사이에서 콜레스테롤 수치가 높은 것에 대한 논의는 별개로 하더라도)에 대한 어떤 경고도 받지 않고 열심히 우유를 마셔댔다. 그때만 해도 아이들은 칼로리를 소비해 가며 열심히 뛰어놀기라도 했지만 안타깝게도 요즘 아이들은 그런 식으로 놀지 않기 때문에 어릴 때부터 지방이 축적된다.

우유의 두 번째 문제는 동물성 단백질이다. 동물성 단백질은 본질적으로 나쁘지 않다. 그런데 재미있는 것은 동물성 단백질이 칼슘의 체외 배출을 부추긴다는 것이다. 그러니 우유를 더 많이 마실수록 소실되는 칼슘도 더 많아진다. 과학자들 사이에서 정확한 칼슘 소실 비율에 대한 갑론을박이 이루어지고는 있지만, 확실한 것은 유제품 소비가 가장 많은 나라로 꼽히는 미국과 스칸디나비아에서 고관절 골절 등 골다공증의 일반적 척도로 여겨지는 증상이 확연히 많이 나타나고 있다는 사실이다.

예일대학의 연구에서는 전세계적으로 동물성 단백질의 섭취와 골다공증 사이에 일정한 연관성이 있음이 실제로 밝혀지기도 했다. 우유와 고기를 늘 즐겨 먹는 아프리카 출신 미국인들에게서는 골다골증이 흔히 나타나는 데 비해 남부 아프리카에서는 지금도 거의 나타나지 않는다는 조사 결과도 곁들여졌다. 그런가 하면 수년째 진행되고 있는 하버드 부설 간호보건연구(Nurse's Health Study)에서는 우유가 여성 노인들의 고관절 골절을 예방한다는 어떤 증거도 발견하지 못했다고 발표했다. 한창 전파를 타던 "우유는?(Got Milk?)" 광고가 무색해지는 순간이었다.

반대로 지나친 칼슘은 항암작용을 하는 혈중 비타민 D의 일부 형태를 파괴하는 결과를 낳는다. 그런데 아이러니하게도 비타민 D는 칼슘을 뼈 속으로 융해시키는 데 필요하다. 정상적인 상태에서 우리 몸은 태양을 쬐면 우회적인 방법으로 비타민 D를 충분히 생성하는데, 햇볕이 부족한 스칸디나비아에서는 쉽사리 비타민 D 부족 현상이 나타날 수 있으며, 특히 겨울에는 더 심하다. 따라서 여과된 칼슘이 혈액으로 유입되는 일, 비타민 D 수치가 낮아지는 일, 그 중에서도 암과 싸우는 특별한 타입의 비타민 D 수치가 치명적으로 낮아지는 삼중고에 맞닥뜨리기가 쉽다.

우유는 원래 액체 고기이다. 육류와 유제품을 위주로 하는 미국의 고단백질 다이어트는 칼슘의 체외 배출 작용 때문에 칼슘의 일일 필요량을 높인다. 미국인들은 하루에 1,000에서 1,300밀리그램의 칼슘을 필요로 한다. "단백질이 들어오면 칼슘은 나간다"는 말이 있듯, 둘 사이의 관계는 이미 잘 알려져 있다. 정반대의 경우를 보이는 아시아인들은 하루 500밀리그램 내지 그 이하의 칼슘을 섭취하지만 뼈는 더 튼튼하다. 그들은 고기를 덜 먹고, 녹색잎 채소와 두부, 뼈째 씹어먹을 수 있는 조그만 생선을 통해 칼슘을 섭취한다. 아시아 문화권에서는 다른 곳보다 골다공증 발병률이 현저히 낮으며, 이들은 유제품을 거의 먹지 않는다. 적어도 전통적으로는 그렇다. 일본은 아시아에서 유제품 소비가 가장 많은 나라이며, 골다공증 발병률이 아시아에서 가장 높다.

이처럼 칼슘을 배출시키는 것말고도, 우유의 문제는 또 있다. 칼슘의 각종 이점을 모두 전해주지 못한다는 것이다. 즉 칼슘 함량은 높지만 흡수가 안된다. 우리 몸은 우유에 들어 있는 칼슘의 32퍼센트밖에 흡수하지 못한다. 그리고 이것은 케일, 브로콜리, 겨자 잎, 순무 잎, 싹양배추 등에서 흡수되는 칼슘이 50퍼센트인 것과 비교하면 정말 낮은 수치다. 즉 전유는 칼슘에 관한 최악의 원천에 속하는 것이다. 그러니 굳이 우유를 마실 작정이라면 탈지유를 마시는 것이 최선의 선택이 될 것이다.

우유 속의 호르몬들도 문제다. 모유는 아기에게 면역체계 형성에 필요한 영양분과 항체를 제공해 준다. 그러나 모체의 독소 역시 신생아에게 그대로 전해진다. 담배 연기의 독소는 쉽사리 모유로 스며드는 길을 찾아내며, 알코올도 마찬가지다. 위스키가 배어든 모유는 아기를 술취한 상태로 만들어버릴 수 있다. 또 사람은 젖소에 주입된 항생제와 인공성장호르몬이 농축된 우유를 그대로 받아 마신다. 이것은 식품에 뿌려진 살충제와는 근본적으로 다르다. 살충제는 그다지 큰 이슈가 아니다. 살충제는 세척해 낼 수 있지만 항생제와 호르몬은 식품 속에 농축되어 있어 어찌할 수 없기 때문이다.

몬샌토 사(Monsanto, 세계적인 생명과학 회사 - 옮긴이)에 의해 개발된 재(再)조합형 소 성장호르몬인 rBGH는, 연구가 진행 중인 단계이기는 하지만 암을 유발할 수도 있는 것으로 알려졌다. 유럽연합에서는 1994년에 이 호르몬의 금지를 법제화한 데 이어 2002년에도 이 규제를 갱신해 가며 거부하고 있다. 물론 유럽연합의 여러 국가들은 동종요법이나 데이비드 하셀호프(David Hasselhoff, 우리나라에서도 인기를 끌었던 「전격 Z작전」이라는 텔레비전 시리즈물의 주인공 겸 가수 - 옮긴이)의 노래 같은 어이없는 것들을 좋아하고 정말 중요한 것들을 내치는 특성이 있으니 딱히 뭐라 할 말은 없다. 그래도 수백만 달러를 들여 연구할 만큼 이 문제를 걱정하는 것은 사실이다.

rBGH는 우유의 생산량을 늘려주지만, 이 호르몬이 주입된 젖소는 일찍 죽거나 병원균에 감염되므로 그 우유에는 자칫 고름이 가득하기가 쉽다. 그러나 이 호르몬은 사람의 건강과 별개로 동물의 권리 차원에서 다루어지며, 사람의 건강에 어떤 영향을 미치는지는 아직 확실히 알려져 있지 않다.

다만 이 호르몬이 또다른 소 호르몬인 IGF-1의 수치를 높여주는 촉매 역할을 한다는 것 정도가 알려져 있는데, 1998년 『사이언스』지에 게재된, 1만 5,000명을 상대로 조사된 하버드의 연구에 따르면 혈중 IGF-1의 수치가 높은 사람은 암에 걸릴 확률이 4배 정도 높았다고 한다. 이것은 우유 및 몬샌토 반대운동을 펼치고 있는 사람들이 끈질기게 파고든 결과로 나타난 연구 사례이다. 물론 한 건의 연구가 증명해 줄 수 있는 사실은 없다. 그러나 몬샌토가 rBGH의 뒤에 있고, 이 회사가 이 호르몬의 작용에 관한 기록을 숨기고 있는 한 사람들은 신경이 곤두설 수밖에 없다. 몬샌토의 슬로건 "화학물질 없이는 사람의 생명도 계속되지 않습니다"를 기억하시는지?

이런 사실을 모른 채 수많은 젖소가 rBGH를 맞고, 수백만 명의 사람들이 우유를 마신다. 1997년까지만 해도, rBGH를 사용하지 않았음을 우유 포장에 자랑스럽게 표기하는 일을 금지하는 이상한 법이 존재했었다. 벤 앤드 제리스(Ben & Jerry's) 아이스크림 역시 rBGH를 맞지 않은 젖소의 우유만 쓴다고 했다가 제재를 받았다. 그 와중에 몬샌토가 텔레비전의 고발 프로그램의 취재를 무마하려다가 도리어 일을 크게 만든 일은 미국 속담 "엎질러진 우유 앞에서 울음을 터뜨린 격"에 딱 맞는 전설적인 사건이다.

1996년 폭스텔레비전 플로리다 지사의 기자인 제인 에이커와 스티브 월슨은 몬샌토와 rBGH에 대해 취재한 후 방영하려 했지만, 몬샌토 측에서 방영을 금지시키는 압력을 행사했고, 방송국은 이에 굴복하여 두 기자를 해고했다. 에이커는 플로리다 주의 내부제보자법률(whistle-blower law) 위반을 걸어 폭스를 상대로 소송을 벌였으며, 두 사람은 2001년 국제 골드만 환경상을 수상하면서 멋지게 승리를 거두었다. 『뉴욕타임스』에는 이 사건을 설명하는 기사가 실렸고 두 사람의 사진이 표지를 전면 장식했다.

이쯤에서 이런 이야기는 접고, 전세계 인구의 75퍼센트가 락토오스(젖당) 과민반응을 일으킨다는 사실에 주목해 보자. 락토오스 과민반응이란 우유를 편안하게 소화시키는 데 필요한 효소가 부족하다는 뜻이다. 물론 이들도 우유를 마실 수 있고, 마셨다고 죽지는 않는다. 다만 위가 좀 거북하다든지, 설사를 한다든지, 헛배가 부르는 증상을 겪는 정도이다. 그리고 서유럽 계통의 백인들은 성인들도 락토오스 과민반응을 거의 보이지 않는다. 그러니 어쩌자는 이야기일까?

유아들은 모두 락토오스 효소를 생산해 내는데, 대부분 이유식을 하면서부터 그 기능을 상실한다. 1996년 미국영양학회(American Dietetic Association)의 학회지에 실린 연구 결과에 따르면 멕시코인들의 50퍼센트, 아프리카계 미국인들과 아메리카 원주민들의 70퍼센트, 그리고 아시아계 미국인들의 90퍼센트 이상이 락토오스 과민증을 지니고 있다. 이들 모두가 한 번에 아주 적은 양의 우유만 소화시킬 수 있는 사람들이다. 무슨 말인가 하면 유럽인들은 우유를 처음으로 음용한 사람들로, 1만 년에 걸쳐 락토오스 효소를 체내에서 개발해 왔다. 그러나 대부분의 인류에게 우유의 음용은 비교적 새로운 경험인 것이다.

벤저민 스포크(Benjamin Spock) 박사는 미국에서 가장 유명한 소아과 의사 중 한 사람으로, 1991년 채식주의자가 된 뒤로 우유를 반대하는 사람들의 대열에 섰다. 그가 두살이 넘은 아이들에게는 우유를 마시게 하지 말라고 하자, 각 의료시설에서는 스포크 박사에게 일제히 반기를 들면서 우유에는 칼슘, 리보플라빈, 비타민 A와 D 등 어린이 성장에 필요한 필수 영양소가 들어 있다고 항변하고 나섰다.

물론이다. 탄산음료나 가당음료수에는 이런 것들이 하나도 들어있지 않다. 그러나 사실은 우유에도 리보플라빈과 비타민들이 첨가된 것이지, 원래부터 들어 있던 것이 아니다. 첨가하려고 마음먹으면 어떤 음료에나 어떤 영양소든 첨가할 수 있는 것 아닌가. 요새는 오렌지주스에도 우유만큼이나 칼슘이 강화되어 있으니 그걸 마셔도 된다. 그러나 50년 전만 해도 오렌지주스는 그다지 대중적인 음료가 아니었기 때문에 학교 급식에 성분 강화 우유가 들어간 것일 뿐이다. 딱히 곁들일 만한 음료가 없었기 때문에.

아무래도 우유업체들은 저 유명한 "우유는?" 캠페인과 우유-콧수염 광고 캠페인(우유가 콧수염처럼 하얗게 묻은 모양을 연출한 광고 캠페인 – 옮긴이)을 계속해 나갈 모양이다. 그러니 이 광고에서 유도하듯 여러분의 자녀들이 콜라 대신에 우유(지방을 제거하고 약품을 쓰지 않은 우유)를 마시는 모습에 흐뭇해 하는 것은 나쁘지 않다. 그러나 대놓고 "우유는 몸에 좋다"고 외치는 옛날 광고를 보게 될 일이 있으면 더 정확한 말이 있다는 사실을 상기할 필요가 있다.

"우유는 이따금씩 마시게 되는 쓰레기 같은 음료보다는 몸에 좋을 수 있다. 그러나 그 사실을 증명할 과학적 근거는 없으며, 아예 몸에서 우유를 소화시키지 못하는 사람도 있다."

유기농은 지속 가능한가 ··· 유기농의 허와 실

'유기농'이란 말을 들으면 어떤 생각이 드는가? 도시 아이들에게 이 말은 농촌을 대표하는 의미로 이해되곤 한다. 또 내게는 커다란 밀짚모자를 쓴 볕에 그은 농부가 목가적인 완만한 구릉에 자리한 메마른 밭뙈기를 낡은 트랙터를 몰고 가로질러 가는 풍경이 연상되는 단어다. 내 생각에 유기농 우유를 생산해 내는 젖소란, 마치 분유통에 그려진 그림처럼 푸른 초원에서 뛰놀고, 달을 향해 발을 구르는 그런 행복한 젖소다. 또 유기농 닭은 별들을 포근한 담요 삼아 잠들고, 달콤하고 자연스러운 삶이 끝날 무렵에는 기꺼이 머리를 도마 위에 올려놓는 그런 닭이다.

그런데 현실은 그렇지 않다. 유기농은 그저 대규모 비즈니스이다. 호라이즌(Horizon)이라고 하는 회사는 콜로라도 주에 있는 본사에 앉아서 전체 유기농 우유 시장의 70퍼센트를 좌지우지한다. 유기농 우유를 생산하는 숱한 젖소들은 일정량의 우유를 생산해 내는 젖소 로봇처럼, 감금당한 채 종일 햇볕 한 줌도 쬐지 못하고 하루 세 차례 착유를 당한다. 유기농이라는 이름이 붙는 이유는 딱 하나, 유기농 사료를 먹인다는 것이다.

　유기농 닭도 다르지 않다. 상표에는 '방목'이라고 쓰여 있지만 실제 이 조류는 수천 마리가 우글거리는 우리에 아무렇게나 던져져 있을 뿐 갇혀 있기는 마찬가지다(게다가 농부들 중에는 닭들끼리 좁은 계사에서 서로 싸우다 죽는 일을 방지하기 위해 부리를 잘라버리는 이도 있다). 물론 모두가 다 그런 것은 아니지만, 유기농이라는 딱지가 붙어 있다는 사실 하나만으로 무조건 안심할 수만은 없다는 것이다.

　채소라고 다를 리 없다. 캘리포니아에서는 농부 다섯 명이서 나라 전체가 소비하는 유기농 식품의 절반을 재배한다. 유기농 작물 바로 옆에서 일반 농작물도 재배해 가면서. '유기농 식품' 회사에서 수매해 가는 양이 해마다 늘어나므로 이들 농부들이 팔아치워야 하는 양도 매해 늘어난다. 유기농 작물을 공급하는 농장의 규모가 일단 커지면 소비자들은 그 식품이 진짜로 유기농 작물인지 판단하기가 점점 더 어려워진다. 정말 그 식품이 유기농 곡물을 먹고 풀밭에서 뛰어노는 젖소의 배설물, 즉 유기농 비료로 비옥하게 자란 농작물로 만든 것인지, 정말 바로 옆의 일반 농작을 하는 농장에서 화학 비료가 흘러들어가지 않은 것인지 말이다.

　대체 '유기농'이란 무슨 의미일까? 화학자들은 이 말을 들으면 낄낄거리고 웃는다. 왜냐하면 엄밀하게 말해 세상에 유기농 아닌 식품은 없기 때문이다. 기술적으로 유기물은 수소와 탄소 원자의 사슬, 즉 탄화수소를 포함하는 물질을 가리키는 말이다. 살아 있는 모든 유기체는 유기물이다. 가솔린도 수백만 년 동안 부식된 유기 물질에서 온 것이므로 유기물이다.

　우리 옆집에 사는 드라이클리너가 자기는 오로지 '유기 용매'만 쓴다고 자랑하는 것도 역시 그렇다. 그는 유기물이라는 말을 안전하다는 말로 알아듣기를 바랐을 것이다. 솔직히 말하면, 19세기 프랑스에서 이 기술이 개발된 이래로 드라이클리닝 용매는 늘 유기물이었다. 지금 미국에서 쓰는 드라이클리너의 85퍼센트 이상에서 사용하는 용매는 퍼클로로에틸렌으로서 흔히 '퍽(Perc)'이라는 말로 줄여 쓰는 물질이다. 이 역시 속속들이 유기물이다. 유기물 아닌 걸 찾기가 더 어렵다. 바윗돌이나 비유기물이지.

유기적, 또는 오가닉(organic)이라는 말은 1970년대 초반에 일어났던 반문화(counterculture)나 백투더랜드(back-to-the-land) 운동에서 사용하면서 점차 의미를 띠게 되었다. 즉 이때부터 오가닉 무브먼트(organic movement)의 여명이 열리기 시작했다. 유기농작 농부들은 거름 또는 퇴비라고 부르는 동식물의 부산물을 비료로 썼으며, 오리와 말벌을 이용해 잡초와 해충을 구제하는 소위 자연구제농법을 이용했다. 이것이 요즘의 식품 포장지에 표기되는 유기농이라는 말의 의미다. 말하자면 식품 그 자체를 가리키는 말이 아니라 재배 과정을 말한다.

초기의 유기농작 농부들은 다양한 작물을 조금씩 재배했다. 옥수수 같은 작물은 벌레가 너무 많이 꼬여들어 한 작물만 대량으로 재배하는 것은 위험했기 때문이다. 이 재배법은 명백히 합리적이었고, 그 정신은 지금까지 이어지고 있다. 그러나 이들 중 이익이 박함에도 불구하고 전문상점이나 협동조합 등을 통해 작물을 판매하면서 살아남은 이들이 꽤 많았다.

그러나 불운하게도 작은 농장들은 서로 협력관계를 맺어보기도 했지만 현대 사회의 식품 수요를 맞추지 못했다. 다양한 작물을 조금씩 조각난 땅에다 재배하고 수확하는 형태로는 그처럼 많은 식품을 공급할 수 없기 때문이다. 비유기적인 일반적 식품 공급 체계에서는 옥수

수, 밀, 감자 등의 어느 한 작물을 방대한 면적에다 재배하면서 엄청난 살충제를 뿌려대 해충을 구제하고 일괄적으로 수확·포장하기 때문에 효율성 면에서 경쟁이 되지 않는 것이다.

1970년대 중반이 되자 클리블랜드 인근의 쿠야호가 강 화재사건(1969년 오하이오 주 클리블랜드에서 발생한 사건으로, 쿠야호가 강에 너무 많은 가연물질이 떠다니는 바람에 불이 나서 일곱 개의 다리가 파괴되었다 — 옮긴이)처럼 환경오염에 대한 경각심이 높아진 곳의 소비자들은 유기농 식품을 요구하기 시작했는데 유기농작 농부들은 이 수요를 맞추지 못했다.

곧이어 유기농은 이윤을 많이 남기는 쪽으로 대기업화되었다. 농업계의 봉건영주들 — 아처 대니얼스 미들랜드, 돌(Dole) 등의 대규모 식품 회사들 — 이 유기농 농장을 새로 조성하거나 사들이기 시작했고, 미국 농림부는 유기농 규격의 틀을 느슨하게 하여 진창을 포함한 하수의 방출, 방사선 조사, 유전자 변형을 모두 허용해 줌으로써 '유기농' 표시를 붙일 수 있는 식품을 엄청나게 늘려놓았다.

1997년, 분노한 유기농작 농부들(정말 유기농을 하는 사람들)은 대서(letter-writing) 캠페인을 조직하여 새로운 규격에 항의하기 위한 대중의 호응을 이끌어내고 청원을 통과시켰다. 그 결과 지금은 진창 하수처리와 항생물질, 호르몬은 유기농 규격에서 제외되었다. 그러면 진짜 유기농은 승리한 셈인가? 아마 그렇지 않을 것이다. 유기농 식품은 여전히 여러 처리 과정을 거쳐 일반 가공식품과 똑같이 영양가 없는 곤죽이 되고 있다. 저 부정한 삼위일체인 설탕, 소금, 지방은 철저하게 유기농 식품이다. 또 사람들은 '유기농'이 '건강'을 뜻한다고 생각하며 온갖 유기농 식품을 구입한다.

식품산업에서 유기농이라는 말의 의미는 식물을 원재료로 하면서 화학 살충제와 제초제를 쓰지 않은 모든 식품, 생존하는 몇 개월에서 몇 년 동안 비유기농 사료를 먹이지 않은 모든 가축들을 재료로 하는 축산 가공식품에 적용된다. 그러나 유기농 식품도 일반 가공식품과는 다른 경로로 오염될 수 있으며, 똑같이 해롭거나 무해하다. 유기농 거름에는 납, 비소와 그 밖의 독성 금속물질이 들어갈 수 있으며 이것이 채소와 곡물에도 스며들 가능성이 있는데, 화학 살충제와는 달리 금속물질은 씻어낼 수도 없다.

또한 유기농을 포함한 모든 식품에는 다이옥신과 대기의 오염물질도 포함되어 있다. 어쩌면 유기농 식품 그 자체는 온갖 오염물질의 축소판일지도 모른다. 정크푸드(junk food, 열량은 높으나 다른 영양가는 빈약한 인스턴트식품이나 패스트푸드를 총칭 – 옮긴이)도 재료들은 대부분 유기 농산물이니까 유기농 식품이라고 부를 수 있으니 말이다. 흰 빵과 트윈키(초콜릿 과자)처럼 영양가가 초토화된 먹거리도 유기농 식품일 수 있고, 아침식사 대용 시리얼도 설탕, 소금, 표백 밀가루 범벅인데도 유기농 식품이라고 할 수 있다.

초저온살균처리하여 저장 기간을 연장시키고 배로 대륙 전체를 가로질러 운반할 수 있게 한 우유도 마찬가지다. 초저온살균 우유는 세균을 죽이기 위해 정상적인 저온살균 수준을 넘어서 가열한 것으로, 비타민과 효소도 함께 파괴된다. 쇠고기나 닭고기도 자세한 표시가 되어 있지 않은 경우에는 언제든지, 보통의 소나 닭처럼 잔인하게 사육되어 대량으로 처리될 수 있지만 유기농이라는 이름이 붙을 수 있다.

화학 살충제는 암의 원인이 될 수 있는 것이 확실하지만 그 위험도는 매우 낮다. 미국환경보호국(EPA)에 따르면 살충제가 암을 일으킬 확률은 100만 분의 1을 넘지 않는다고 한다(음식을 먹다가 목이 막힐 확률이 100의 1이라는 점과 비교해 보시라). 그런데 미국천연자원보호협회(NRDC)에서 『참을 수 없는 위험 — 우리 아이들의 식품 속에 든 살충제』라는 간행물이 나온 뒤, 식물 생장 조절 화학제인 알라(Alar)는 1989년에 일반 사과 재배농들의 앞길을 막아버렸다. 이 보고서에서 알라에 노출되면 어린이들에게 6,000가지의 암이 추가 발병할 수 있다고 목청을 높인 탓이다. 원래 아이들에게서는 암이 거의 생기지 않는데 연간 6,000가지 암의 발병률이 두 배나 높아졌다는 자료를 곁들여 가면서.

이 보고서는 그야말로 경종을 울렸다. CBS 뉴스 프로그램 '60분'에서는 NRDC에서 떠먹여주다시피 한 내용을 한껏 부풀려 방영했고, 공포는 확대 재생산되었다. 학교에서는 사과 반입을 금지했고, 사과 소스와 사과주스는 슈퍼마켓 선반에서 썩어갔다. 사과 시장은 황무지가 되었다. 시장에 깔린 사과의 15퍼센트만 알라를 뿌린 것인데도 소규모 사과 농장들은 연달아 문을 닫았다.

미국환경보호국에서는 알라를 잠재적인 발암물질로 규정했는데, 여기에는 과학적 이유보다는 정치적 이유가 더 크게 작용했다(몇몇 의문의 여지가 있는 동물실험에서만 알라의 유해성이 검증되었고, 그것도 대량으로 투여했을 때만 증명되었으므로 하는 말이다). 참으로 많은 희생을 치른 환경 단체의 승리였다. 알라는 자발적으로 시장에서 사라졌고, 많은 독립적 사과 재배 농가도 사라졌다.

더 나쁜 일은 유기농 사과 재배농들이 막대한 투자를 하면서 유기농 사과 시장의 폭발에 대비했는데, 그것이 붐을 이루지 않았던 것이다. 알라 공포는 빠른 속도로 시들었고, 사람들은 다시 일반 사과를 사러 시장으로 돌아갔다. 수많은 소규모 유기농 사과 재배농들 역시 농장을 잃었다. 결국 이 공포극은 NRDC가 선호했던 농부들(유기농 사과 재배농들)의 가슴에 상처만 남기고 끝을 맺었다. 알라는 암의 원인이 될 가능성도 적었고, 실제로 암에 걸리지도 않았다.

물론 돈 있는 사람들은 여유가 있으니 웬만하면 유기농 식품으로 고른다. 그러면 아무래도 마음이 편할 것이다. 하지만 이 유기농 소비자들이 과연 건강에 유익한 합리적인 선택을 하는 것일까? 교외에다 잔디를 푸르게 만들어주는 화학약품을 뿌리면 자녀와 이웃들이 비유기농 식품에서 발견되는 유해한 살충제와 제초제의 수준을 훨씬 웃도는 화학약품에 노출된다는 걸 알고 나면? 또 이들이 연료 소비가 많은 스포츠카를 운전하고 다니면서 기름을 채울 때마다 스스로 발암성의 벤젠 함유 가솔린 연기를 들이마신다는 사실을 알고 나서도? 게다가 그렇게 함으로써 대기에 치명적인 오염물질을 보태놓은 다음 그 공기를 들이마시는 것은 또 어떻고?

30년 동안 행해진 어떤 연구에서도 일반 사과를 먹은 사람들보다 유기농 사과를 먹은 사람이 더 건강하다는 증거를 내놓지 못했다. 미국의 백세인들 중 유기농 식품만 먹고 자란 사람은 한 명도 없었다. '오로지 유기농 야채와 곡물만 먹는 방법'을 포함하여 장수식단 라이프스타일을 창안한 사람 중 한 명인 에이블린 쿠쉬(Aveline Kushi)는 69세에 자궁경부암에 걸려 9년 후인 2001년에 세상을 떠났다. 그녀의 방식은 많은 이들이 암의 치료법으로서 맹신하는 식이요법이지만 암의 예방법은 아니다. 쿠쉬는 평화주의자와 마찬가지로 미국에서 일어난 '백퍼센트 자연' 식품 운동을 대중화시킨 인물로 명성을 떨쳤지만 그녀 스스로 증명해 보였듯 삶에 관한 보증이란 없는 법이다.

살충제를 제외하고 식품에서 진정한 위험은 어떤 것일까? 살충제를 뿌린 음식을 먹는 것보다 유해한 세균에 감염된 식품을 먹고 목숨을 잃거나 병을 얻는 일이 훨씬 많다. 유기농이라는 표시가 세균으로부터 사람을 지켜주지는 않는다. 대표적인 식중독균인 살모넬라, 리스테리아, 캄필로박터 등은 일반 재배 식품이나 유기농 식품 양쪽에서 똑같이 발견된다. 미국 농림부 추산으로는 닭고기의 40퍼센트에 유해 세균이 들어 있을 것이라고 하지만, 미국식품의약국(FDA)은 그 수치를 60퍼센트로 잡고 있다. 또 『소비자보고(Consumer Reports)』지에서 조사한 바로는 닭고기의 71퍼센트에서 유해 세균이 검출되었다고 하고, 미네소타 보건청에서는 주에서 유통되는 닭고기의 88퍼센트에서 캄필로박터균이 검출되었다고 발표했다.

대장균은 실제로 미국 전역에서 판매되는 닭고기 거의 전체에 포함되어 있을 것이라고 한다. 미국질병통제예방센터(CDC)에 따르면 식중독균은 해마다 5,000명의 목숨을 앗아가며, 32만 5,000명을 입원시키고, 7,600만 명을 앓게 한다(설사 같은 증세로). 식품을 조리하면 세균을 죽일 수 있지만 상추나 양상추는 조리하지 않고 먹을 때가 많아서 이 둘은 가장 오염되기 쉬운 채소로 꼽힌다.

미국의 식품 공급 체계가 그토록 오염에 노출되어 있다는 건 쉽게 상상되지 않는 노릇이다. 문제는 식품이 대량 생산에만 의존하면 지역 생산이 거의 이루어지지 않는다는 것이다. 유기농이라는 말이 더 이상은 지역 재배를 뜻하지 않는다는 점을 기억하라. 음식물은 너무나 먼 곳에서 재배되며, 농장에서 슈퍼마켓까지 오는 과정에서 수많은 손을 거친다. 이 손들이 바로 식품 오염의 주범이다.

세균의 온상은 무엇보다 식품 가공 공장이다. 이런 공장에서는 어마어마한 양의 식품을 처리한다. 쇠고기 공장을 한번 보자. 살아 있는 소들이 1분에 몇 마리씩 햄버거로 변한다. 이 피비린내 나는 곳은 세균들에게는 대단히 매력적인 장소가 된다. 일부 세균들은 소에 묻어 있던 거름이나 소의 창자에서 오고, 일부는 화장실에서 나오면서 손을 씻지 않은 인부들에게서도 온다. 또 지저분한 트럭도 세균의 온상이며, 고기가 제대로 냉장되지 않았을 때에도 세균이 생긴다. 슈퍼마켓의 분주한 도마도 세균의 거점이고, 아주 단순하게 생각하면 수주일이 걸리기도 하는 장거리 유통 과정에서도 세균은 쉽사리 번식한다. 그러니 이렇게 따지다 보면 유기농이거나 아니거나 별반 차이가 없는 경우가 많다. 옛날에는 지역의 푸줏간을 믿고 고기를 샀지만 이제 그들은 장사할 기반을 잃어버리고 있다.

어떤 이들은 가공 과정에서 방사선을 쬐므로 세균 걱정은 할 필요가 없다고 하지만 이것이 만능 해법은 아니다. 육류가 각 가정의 프라이팬에서 조리되기까지의 여정에는 항상 새롭게 세균에 감염될 우려가 도사리고 있기 때문이다.

식중독균을 없앨 수 있는 최선의 방책은 재료를 철저히 세척하고 제대로 조리하는 것이다. 그리고 다음으로는 지역에서 생산된 식품을 구매하는 것이다. 유통 과정이 짧으므로 아무래도 더 신선하고, 식탁에 오르기까지의 경로가 훨씬 줄어들기 때문이다. 유기농 식품을 산다고 해서 식중독균의 위험이 덜어지는 것이 아니라는 이야기다. 오히려 식중독균에 대한 이야기를 한다면 거름을 쓰는 유기농 과일이나 채소가 일반 재배 과일이나 채소에 비해 훨씬 감염의 위험이 크다는 사실을, 아직까지는 누구도 부인하지 못한다.

일반 농작에 반대하는 사람들은, 땅에 쏟아부어지는 엄청난 양의 화학 살충제와 화학 비료 때문에 이로운 곤충과 미생물들에게까지도 해를 끼친다고 말한다. 또 살충제는 종국엔 지하수로 스며들어가거나 곧장 배수구로 씻겨내려간다는 것이다. 이것은 사실이고, 그러기 때문에 문제가 될 수 있다. 그러나 반면에 유기농은 상대적으로 순한 농작임은 틀림없지만 잡초를 솎아내려면 밭을 엄청나게 갈아엎어야 한다. 그리고 그 일은 흙 속의 산소와 질소, 필수 원소를 격감시킨다. 또 유기농 경작지가 확대되자 손으로 잡초를 솎아내기가 불가능해지면서 나온 절충안이 프로판 화염기로 잡초를 태워없애는 것이었는데, 이는 유해한 배기가스를 내뿜는 부작용을 낳았다.

전체적으로 볼 때 유기농은 일반 농작보다 더 지속적으로 보이기는 한다. 그러나 아무도 일반 농작이 얼마나 지속적이지 않을 것인가에 대해서는 확신하지 못한다. 마찬가지로, 그 누구도 유기 농작이 기아와 해충의 피해 기간 동안 세계를 먹여살릴 수 있을지 확신할 수 없다. 미국에서 메뚜기 떼가 창궐했던 이야기를 마지막으로 들은 것이 언제였던가? 메뚜기 떼가 전 다코타 주의 수확을 게걸스럽게 먹어치운 것은 1867년의 며칠 동안에 일어난 일이었고, 수십 년 주기로 반복되었던 그 일은 화학 살충제 시대가 오면서 종말을 고했다.

유기농 식품을 사는 일에는 두 가지의 이점이 있다. 유기농 식품 도매상과 식료품점 주인들은 식품에 대해 나름의 소신이 있어서 이 사업을 시작한 경우가 많으므로, 가게에 조금 더 신선하고 몸에 좋은 상품을 두루 갖춰 놓으려 애쓰는 경향이 있다. 보통의 슈퍼마켓이 대체로 채소의 가짓수나 품질이 열악하고 저장이나 진열에 큰 신경을 쓰지 않는 데 비해 유기농 식품점은 신선, 청결, 다양성이라는 미덕을 지켜나감으로써 더 건강한 식품을 제공한다.

그러니 생수와 수돗물을 선택할 때와 마찬가지로 각각의 기호에 따라 선택하면 될 일이다. 유기농 슈퍼마켓을 지지하는 것은 음식에 대한 존중과 배려의 관념을 지지한다는 뜻이고, 유기농 식품을 구매하는 일은 살충제의 위험을 피하게 해주는 식품과 그것을 수확하는 사람들을 지지한다는 뜻이기도 하다.

어쩌면 1970년대의 그 매혹적이었던 유기농의 정의, 즉 땅에 이롭고 동물에게 이롭고 농부에게 이로운 것이라는 정의는, 엄격한 유기 농작에 상대되는 개념으로서의 지역 농작을 지지하는 것이라는 말도 상당히 설득력이 있다. 결국 해충과 잡초를 구제하기 위해 살충제와 제초제를 쓴다는 것만으로 지역의 농부들을 나쁘다고 밀어붙일 수는 없다는 것이다.

지역의 조그만 농장들은 그 지역의 환경에 가장 알맞은 작물을 재배한다. 그런데 사람들이 지지해 주지 않으면 부동산 개발업자들에게 땅을 팔 수밖에 없을 것이고, 그곳에는 무덤덤한 집이나 쇼핑몰이 들어서기가 십상일 것이다. 그러면 우리가 먹는 모든 식품은 캘리포니아 중앙의 계곡에서 자란 유기 농작으로 가득 채워질 것이다. 힘찬 강줄기의 흐름을 바꾸어 인공적으로 흘러넘치게 만든 사막에서 재배된 작물로 말이다.

사방이
물이로되 ... 생수 대 수돗물

생수는 수돗물보다 더 안전한가? 꼭 그렇지만은 않다. 시중의 생수 중 많은 것들이 수돗물을 받아 공장에서 몇 단계 거른 다음에 '빙하천(Glacier Spring)'이라든가 '아쿠아 익스펜시보' 등의 환상적인 이름을 붙인 것에 불과하다. 지금껏 수돗물은 시대를 막론하고 시(市)의 관리 체계에 의해 안전성을 유지해 왔다. 불소처리된 수돗물은 치아의 부식을 예방한다. 암이 구강감염과 관련되어 있다는 사실 때문에 수돗물의 안전성에 대한 인식은 확대되고 있는 추세다.

멕시코에 가면 물을 마시지 말라는 말을 흔히 들을 수 있는데 미국인들이 이 말을 여행에서 돌아와서도 깊이 새기는 바람에 미국 생수 시장의 규모는 1999년에 50억 달러에까지 이르렀다(전세계적으로는 350억 달러이다). 미국천연자원보호협회가 1999년에 발표한, 4년 동안의 음용수 조사 결과에 따르면 미국인들 대다수가 생수가 수돗물보다 더 위생적이라고 생각한다. 그다지 부유하지 않은 사람들도, 수돗물 공급 체계를 믿지 못하는 부자들이 생수를 사 마시니까 덩달아 사 마신다. 생수는 수돗물보다 250에서 1만 배 정도 더 비싸다. 대부분의 미국 가정에 넘칠 만큼 공급되는 수돗물은 4리터 당 1센트에도 훨씬 못 미칠 만큼 값싸다. 그저 팬시하기만 한 프리미엄 생수에 그만큼 돈을 들일 가치가 과연 있을까? '내 마음이야'라고 한다면 대답은 '그런가'이다. 그러나 건강 때문이라고 한다면 그건 '아니올시다'이다.

술꾼으로 더 유명한 코미디언 W. C. 필즈는 절대로 물을 마시지 않는다고 하는데, 그 이유가 "물고기가 그 속에다 오줌을 싸기 때문"이란다. 어떤 음용수도 완벽하게 깨끗하지는 않다. 모든 물에는 다양한 함량의 미네랄과 금속물질이 들어 있다. 미국환경보호국에 의해 통제되는 미국의 수돗물은 호수와 저수지에서 끌어온 지표수이거나 농촌 지역의 지하수이다. 이것들을 모아서 살균처리하고(주로 염소로), 비소나 납 같은 유해한 오염물질들을 일정한 순도로 걸러낸다.

100만 개, 10억 개, 1조 개의 물 분자에 하나꼴로 포함되는 각 오염물질의 함량으로 순도를 측정하며, 모든 오염물질을 완벽히 제거하지는 않는다. 그렇게 하려면 비용이 너무 많이 들거니와 일정 수준 이상의 순도를 유지한다고 해도 물의 안전성이나 건강상의 문제에 더 이상 도움이 되지 않기 때문이다. 오염물질의 종류를 막론하고 무조건 물 분자 1조 개 당 하나꼴만 고집하려면 수백만 달러의 비용이 추가로 지출되는데, 그 돈을 학교나 경찰로 돌리면 좋지 않겠느냐는 소리가 당연히 나올 수밖에 없다.

생수는 식품의 하나로 취급되어 미국식품의약국에서 별도 기준으로 감독한다. 그 결과 일부 생수는 미국환경보호국 허용 수치를 넘어, 오히려 수돗물보다 더 많은 세균과 금속물질을 지니게 되었다. 1990년에 일어났던, 벤젠 함량의 기준 초과 때문에 일어난 1억 3,000만 달러어치의 페리에 광천수 리콜 사건을 기억하는가(그 누구도 시도하지 못한 대대적인 리콜이었고, 좋은 PR이 되었던)? 그러나 건강상의 이유로 생수를 사는 어리석음을 비난하기 전에 우선 수돗물의 부정적인 측면을 꼼꼼히 짚어볼 필요가 있다.

대도시들은 안전한 음용수를 공급하는 좋은 일을 대개는 차질 없이 진행하고 있지만 최근 들어 몇 가지 실수가 발견되고 있다. 미국의 수도인 워싱턴 D.C.에서 심각한 수돗물 문제가 발생한 것이 그 예이다. 1996년에 미육군공병단은 이 지역 전체의 수돗물 공급 체계에서 기준치가 넘는 세균 수치를 발견했다. 시당국에서는 염소 투여량을 늘림으로써 세균을 박멸하겠다고 응답했다. 그러나 염소는 세균을 제거하는 데는 효과적이지만 수돗물의 맛을 떨어뜨리며 다른 분자와 결합하여 발암물질을 생성하기도 한다는 것이 이 사건과 관련하여 나중에 밝혀졌다. 이후로도 지나친 세균 수치는 이따금씩 워싱턴 D.C.의 수도 공급 체계 속으로 슬금슬금 기어들어오곤 한다.

건강한 사람들은 크립토스포리디움과 지아르디아 등의 이름을 가진 조그만 벌레들을 충분히 이겨낼 수 있다. 그러나 아이들, 나이 지긋한 이들, 면역력이 약한 사람들은 그렇지 못하다. 이 사람들에게 세균은 심한 복통과 설사를 일으키기도 하며, 심하면 죽음에까지 이르게 한다. 크립토스포리디움은 밀워키, 위스콘신에서 창궐하여 1993년 100명이 넘는 사람의 목숨을 앗아갔고, 40만 명에게 병증을 일으켰다. 당시 이 세균은 십중팔구 밀워키의 수도원 근처 개울에서 방목하는 소의 오물에서 온 것이었다. 수도 정화 시스템이 호수 속의 산업 오염물질(호수 속의 물고기들을 죽이는 종류들)을 걸러내면서 미처 크립토스포리디움을 고려하지 못했기 때문이다. 정말로 비극이었다.

수돗물의 염소는 물맛을 망치는 데 결정적 역할을 한다. 그러나 대다수의 미국인들은 맛 테스트에서 생수와 수돗물을 구별해 내지 못한다. 그저 예쁘게 생긴 병을 고르고, 병이 예쁠수록 물맛도 좋다고 생각한다. 즉 심리적인 부분이 크다는 것이다. 대부분의 지자체들은 염소가 매우 긍정적인 거래조건이 된다는 걸 알고 있다. 염소는 자칫하면 심각한 질병과 많은 죽음을 몰고 올 수 있는 세균을 죽여준다. 이것으로 공중의 위생이 담보된다. 염소는 수백만 명의 사람들을 위한 만성적 수질오염의 총괄적인 해결 방안인 것이다.

생수는 해결 방안이 아니다. 모든 사람에게 생수를 공급할 수는 없기 때문이다. 결국 염소로 물을 소독하는 것의 이점은 전체적으로 볼 때 염소가 암을 유발할 수 있다는 미미한 위험쯤은 압도할 수 있다는 것이다. 염소의 부산물인 클로로포름과 같은 트리할로메탄 물질들이 높은 수치일 때에 한해 암의 원인이 '될 수 있으며', 그것도 몇몇 사람들에게만 장기적인 암을 일으킬 수 있기 때문이다. 트리할로메탄은 염소가 물속에 있는 유기적인 분자들과 반응할 때 형성된다. 어느 정도를 트리할로메탄의 양이 지나치다고 할 수 있을까?

일례로 캘리포니아에서는 물 분자 10억 개 당 10개를 트리할로메탄의 최대 허용 함량으로 정하고 있다(일부 생수에서 초과하고 있는 정도의 수치이다). 그런데 희한한 것은 트리할로메탄에 노출되는 일이 차가운 물을 마시는 일보다 더운물 샤워에서 비롯된다는 점이다. 즉 숨쉴 때 들이마신다는 뜻이다. 몇몇 지자체에서는 오존처리와 같이 매우 효과적인 염소 소독에 대한 대안을 찾고 있으며 그것이 안전하다고 말한다. 믿거나 말거나.

수영장은 음용수보다 염소 함량이 훨씬 많은데도 그 일은 크게 신경들을 쓰지 않는다. 일단 수영장 물에서 염소 냄새가 나면 호흡을 통해 몸 안으로 들어온다고 생각하면 된다. 수영장 물에 비교해 보면 수돗물 속에 든 염소 함량은 아주 미미할 정도이다. 따라서 페리에 광천수나 아쿠아 익스펜시보 병을 들고 수영장 근처를 어슬렁거리는 수영객들은 십중팔구 폼생폼사로 그 생수를 마시는 거라고 생각하면 된다. 그러니 만약 음용수 속의 염소가 암의 원인이라고 해도, 지금껏 어느 연구에서도 통계적으로 의미 있는 위험 수치가 나온 적이 없으므로 그 정도는 극히 미미하다고 할 수 있다.

또한 음용되는 수돗물의 양은 상대적으로 엄청나다. 그래서 더욱 더 염소가 전혀 없는 물은 치명적일 수 있다. 세계보건기구(WHO)에서는 오염된 물이 원인이 되어 목숨을 잃는 어린이들이 전세계적으로 하루 평균 2만 5,000명에 달한다고 추산한다. 알맞은 염소처리와 위생상태의 개선만이 이를 막을 수 있다. 페루에서는 수질 관리의 와해와 염소처리의 미비함 때문에 10년 동안이나 콜레라가 창궐했으며 이것이 이웃 나라로까지 번져 1990년대에만 1만 5,000명의 인명을 앗아갔다.

다음, 수돗물의 문젯거리로 지적되는 것이 납이다. 정수 과정을 거친 물이라고 해도 도시 전체로 공급되는 동안 오래된 주택의 낡은 파이프에서 납에 오염될 수 있다. 그래서 요즘 새로 짓는 주택에서는 납이 함유되지 않은 파이프 자재를 쓴다고 하는데, 납땜은 어떻게 없앨 작정인지? 물론 납의 독소는 아이들에게 학습장애를 일으킬 수 있다. 그러나 여러분과 여러분의 부모 세대가 납 페인트와 납 가솔린의 세상에서 자랐다는 사실을 상기해 보기 바란다. 게다가 수돗물 속의 납이 학습장애를 일으킨다면 매일 다량의 납에 노출되는 대다수 미국인들은 바보가 되어 있어야 할 것 아닌가.

어쨌든 파이프와 납땜으로부터 — 더운물에서는 더욱 — 흘러나온 납의 섭취를 줄이려면 마시거나 조리에 쓸 물을 찬물로 받으면 된다. 문제는 아직도 우물물을 마시는 일부 시골 사람들이다. 담당 관청에서는 세균, 중금속, 살충제나 심지어 가솔린 시험도 해보지 않는다.

자기 인생은 자기가 알아서 하라는 식이다. 다행히도 가정용 시험 세트와 필터 기구들이 있으니 사서라도 해볼 일이다.

미국환경보호국의 수장이 크리스틴 화이트먼(Christine Whitman)이었던 2001년, 연일 비소에 대한 뉴스가 대서특필된 일이 있었다. 음용수의 비소 함량을 10ppb(10억 물 분자 당 10개)로 낮추겠다는 계획의 폐기를 고려한다고 발표했기 때문이다. 비소가 방광 및 폐암을 유발할 수 있다는 우려가 커지고 있었음에도 불구하고 수십 년 동안 비소 함량을 50ppb로 고집해 왔었다. 그러던 차에 미국과학학회에서 10ppb도 안전한 수치가 아니라는 요지의 보고서를 2001년 9월에 내놓았고, 광산업의 부산물로 비소가 생겨나는 광산촌을 필두로 대다수의 도시에서는 일제히 10ppb 이하로 비소 함량을 낮추는 일에 열을 올렸다. 덕분에 비소가 이슈로 떠올랐지만 이 사건이 대다수의 미국인들을 생수로 돌아서게 한 이유는 아니다.

실제로는 생수가 납이나 비소, 세균 문제에서 더 안전하다는 장담은 아무도 하지 못한다. 오히려 생수 관련법에서는 일정 수준의 대장균 수치를 허용해 주고 있는 반면 수돗물에서는 이런 종류의 오염에 대해 철저히 제로 수준을 요구한다. 1999년에 미국천연자원보호협회에서 시중의 생수를 수거해 시험한 결과를 보면, 대부분은 고품질을 유지하고 있었지만 3분의 1에 해당하는 브랜드에서 합성유기화학물질과 세균, 비소가 검출되었으며, 그 함량 또한 해당 주의 허용 수치 및 생수업계의 지침을 모두 초과하는 수준이었다.

또 오하이오 주 클리블랜드에 있는 케이스웨스턴리버스 치과대학에서 2000년에 조사한 자료에서도 4분의 1 내지 3분의 1에 해당하는 생수 브랜드에서 비슷한 결과치가 나왔다. 57병 중 15병에서 허용 기준치의 10에서 1,000배에 이르는 세균이 검출되었던 것이다. 생수업계에서는 그래도 자신들의 제품에는 염소나 유해한 원소들은 들어 있지 않다고 변명하겠지만 그 역시 틀린 말이다.

생수란 게 무엇일까? 국제생수협회(The International Bottled Water)에서는 미국에서 판매되는 전체 생수의 25~40퍼센트가 수돗물을 원료로 하고 있다고 추산한다. 말하자면 각 가정의 수도꼭지에서 나오는 물과 똑같은 것을 그저 다른 방법으로 거른 것에 불과하다는 말이다. 그래서 라벨에 '거른 물(filtered water)'이나 '정수(purified water)'라는 표현을 쓰는 것이다. 펩시코 사의 아쿠아피나가 대표적인 예이며 코카콜라도 마찬가지다. 그러면서 병의 라벨에는 정수처리장 모습이 아닌 아름다운 산의 그림을 집어넣는다. 때로는 이런 과장이 애교 수준을 넘어설 때도 있다. 알래스카 생수는 "알래스카의 프리미엄 빙하 음용수 – 지구 최후의 청정지역에서 온 순수한 빙하수, 세균으로부터 안전합니다"라고까지 써붙였다. 미국식품의약국에서는 이 물이 수돗물로 만들었다는 내용으로 바꾸도록 조치했다.

수돗물 외의 생수들을 살펴보자. 샘물은 폴란드스프링 등의 용천수를 병에 담은 것이다. 우물물은 대수층(帶水層, 지하수를 간직한 다공질 삼투성 지층 – 옮긴이)의 물을 끌어올린 것이며, 증류수는 순수한 H_2O로서 아무런 영양학적 가치를 지니고 있지 않은 물을 말한다. 이에 비해 미네랄워터, 즉 광천수는 최소 250ppm의 광물질이 용해되어 있는 샘물이나 우물물을 가리키는 말이다. 제일 재미있는 것은 스파클링워터, 즉 소다수다. 소다수는 천연의 탄산가스(거품이 부글거리게 하는 그 성분)를 함유한 물을 가리키는데, 이 이산화탄소를 정수 과정에서 제거시켰다가 다시 똑같은 양만큼 첨가하여 만든다.

이 모든 유형의 생수들은 염소를 덜 함유하고 있다는 사실 한 가지만 보면 수돗물보다 더 안전하다고 할 수 있겠으나 여전히 안전하다는 보장은 할 수 없다. 페리에 광천수는 텍사스와 뉴저지 등 프랑스 이외의 여러 지역에서도 물을 확보하는데, 1990년에 이 회사의 멋진 초록색 병에 담긴 물에서 벤젠이 발견되었다. 벤젠은 알다시피 암을 유발하는 화학물질이 아닌가. 사람들은 난리를 쳤지만 사실 페리에 광천수에서 검출된 벤젠 함량은 치명적이기는커녕 암 근처에도 가지 않았다. 만약 이 생수를 마셔서 암에 걸릴 만큼 위험해지려면 적어도 하루에 200병쯤은 마셔야 한다. 그러려면 당시 한 병에 2달러 하던 이 생수의 비싼 값 때문에 먼저 가난에 찌들려 죽기가 십상일 것이었다. 그럼에도 불구하고 페리에 측은 리콜을 단행했고, 미국인들 사이에서는 생수의 무결함에 대한 의문이 새록새록 솟아났다. 적어도 몇 달 정도는.

  시대가 바뀌어 생수산업은, 사람들이 수도 공급 체계를 부적격하고 노후되었으며 위험하다고 여기는 두려움에 편승하여 기세를 떨치기 시작했다. 사람들의 두려움은 주로 수돗물에서 납이나 세균이 검출되었다는 보고서에서 비롯되었다. 보고서 자체는 과장되었거나 잘못된 것이 아니지만 그 자료를 해석하는 과정에서 전국의 모든 수돗물이 일 년 내내 위험하다는 잘못된 인식이 자라났다.

  생수는 수돗물을 대체할 수 있는 괜찮은 음용수이며, 특히 세균이 창궐한 기간에는 그 쓰임이 대단히 돋보이기도 한다. 세균이 창궐한 때에는 정수처리장 자체가 세균 감염의 온상이 되기 쉽기 때문이다. 게다가 한 병당 1.5달러라는 가격도 나쁘지 않아서, 생수 맛을 선호하는 사람들에게는 모든 것이 괜찮은 조건이다. 사실 건강에 관련된 문제와는 별개로 기호의 문제를 두고 왈가왈부하기란 힘든 일이니까(이 와중에 흥미롭게도 휴스턴에서는 추가 필터링 없이 수돗물을 그대로 병에 담아 슈퍼마켓에서 팔기로 했는데, 소비자들의 반응이 궁금해진다).

생수에 들어 있지 않은 것 중 또 하나가 치아 부식을 방지하기 위해 수돗물에 첨가하는 불소이다. 불소 함유라는 말은 언뜻 괴상하게 들리겠지만 그 효과는 꽤 크다. 수돗물에 불소가 함유되지 않은 곳의 주민들에게서 치아 부식이 상대적으로 심각하게 나타났다는 보고도 꽤 많다. 여러 보건당국에서는 수돗물의 불소처리를 페니실린과 백신에 버금가는 20세기 공중보건의 빛나는 성과 중 하나라고 말하기도 한다.

건강한 치아를 갖는 것은 단순히 미용상의 목적이나 초콜릿 바로 이를 닦은 것처럼 치아가 검어 보이는 일부 영국인들의 코를 납작하게 해주기 위한(16세기 엘리자베스 여왕이 단 것을 좋아하여 치아가 검었다는 일화에서 유래되어 영국인들의 부실한 치아 관리를 꼬집는 말 – 옮긴이) 것과는 거리가 멀다. 치아와 잇몸의 부식은 암의 일종이며 면역체계의 일반적 감퇴양상인 궤양의 원인이 된다. 그러므로 특히 어린아이들에게는 불소를 투여해 줄 필요가 있으며, 물에서 섭취하지 못할 때는 별도로 불소 정제나 치약을 통해 공급해 주는 것이 좋다.

사실 예쁘장한 병에 담긴 생수의 원가는 몇 페니 정도밖에 되지 않는다. 미국천연자원보호협회의 자료에 따르면 소비자가 치르는 비용의 90퍼센트 이상이 병 값, 포장 값, 선적 비용, 마케팅 비용, 소매점의 이윤 등이라고 한다.

알약 하나면 만사 오케이? ··· 항산화제를 갑론을박하다

　선과 악의 대결만큼 지독히 간단한 시나리오도 없다. 악당 화학물질이 건들거리며 등장해서는 거리의 펑크족처럼 거슬리는 인체 주변의 유리기(遊離基, 전자쌍을 구성하고 있지 않은 전자를 가진 원자단 – 옮긴이)들을 불러모은다. 그들은 세포벽을 때려부수고 무고한 DNA 분자들을 핍박함으로써 중년과 노년의 인간들에게 암과 각종 질병의 원인을 제공한다. 그들의 명백한 무법행위는 저 대단한 항산화제가 비타민 제제를 동반하고 질풍처럼 내리덮치지 않는 한은 아무런 제약 없이 계속될 것이다. 그리하여 항산화제는 서슬 푸른 전자의 유리기를 누그러뜨리며, 그리고 그것들을 점잖은 분자 시민들로 변환시키는 장면을 연출한다.
　적어도 이론상으로는 그렇다. 그러나 사람의 몸은 할리우드의 B급 스크립트에 좌지우지되는 무엇은 아니지 않을까? 유리기는 나쁜 만큼 좋은 면도 지니고 있으며, 반면 지나친 항산화제는 몸을 괴롭히기도 하니까 말이다. 비타민 C와 E, 비타민 A의 종류인 베타카로틴, 셀레늄 등이 모두 항산화제이다. 그 동안은 이런 것들이 무슨 마법의 알약으로 증명이라도 된 듯 필요 이상으로 많이 먹도록 강요받아 온 것이 사실이다. 그러나 항산화제는 마법의 알약이 아니다. 여기에는 좀 복잡한 이야기가 들어 있다.

항산화제가 산화라고 하는 일련의 과정을 정지시킴으로써 인체에 녹 방지제와 같은 역할을 해온 것은 사실이다. 한때 혈관 벽을 구성했던 몸의 주요한 분자들은 전자를 상실하고는 산화되는데, 일단 산화되고 나면 고정되지 못하고 쉽게 떨어져나가게 된다. 바로 혐의가 없는 피고인, 유리기가 되는 것이다. 유리기는 반응에 매우 민감한 분자이거나 전자와 짝을 이루지 못한 외톨이 원자들이다. 이것들은 처음 맞닥뜨리는 것들에게서 전자를 훔치기 시작하는데, 주로 세포벽이나 DNA에 속해 있는 전자들이 대상물이 된다. 유리기에 전자를 빼앗긴 세포들은 정상적인 작용을 할 수가 없으며, 이어서 질병이 자리잡기 시작한다. 유리기가 과도하게 많아지면 심장혈관질환, 알츠하이머병, 파킨슨씨병, 암 등이 발병한다. 결국 노화라는 것은 유리기에 의한 손상의 점진적인 축적인 것이다.

그러나 유리기는 삶에 꼭 필요한 존재이기도 하다. 인체가 공기나 음식물을 화학적인 에너지로 변환시키는 능력은 유리기의 연쇄반응에 달려 있다. 유리기는 또한 면역체계의 필수적인 요소이기도 해서 체액 속을 떠다니다가 외부 침입자를 공격하는 역할을 한다. 과산화수소가 바로 유리기의 대표적인 예로, 사람의 혈액에도 세균을 막아주는 극소량의 과산화수소가 함유되어 있다. 사실은 유리기가 없이는 누구도 세균과 싸울 수 없다.

유리기의 생성은 호흡의 자연적인 부산물이다. 그것을 피할 수는 없다. 세포 내의 공장 역할을 하는 미토콘드리아는 산소인 O_2를 사용하여 에너지를 만들어낸다. 이때 O_2는 이산화탄소(CO_2)로 변환되는

데, 가끔은 O_2의 사촌쯤 되며 이름이 초산화기(超酸化基)인 다른 물질로 변하기도 한다. 이것이야말로 O_2에서 전자가 빠진 유리기다. 초산화물은 과산화수소와 더불어 가장 흔한 유리기다. 항산화제는 여러 단계를 거치기는 하지만, 유리기에 반응하여 그것들을 온건한 분자인 물과 산소로 변환시켜 놓는다.

이제 두 활동 사이의 조화를 꾀하는 '밸런싱 액트(balancing act)'가 급선무이다. 몸은 과도한 유리기의 생성을 피하고 싶어하지만 유리기를 전부 쓸어버리고자 하지는 않는다. 과일과 채소, 견과류와 얼마간의 육류가 골고루 든 식단은 항산화제를 먹지 않는 대다수의 사람들에게 이 줄타기 곡예와 같은 밸런스를 충분히 공급한다. 의사들 대부분은 현대의 미국인들 중에서 비타민 C나 베타카로틴 등의 항산화제를 섭취해야 할 정도로 별도의 뒷받침이 필요한 이는 몇 안된다는 것에 동의한다. 비타민 E의 가치에 대해서는 여전히 띄워주는 분위기가 남아 있지만 그 역시 그다지 좋아 보이지는 않는다. 그 이야기는 나중에 좀더 하기로 하자.

미국심장협회에 따르면 전 인구의 30퍼센트 이상이 이런 비타민들을 보조식품의 형태로 복용한다고 한다. 항산화제는 10억 달러 규모의 사업이다. 미국인들은 이번 세기 동안 300억 달러가 넘는 돈을 건강보조식품을 사는 데 썼으며, 그 중 20억 달러 정도가 비타민 E와 C, 베타카로틴, 셀레늄의 구매에 쓰였다고 『뉴트리션 비즈니스 저널(Nutrition Business Journal)』이 발표했다. 이것들이 암에 대항하고, 노화를 늦추며, 심장마비를 예방한다고 믿기 때문이다. 얼핏 보면 이루어진 연구마다 모두 이점만 열거하는 것 같다. 그러나 사실은 그렇지 않은 연구도 있다.

물론 그간의 연구들에서는 항산화제들이 나쁠 수 있다는 사실에 대한 언급이 너무나 적었다. 1983년에 영국의 의학 잡지 『랜싯』에 실린 한 연구에서는 셀레늄 수치가 낮은 사람들이 정상 수치의 사람들에 비해 암에 걸릴 확률이 두 배나 높다고 발표했고, 1986년에 『뉴잉글랜드 저널 오브 메디신』에 실린 또다른 연구에서는 일부 폐암 환자들에게서 셀레늄을 투여한 그룹에 비해 베타카로틴의 결핍이 네 배 정도 많게 나타났다고 발표했다.

1989년에는 네덜란드의 한 연구에서 낮은 셀레늄 수치가 심장마비의 위험을 증가시킨다고 보고되었다. 게다가 하버드 소속 내과의사 건강 연구 — 15년 동안 5만 명의 건강 전문가들의 생활방식을 조사하여 기록한 전력이 있는 — 에서는 비타민 E가 풍부한 식사(견과류, 식물의 종자, 콩류)를 한 이들이 비타민 E 함유가 낮은 식사를 한 이들에 비해 심장질환의 발병이 반 정도밖에 되지 않았다고 발표하여 이런 견해에 못을 박다시피 했다. 그러나 식이요법이 줄 수 있는 정도를 뛰어넘는, 항산화제의 수치를 높이는 일의 이점은 이때까지만 해도 눈으로 보듯 제시해 주기가 조금은 더 어려운 것이 사실이었다.

처음에는 항산화제를 넉넉히 섭취하는 것이 상당히 고무적인 결과를 보였다. 피부암을 지닌 환자들에게 매일 셀레늄을 주었더니 그렇지 않은 환자들보다 사망률이 반으로 줄었다는 연구 결과가 1996년 『미국의학협회지(JAMA)』에 보고되었던 것도 그 예이다. 이 연구는 과학의 긍정적인 면을 강조하면서 1,300명이 넘는 환자를 동원하여 동시다발적으로, 무작위로, 장소를 통제해 가며 이루어진 것이었다.

작성자에 따르면 그 결과는 너무도 드라마틱했다. 이들은 모든 환자가 셀레늄의 효과를 보았다고 생각한 6년 후 연구를 중지했다. 다른 연구에서도 마찬가지였다. 비타민 E가 전립선암의 위험을 줄이고, 알츠하이머의 전조를 늦춰주며, 백내장과 관상동맥질환의 진행을 더디게 한다는 것, 또한 비타민 C는 간접적으로 실명과 신부전을 막아주고, 당뇨로 인한 사지 절단을 미연에 방지해 준다는 것, 그리고 여분의 셀레늄은 전립선과 결장, 폐암의 위험을 줄여준다는 것 등의 연구들이다.

그런데 이어진 수년간의 연구에서는 상당히 중립적이며 심지어 부정적이기까지 한 항산화 건강보조식품에 관한 보고서들이 나타났다. 1994년에 『뉴잉글랜드 저널 오브 메디신』에 보고된 한 연구에서는 담배를 피우는 핀란드 남자들의 18퍼센트에서 베타카로틴 제제를 먹은 후 폐암 발병률이 늘어났다고 했으며, 1997년 『랜싯』지에서는 거의 2,000명에 이르는 남자들을 대상으로 최초의 심장발작 이후 비타민 E나 베타카로틴을 섭취하게 한 후의 연구 보고서를 실었는데, 베타카로틴 그룹에서 심장질환으로 사망하는 비율이 높다는 의미심장한 결과를 내놓았다. 또 이 연구에서는 비타민 E 그룹에서도 플라세보(유효성분이 없는 위약僞藥을 가리킴 - 옮긴이) 그룹에 비해 사망률이 높은 경향을 보였다고 발표했다.

이외의 연구에서도 비타민 C와 E, 베타카로틴 등이 결장 및 직장암을 막아준다는 증거가 없으며, 이 '빅 3' 제제가 혈관성형수술 이후에 관상동맥이 다시 경화되는 것을 막아준다는 증거 또한 없다고 했다. 게다가 12년에 걸쳐 2만 2,000명의 내과 의사들을 대상으로 조사한 결과에서도 베타카로틴이 암이나 심장질환을 예방해 주는 증거는 발견되지 않았다. 6만 명의 간호사들을 상대로 한 조사에서도 여분의 셀레늄이 암을 막아주는 증거는 없으며, 심지어는 베타카로틴을 복용하는 흡연자들에게서 폐암 발병률이 28퍼센트나 높다는 보고도 나왔다. 이 연구들은 1994년에서 1997년 사이에 『뉴잉글랜드 저널 오브 메디신』에 게재된 것들이다.

비판이 분분했다. 베타카로틴의 역작용을 보여주는 핀란드 남자들에 관한 연구에서 이들 남자들이 초기 단계에서 이미 암에 걸렸을 수 있다는 사실을 배제하지 않았다고 항산화제 옹호론자들은 주장했다. 반면에 비타민 E가 심장질환을 예방한다고 한 것은 운동 같은 생활습관 요소를 고려하지 않은 것이었다고 항산화제 반대론자들은 주장했다.

다른 연구에 대해서도 이 같은 의견 대립은 똑같이 나타났다. 어느 쪽이든 이 모든 연구들이 우연히 그 상황에 딱 맞아떨어졌을 가능성도 배제할 수 없다. 사실상 핵심은 삶의 여정에서 제각기 다른 순간에 어떤 유형의 항산화제와 또 어떤 유형의 유리기 사이에 얽히고설킨 유대관계가 이루어졌다는 것을 우리가 이해하지 못했기 때문일 수 있다는 이야기다. 항산화제라는 것을 한 가지로 뭉뚱그려 얘기하는 것도 무리다. 그것들 제각기는 모두 다른 퍼텐셜(potential, 사전적 의미로는 어떤 일이 일어나게 할 수 있는 잠재력. 물리학에서는 전위 또는 위치에너지를 가리키는 경우가 많다 - 옮긴이)을 지니고 있기 때문이다. 과학자들은 이 퍼텐셜의 지도를 그리기 위해 꽤 오랫동안 노력해 왔다. 물론 항산화제와 유리기의 복잡다단한 소통의 기술을 파헤치는 것은 마치 바벨탑 때문에 생겨난 숱한 언어를 번역하려 덤비는 것처럼 무모한 일일 수 있었다.

그러나 한스 아돌프 크렙스(Hans Adolf Krebs) 경 같은 이는 1953년에 유리기 의존성 구연산 회로 내지 크렙스 회로 — 인체가 에너지를 만들어내는 기본 방식 — 를 규명하여 노벨상을 수상했고, 이어 1956년에 데넘 허먼(Denham Harman)이 유리기가 질병의 원인이 되며 항산화제가 이를 막을 수 있다고 처음으로 주장하고 나섰다. 뒤이어는 캘리포니아 주립대학과 버클리에서 같은 요지의 이야기가 나왔다.

허먼은 네브라스카 주립대학의 명예교수로서 지금도 여전히 하루도 거르지 않고 연구실에 나가 새로운 항산화제 연구에 심혈을 기울이고 있다. 여든살이 넘어선 그는 건강을 위해 매일 항산화제를 섭취하며, 유리기 연구가 먼 길을 걸어 괄목한 만한 성과를 이루었다고 술회한다. 실제로 사람들은 그의 연구 초기 10년 동안 무시 아니면 비아냥거리기를 일삼았다. 마치 비트제너레이션의 급진주의자(radicals)들이 음악과 문학에서만 자신들의 표지(標識)를 만들었던 것처럼, '화학적' 유리기(free radicals)들은 연구의 심각한 그늘 속에 머물러 있었던 것이다.

1960년대 후반이 되자 허먼은, 항산화제 투여나 식이 조절에 의한 유리기 반응의 억제가 실험동물의 평균수명을 연장할 수 있다는 사실에 대한 충분한 자료를 확보했다고 발표했다. 그리고 1972년에는 최대치의 수명 연장이, 유리기가 미토콘드리아를 손상시키는 비율에 따라 결정된다는 증거를 지니고 있다고 말했다.

자연스럽게, 1970년대에는 유리기 이론이 과학자들 사이에서 꽤 관심을 끌었으며, 유리기 소탕작전에 동원되는 제각기 다른 퍼텐셜의 다양한 항산화제를 실험하였다. 화학적으로 가장 효과적으로 알려진 항산화제의 하나는 페닐부틸니트론 또는 PBN이라고 하는 것으로, 어느 유명한 실험에서 늙은 실험쥐에게 PBN을 투여하자 갑자기 젊은 쥐처럼 미로를 통과해 달려갈 수 있게 되면서부터 널리 알려지게 되었다. 젊은 쥐에게도 PBN이 투여되었으나 미로 퍼포먼스라 할 만한 일은 일어나지 않았고, 늙은 쥐의 경우도 PBN 투여를 끊었더니 다시 기운이 없어져 미로 속에서 길을 잃고 말았다. 당시에는 아무도 그 이유를 알지 못했다. 게다가 불행히도 이 결과는 다시는 재현되지 않았다. 이런 식으로 재미있는 결과들이 기록되었지만 과학자들은 그것들을 재현하느라 힘든 시간을 보내거나 심지어 자신들이 발견한 긍정적인 결과를 설명하느라 진땀을 흘려야 했다.

싱가포르 국립대학의 배리 할리웰(Barry Halliwell)은 2000년, 『랜싯』지에 '항산화제의 패러독스'라는 짧은 글을 썼다. 할리웰은 항산화제를 풍부하게 함유한 식이가 건강에 긍정적인 효과를 미치는 것처럼 보이는데도 불구하고 항산화 제제의 상용이 때로 역작용을 불러일으키기도 하여 막상 어떤 결과를 가져올지 예측할 수 없다는 사실을 개탄했다.

만약 화학적 성질이 모두 똑같다면(유리기를 중성분자로 바꿔주는 것을 말함), 왜 항산화제가 각기 다른 효과를 발휘하는 것일까? 그것도 인체의 다른 부위에서 다른 시간대에? 어쩌면 몸 안에서는 완전히 다른 몇 가지의 메커니즘이 작용하는 것이 아닐까? 예컨대 여분의 항산화제가 친산화성 물질로 바뀌어 유리기 생산에 연료를 주입하는 역할을 할 수도 있고, 황산화제의 성분 자체가 가장 필요로 하는 장소에 도달하지 못해 아무런 역할을 하지 못할 수도 있을 것이다. 아니면 항산화제란 궁극적으로 우리가 섭취하는 음식물 속의 저 대단한 화학성분이 아닐 수도 있을 것이다.

과연 항산화제가 사람들을 북돋울 수 있을까? 연구에 따르면 비타민 C를 매일 섭취하도록 권고받은 이들 중 섭취하지 않은 사람들에게서 DNA의 유리기 손상이 증가했다고 한다. 그러나 역설적이게도 비타민 C를 다량 섭취한 이들에게서도 마찬가지로 DNA 손상이 늘어났다. 할리웰은 이런 현상을 비타민 C가 이미 손상되기 시작한 세포를 악화시키는 작용을 하는 것으로 분석했다.

즉 일부 금속화합물은 세포 내에서 유리기 손상의 결과로 방출되지만, 산소나 수소 원자를 잃어버린 환원 상태에서는 그 자체가 더 심한 유리기 손상의 촉매 역할을 하며, 이런 환경에서는 항산화제가 오히려 친산화성 물질로 변해버리는 것이다. 이는 발암물질로 악명높은 살충제와 제초제에 노출시킨 동물실험에서 나타난 결과와도 같다. 노출시키기 전에 비타민 C를 투여한 동물들에게서는 암에 대한 저항력이 다소 나타났으며, 노출 뒤에 비타민 C를 투여한 — 약물의 형태로 — 동물들은 운명을 다했다. 항산화제는 제초제에 의한 손상을 악화시켜 암을 더 많이 발생시키는 작용을 했다. 미국암학회는 암 환자들에게 이런 작용을 감안하여 스스로 항산화제를 제어할 것을 권고하고 있다.

즉 항산화제를 잘못된 시기에 투여하는 것은 흉기를 든 나쁜 사람에게 먹을 것을 제공하고 자손을 늘릴 수 있도록 도와주는 것과 마찬가지의 일이다. 똑같은 항산화제라도 때에 따라 정상 세포를 도와주기도 하지만 동시에 암세포에게 더 큰 도움을 줄 수도 있다는 것이다. 문제는 항산화제가 어느 시기에 유효한지를 알 도리가 없다는 데 있다. 대부분의 유리기 피해는 미토콘드리아에서 일어난다. 미토콘드리아의 에너지 생성 과정은 전자전달계(respiratory chain, 미토콘드리아의 호흡작용 – 옮긴이)를 따라 이루어지며, 유리기의 유효성에 의해 좌우된다. 또한 그 과정에서 여분의 유리기가 생성된다.

미토콘드리아는 서른 가지의 유전자를 지닌 DNA로 이루어진 조그만 순환계이다. 세포의 핵에 있는 이중나선 구조의 DNA로부터 분리된 것이다. mtDNA라고 하는 미토콘드리아 DNA는 종종 유리기의 첫 번째 공격 지점이 된다. mtDNA가 손상을 입으면 단백질(분자 전달 물질)을 생성하는 자신의 임무를 수행하지 못하게 되며, 인체의 일상적 유지에 타격을 주게 된다. 이것이 마법의 알약이 필요한 순간이다. 미토콘드리아 내부로 스며들어 손상의 주범인 유리기를 일소해 버리고, 얽히고설킨 전자전달계를 정화하는 키를 잡아주는 마법의 알약!

그런데 미토콘드리아는 매우 견고한 요새이다. 튼튼한 외벽과 모텔을 연상케 하는 내부 방책, 그리고 구불구불한 내벽이 소중한 내용물들을 몇 겹으로 에워싸 보호한다. 단백질은 나가버리고, 항산화제는 자리잡는 데 꽤나 애를 먹는다. 그러니 항산화제의 대량 투입이라고 하는 무지막지한 방법이 미토콘드리아로 들어가는 길이라고 확신할 수가 없다. 어쩌면 우리 몸에는 좀더 부드러운 다른 진입로가 있을지도 모른다.

100살을 넘겨서 사는 백세인들은 유리기에 의한 미토콘드리아 손상을 물리칠 수 있는 모종의 내부적 메커니즘을 지닌 유전자를 물려받았을 것으로 여겨지기도 한다. 그것이 질병을 저지하고 노화를 지연시키는 그들의 힘일지도 모른다. 실제로, 자원한 백세인들을 대상으로 미토콘드리아 내에 있는 이 유전자를 찾는 연구도 몇 군데서 진행되고 있다. 그 중 두 건의 연구에서 유리기에 의한 손상을 최소화하고 더 오래 살 수 있게 하는 유전적 가설이 논증되었다. 한 건은 일본인들을, 또 한 건은 프랑스 백세인들을 대상으로 했는데, 이들 연구에서 미토콘드리아 전자전달계 안에서 특별한 단백질을 생산해 내는 mtDNA 내의 유전자 구조가 발견되었다는 것이다. 또한 백세인들은 비백세인들에 비해 이 독특한 유전자 기호를 가진 비율이 훨씬 높게 나타났다고 한다.

그러나 문제의 단백질이 유리기 생산의 비율을 낮출 수 있는지는 분명하지 않다. 이 분야의 일이란 늘 그렇다. 유리기 종류를 양적으로 측정하는 방법의 어려움은 오랫동안 이 분야를 괴롭혀 온 문제이며, 아직 어떤 연구에서도 장수한 사람들이 단명한 이들에 비해 산화작용을 덜 겪었다는 사실을 증명해 내지 못했다.

'형제 백세인 연구(Centenarian Sibling Pair Study)'의 수장인 하버드 의과대학의 토머스 펄스(Thomas Perls) 역시 장수에서의 유전자 역할을 연구하고 있으며, 유리기에 의한 손상을 최소화하는 것이 100살까지 살 수 있는 핵심 요소라고 믿고 있다. 펄스는 우리들 대부분은 85세, 혹은 그 이상 살 수 있는 유전적 가능성을 지니고 있다고 말한다. 그는 또 백세인들은 여기에 더하여 노화 과정을 늦추는 유전자를 추가로 지니고 있을지도 모른다고 하는데, 이것이 바로 므두셀라 유전자(900년을 넘게 살았다고 성서에 전해지는 인물의 이름을 따서)라고 부르기도 하는 그 유전자이다.

과일파리 중에서 이 므두셀라 유전자를 지닌 개체들은 그렇지 않은 개체들에 비해 35퍼센트 더 오래 살 수 있다고 한다. 더 흥미로운 것은 므두셀라 유전자를 지닌 과일파리들이 제초제에 노출되었을 때 보통의 파리보다도 더 오래 산다는 실험 결과인데, 이는 유리기를 중화시키는 일이 노화를 늦춘다고 하는 추가 증거인 셈이다. 그런 다음엔 다시 과학자 한 명이 여러 가지 방법을 통해 과일파리가 좀더 오래 살 수 있는 길을 찾아내기도 할 것이다. 과일파리를 냉장고에 넣어 기절시키는 방법을 포함해서. 그런데 애석하게도 지금까지 사람에게서 므두셀라 유전자가 발견된 사례는 없다.

항산화제를 약이라고 생각해 보자. 안전성이 확인되지 않았거나 복용량에 따른 효과가 입증되지 않은 약을 먹어도 괜찮을까? 많은 의사들은 지나치게 많이 먹지만 않으면 건강보조식품의 섭취가 별다른 해를 주지 않는다고 말한다. 그러나 거의 모든 의사들이 일제히 동의하는 것은 여전히 운동과 식이가 최고의 처방이라는 사실이다. 다양한 식단이 단순한 건강보조제 섭취보다 더 건강과 직결되어 보이는 것은, 캡슐에 담긴 외딴 항산화제만으로는 슈퍼히어로가 될 수 없기 때문이다. 과일과 채소는 항산화제가 풍부하게 함유된 식품이지만 수백 가지의 다른 화학성분도 함께 들어 있다. 그 중 어떤 한 가지의 화학물질이거나 그 결합체라도 건강에 또다른 멋진 영향을 미칠 수 있는 것이다.

음식물 속의 영양소는 몸 스스로 항산화작용을 하게 만들어준다. 인체에서 생성된 화학물질 중 글루타티온은 유리기의 중화를 궁극적으로 책임지며, 세포 내 글루타티온의 농축은 반대로 비타민 E나 C 같은 유리기 청소부들을 위축시킨다. 이러한 유리기의 생성 및 제거 양을 결정짓는 것은 식사와 에너지의 수요이다. 즉 유리기는 정상적인 물질대사의 결과로 자연히 생기며, 해롭지 않은 방식으로 유리기를 파괴하는 것 역시 정상적인 물질대사 과정에서 생기는 결과인 것이다.

우리는 앞서 베타카로틴의 추가 섭취가 흡연자들에게 얼마나 치명적인가를 살펴보았다. SOD(superoxide dismutase), 즉 초산화물 디스무타제는 인류에게 알려진 가장 강력한 항산화제로 광고가 많이 되는 효소인데, 이것 역시 또다른 무용지물의 건강보조제이다. 알약 형태로 시중에 나와 있는 SOD는 소화되면 산산이 부서지고 만다. SOD는 중요한 효소이기는 하지만 인체가 스스로 생산해 낼 때에 국한된다. 건강보조식품 가게의 점원이 이 외에 무슨 소리를 하든 거짓말이므로 무시하기 바란다.

비타민 E 또한 웃기는 물건이다. 몇몇 의사들은 여전히 야채기름 (특히 맥아유), 고구마, 아보카도, 견과류, 해바라기 씨, 대두에서 천연으로 발견되는 비타민 E에 상당히 열광한다. 그런데 어쩌나, 그 명성은 점점 하강하고 있다. 저밀도 리포 단백질(LDL, 나쁜 콜레스테롤)의 산화는 동맥에 찌꺼기가 끼기 시작하는 첫째 단계라는 이론이 있다. 이에 따르면 비타민 E는 이러한 산화를 억제함으로써 동맥경화와 심근경색의 위험을 줄여준다. 그런데 최근 이 이론을 지지해 온 연구에서 문제점들이 발견되고 있다. 사실은 진행된 연구가 모두 ― 그 중에는 매우 규모가 큰 것들도 있다 — 삼진아웃을 당했다. CHAOS(Cambridge Heart Antioxidant Study)라고 명명된, 혼돈이라는 말과 제법 잘 어울리는 한 연구에서는, 비타민 E의 다량 섭취가 두 번째 심장발작을 예방하는 효과가 있지만 일단 두 번째 발작이 일어난 환자에게서는 사망률을 더 높인다는 사실을 발견했다. 대규모 연구 프로젝트인 이탈리아의 기시-프레벤치오네(GISSI-Prevenzione) 연구와 미국의 호프(HOPE) 연구에서는 비타민 E가 심장발작을 막아주는 데 효과가 없다는 사실이 드러났다.

더구나 비타민 E는 출혈 문제를 일으키는 원인이 되기도 한다. 특히 혈액응고 방지 처방을 받고 있는 사람에게는 더 그렇다. 2001년 후반까지 각종 연구에서는 항산화제가 — 그리고 매우 흡사하게 비타민 E가 — 스타틴이라고 하는 콜레스테롤 강하제의 효과를 훼방놓고 있었음을 보여주었다. 이 스타틴은 수백만 명의 목숨을 구해주는 약이다. 반면 항산화제가 그 정도의 인명을 구제할 수 있는지는 아직까지 의문이다. 그리고 지금 사람들은 스타틴에 길이 들었다.

미국심장협회는 항산화제를 권하지 않는다. 미국암학회에서도 권하지 않는다. 미국국립보건원에서도 마찬가지다. 미국국립알코올중독연구소(NIAAA)의 책임자인 리처드 비치(Richard Veech)가 유리기와 항산화제의 상호작용에 대해 쓴 보고서에 이런 대목이 있다.

"사람들은 운동을 하고 싶어하지 않는다. 그들은 건강한 식단을 짜서 먹으려 들지도 않는다. 음주를 그만두려 하지도 않고, 흡연도 계속 하고 싶어하며, 위험한 섹스를 계속 즐기고 싶어한다. 그 대신에 그저 알약 한 알을 먹고 싶어한다. 글쎄, 행운을 빌어줄 수밖에."

| 2장 |

우리를 병들게 하는 것들

"건강 서적 읽기를 조심하라. 잘못 인쇄된 활자(misprint) 때문에 죽을 수도 있다."
— 마크 트웨인(1835-1910)

오리무중의 세월이 수십만 년 흐른 후 19세기 후반에 이르러서야 인류는 대부분의 질병이 지닌 성질을 밝혀냈다. 지금도 실마리를 찾지 못하고 있는 부분도 많지만 다행히 점점 나아지고 있다. 이제 우리는 바이러스와 세균이 대다수 전염성 질병의 근본적인 원인이라는 사실을 알고 있다. 또 최근에는 프라이온(prion, 광우병을 일으킨다고 생각되는 감염성 단백질 입자 — 옮긴이)으로 알려진 유사생명의 형태가 발견되었는데, 크로이츠펠트야콥병(광우병)과 여러 뇌질환의 원인이 바로 불가해한 이 존재 때문이었다.

방사능과 몇몇 화학물질은 돌연변이를 일으키거나 인간 DNA의 변형을 불러오며 그로 인해 인체가 암세포를 만드는 등의 바보 같은 작용을 하게 한다. 이런 정도의 진행은 배종설(胚種說, 생명의 근원이 되는 배종이 이 세계에 널리 존재하며 그것을 중심으로 물질이 조직되어 생물 개체가 성립된다는 학설 — 옮긴이)의 수립에 이어지는 한 세기 동안의 작업으로는 나쁘지 않다. 하지만 그럼에도 불구하고 여전히 우리는 몇몇 질병의 존재와 원인, 치료 주변을 혼란 속에서 서성이고 있다.

차가운 문안 ... 감기 걸리는 법

"지독한 시카고 감기에 걸리셨다고요? 그린베이와 버팔로(각각 미국 위스콘신 주 북동부와 뉴욕 주 서부에 있는 도시로, 기온이 낮다 – 옮긴이)에서 살아갈 정도로 불운한 저들 강인한 겨울 전사에게 걸맞은 감기약이 필요하십니까?"

감기약 광고를 보면 최악의 악천후를 견디는 최고로 추운 도시에 사는 사람들에 관한 신화를 이런 식으로 펌프질해 낸다. "겨울에 모자와 목도리 없이 밖에 나가면 영락없이 감기에 걸리고 열이 난다. 거기다 발까지 축축하게 하고 있으면 폐렴까지 갈 수도 있다." 이는 사실이 아니다. 감기와 폐렴의 원인은 찬바람이나 폭풍우가 아니라 따뜻한 온도를 지극히 좋아하는 바이러스들이기 때문이다.

감기 바이러스는 밝혀진 종류만 200가지가 넘고, 변종도 수십 가지에 달하며 해마다 미국에서만 10억 명의 호흡기 질환자를 발생시킨다. 각기 다른 바이러스가 신체의 각 부분을 제각기 공격하므로 코감기도 있고 기침감기도 걸린다. 크기가 세균의 10분의 1에서 50분의 1 정도밖에 되지 않는 지극히 단순한 구조를 지녔고, 동물의 세포가 먹이와 집, 생식 장소가 되어주므로 바이러스에게는 세포가 그야말로 '모든 것'이다. 유전자가 10개뿐인 이들은 사람 몸의 세포 속으로 침투해 세포질을 빌려 증식하며, 감기에 걸린 주인의 몸 안에 있다가 재채기와 함께 튀어나와 다른 사람의 몸을 정복하러 간다.

자, 이제 '차가운 문안'(cold comfort, 달갑지 않은 위로의 뜻. 여기서는 감기와의 연관성을 의식한 언어유희로 쓰임 - 옮긴이) 감기(colds)와 추위(cold) 사이에 어떤 연관성이 있는지 찾아보자.

겨울철은 누구나 창문 닫아걸고 서로 엎치락뒤치락하며 집에 웅크리고 있는 계절이다. 꽉 닫힌 주거공간에 신선한 공기는 없다. 바이러스가 사람에게서 사람으로 퍼뜨려지기에 너무나 알맞은 환경이 아닐 수 없다. 더 안 좋은 것은 감기 바이러스란 녀석이 가장 활발하게 퍼지는 계절이 겨울이라는 점이다.

자연이란 늘 그런 식이다. 모기는 여름에 활동하고, 감기 바이러스는 겨울에 활동한다. 만약 감기 바이러스가 여름에 활동한다면 날씨와 연관된 그것들의 이름은 콜드(cold)가 아니라 핫(hot)으로 시작되었을지도 모른다. 더구나 바이러스는 추운 날씨를 좋아하지 않는다. 그래서 따뜻한 사람들의 몸을 찾아드는 것이다. 감기 바이러스가 가장 번식하기 좋은 온도는 섭씨 33도 정도로, 사람의 코 속 온도와 비슷하다. 이것들을 문 손잡이나 싱크대에 놔두면 몇 시간 내로 죽는다.

이렇게 바이러스가 돌아다닐 때, 창문을 꽁꽁 닫아놓아 신선한 공기도 들어오지 못하게 하거나 집안에만 틀어박혀 있다면 바이러스로부터 달아날 기회가 없어진다. 그런 참에 살을 에는 듯 차갑기 그지없는 비를 맞기라도 하면 십중팔구는 자기 감기가 비 때문이라고 생각해 버린다. 하지만 아시다시피 꼭 그런 것만은 아니라는 얘기다.

주변에 바이러스가 없다면 아무리 온몸이 흠뻑 젖은 채 거리를 나

다녀도 감기나 폐렴에 걸리지 않는다. 몸이 흠뻑 젖은 후 열이 나고 구역질이 나는 듯한 기분은 단지 몸이 고속 회전을 하여 체온을 정상적으로 조절하려고 노력하는 것에 지나지 않는다. 이럴 때 열은 몸을 덥힌 후 빠른 속도로 빠져나간다. 콧물도 마찬가지다. 몸의 면역체계가 차가운 날씨의 엄습을 느끼고 혹 있을지도 모르는 침략에 대항해 싸울 수 있는 방어막을 세우는 것이다.

그러나 여전히 사람들은 『폭풍의 언덕』을 읽었다며 자기들이 혹독한 황무지 생활을 알 만큼은 안다고들 이야기한다. 등장인물들이 냉기와 습기 때문에 감기와 폐렴에 걸렸다면서. 참, 극성스러운 분들 같으니라고. 그렇다면 이유를 소상히 밝혀보겠다.

추운 날씨는 면역체계를 자극해서 몸을 바이러스나 세균의 공격에 대비하게 만든다. 우리 몸은 따뜻하고 편안할 때는 면역체계의 백혈구와 다른 세포들을 생산하여 잠재적인 질병에 맞서 싸울 수 있게 준비하지만, 얼어붙을 것 같은 추운 날씨 때문에 몸을 덥히는 데 전력투구하게 되면 아무래도 면역체계 세포를 만들기가 힘들어진다. 몸을 덥히는 과정이 진행되다 보면 방어를 소홀히 할 수밖에 없고, 써야 할 자원이 다른 곳으로 투입된다. 그럴 때 추운 상태로 바이러스에 노출되면 따뜻하고 편안할 때처럼 바이러스를 효과적으로 제압하지 못하게 되고, 이런 식으로 바이러스가 몸속에서 점점 증식하게 되면 흔히 '감기에 걸렸다'고 하는 증상을 나타내는 것이다.

또 스트레스도 면역체계를 자극하는 주요 원인이다. 스트레스는 수면 부족, 과로, 심한 운동, 지나친 추위나 더위, 직장이나 가정에서의 심한 긴장감 등의 상황에 처했을 때 두루 찾아올 수 있다. 이 중 어떤 이유로든 몸이 지쳤다는 느낌이 들면 감기에 걸리기 십상이다. 춥고 젖었다는 것은 스트레스의 한 유형일 따름이다.

차가운 날씨는 자신만의 독특한 방법으로 인간의 몸에 영향을 미치는데, 바로 기도에 있는 섬모(纖毛)를 마비시킨다. 섬모는 미세한 털 모양의 섬유로서 오염물질을 걸러주고 폐로 침입한 정체모를 물질들, 이를테면 바이러스 같은 것들을 내보내는 작용을 한다. 그런데 섬모가 추위로 마비되면 바이러스가 폐로 침투하여 결국 혈관에까지 이르게 된다(흡연 역시 섬모를 마비시키는 작용을 하므로 흡연자가 비흡연자보다 감기에 잘 걸린다).

그러나 다시 말하지만 이 모든 것들은 단순히 바이러스가 몸에서 우세를 점하기 쉽게 돕는 역할을 할 따름이다. 주변에 바이러스가 없다면 아무리 지쳐떨어져도 감기에 걸리지는 않는다는 말이다. 스트레스에 쌓여 피곤하고 갑갑하며 추위에 떠는 남극과 북극의 과학자들이 좀처럼 감기에 걸리지 않는 이유는 주변에 감기 바이러스를 퍼뜨릴 사람이 거의 없기 때문이다.

물론 감기에 관한 잘못된 속설이 난무한다는 주장에, 그러면 이제부터 따뜻하게 입고 다닐 필요가 없으니 무작정 추운 곳으로 나가라는 소리는 아니다. 그러다 잘못되면 저체온증으로 죽거나 동상으로 손가락, 발가락을 잃기도 한다. 저체온증은 체온이 정상체온인 36.5도 미만으로 떨어질 때 일어날 수 있다. 축구경기장에서 술에 취한 채 웃통을 벗어던지고 춤을 추는 괴짜들을 본 적이 있을 것이다. 그들의 결말은 대개 32도로 떨어진 체온을 지닌 채 병원 침상으로 직행하는 것이다. 만일 그런 식의 차가운 공기에 한 시간 이상 몸이 노출되면 신체 기능은 끝이 난다.

동상은 저체온증보다 더 교묘하다. 동상이 심하면 손가락, 발가락이 검은색으로 변한다. 한마디로 얼었다는 뜻이다. 일단 이 사태가 되면 질병이 신체의 다른 부분으로 퍼지지 않도록 잘라낼 수밖에 없다.

비교적 가벼운 동상에 걸렸을 때에도 신경에 영구적인 손상을 주어 손가락을 의도하는 대로 놀릴 수 없는 경우가 적지 않다. 모자는 귀를 보호해 주며, 장갑과 따뜻한 신발은 손가락, 발가락을 지켜준다. 이것들이 몸에서 가장 동상에 걸리기 쉬운 부위이다.

감기에 관한 신화 중 최고는 집무 31일 만에 목숨을 잃은 윌리엄 헨리 해리슨 대통령의 이야기다. 1841년 3월 4일, 취임연설을 하는 내내 모자를 쓰지 않았던 이 대통령은 그 때문에 감기에 걸렸으며 결국 한 달 후 죽음에까지 이르렀다. 여러분은 이제 그저 날씨가 춥다고 감기에 걸리는 것은 아니라는 사실을 알고 있다. 해리슨은 집무 첫날 전혀 감기 기운을 보이지 않았다. 기록에 따르면 그는 취임한 첫 달 내내 수많은 사람을 만났으며 심지어 밤에도 한참을 걸어 지역의 상점들을 둘러보았는데, 감기에 걸린 것 같아 보이지는 않았다고 한다. 오히려 철이 겨울이라 다른 사람들이 감기에 많이 걸려 있었을 뿐. 그가 고열로 앓기 시작한 것은 3월 27일이었으며 28일에 폐렴 진단을 받았고, 4월 4일에 백악관에서 숨을 거두었다. 역사가들 중에는 해리슨이 감기에서 완전히 회복한 뒤 이어서 폐렴에 걸렸다고 하는 이들이 있는데, 그도 일리가 있는 것이 감기와 폐렴은 서로 다른 바이러스가 원인인, 전혀 별개의 질병이기 때문이다.

일단 이쯤 이해한 선에서 좀더 자세히 들여다보자. 해리슨은 축축하고 살얼음이 언 추운 날씨 속에서 취임식을 위해 말을 타고 행진했으며, 이어 장장 90분에 이르는 긴 연설을 모자도, 장갑도, 외투도 착용하지 않고 소화해 냈다. 긴 열변(아마도 대니얼 웹스터의 편집이 충분치 않았던 듯)과 외투도 걸치지 않은 옷차림은 마치 곡예를 하는 듯한 정치적 액션이었다.

68세의 해리슨은 미국 대중에게 자신이 젊은이 못지않게 건강하다는 걸 증명해 보이고 싶었던 모양이다. 워낙 당선되기 전부터 해리슨의 정치적 슬로건은 "티피커누와 타일러 역시"이기도 했다. 티피커누는 그가 1811년 인디애나 주의 티피커누 카운티에서 치른 인디언 동맹군들과의 유명한 전투에서 따온 이름이며, 타일러는 자신이 지명한 부통령 후보의 이름이었다. 해리슨이 속한 휘그당은 이 부유한 버지니아 출신의 귀티 나는 인물을 가난하면서도 강건한 변경의 개척자로 그렸던 것이다.

그러나 분명한 것은 추운 날씨에 몸을 노출한 것이 해리슨의 감기나 폐렴의 원인은 아니었다는 사실이다. 여느 집이나 마찬가지로 백악관도 겨우내 탁한 공기로 가득 차 있었다. 바이러스를 잔뜩 지녔을 것이 틀림없는 방문객들이 쉴새없이 드나든 것은 물론이다. 게다가 감기 바이러스를 쉽게 묻히고 옮기는 것이 바로 손인데, 그는 취임 즈음해서 그야말로 수많은 사람들과 악수를 나눴다. 사실, 취임 첫날 그는 악수를 하도 많이 해서 손이 너무 쓰라린 나머지 중간쯤부터 악수를 중단하기는 했다. 해리슨에 관한 또다른 분명한 사실 하나. 31일 동안 대통령으로서 재임한 후 죽음을 맞이한 과정은 그가 내세웠던 강건한 이미지와는 너무도 달랐다는 사실이다.

세균은 무조건 나쁘다? ... 세균과의 경솔한 전쟁

가엾은 세균들은 마치 단세포 세상의 로드니 데인저필드(Rodeny Dangerfield, 2004년 사망한 미국의 원로 코미디언 – 옮긴이)나 마찬가지다. 세균은 쓰레기를 먹어치우고, 땅을 기름지게 하며, 사람이 삼킨 음식물을 비타민으로 변환시킨다. 그러고도 대접은 받지 못한다. 대부분의 사람들은 박테리아라는 말만 들으면 철저한 편견주의자가 되어, 2,000여 종이 넘는 그것들을 모조리 몰아내려고 길길이 뛴다. 단지 일부 병원균들이 사람을 아프게 하는 못된 것이라는 이유로.

세균을 몰아내려는 것은 그야말로 헛된 노력이다. 세균은 지구 최초의 생명 형태에 가까우며, 아마도 수십억 년 후 태양이 폭발하기 시작할 때까지 살아남을 지구 최후의 생물이 될 것이다. 세균은 뜨거운 온천 안, 화산 언저리 위, 지하 유황 분출구 아래, 얼어붙은 남극대륙 전역 등 상상할 수 있는 그 어떤 후미진 곳이나 틈새에서도 살아남는다. 어디에서든지 쓰레기 한 줌을 들어올리면 그건 세균 한 줌을 움켜쥔 것이 된다. 세균은 세상을 지배하고 있다. 스티븐 제이 굴드(Stephen Jay Gould)가 썼듯, 지금은 인간의 시대가 아니다. 공룡의 시대라고? 턱도 없는 소리다. 우리는 늘 세균의 시대에 살고 있으며, 살아갈 것이다.

세균은 조그만 단세포의 동식물과 닮았으며, 우리 몸의 가장 작은 세포보다도 작다. 혈구의 직경이 약 5에서 8마이크론(1,000마이크론이 1밀리미터이다) 정도인데 세균은 0.5 내지 1.5마이크론이니까 60마이크론인 정자는 졸지에 거대한 무엇이 되어버린다(가장 작은 것은 바이러스로서 0.05마이크론 정도이다). 조류(藻類) 혹은 청록박테리아(blue-green bacteria)는 클로로필을 지니고 있어서 생존에 필요한 것은 오로지 햇볕과 물뿐이며, 그 외 모든 세균은 다른 동물들과 똑같이 먹이를 먹고 산다. 개중에는 기체 같은 무생물에 얹혀사는 것들도 있지만, 대개는 죽거나 살아 있는 동식물의 조직과 같은 유기물질을 필요로 한다. 우리 몸은 안팎이 모두 세균으로 뒤덮여 있으며, 세균은 수적으로 10배 정도로 인체의 세포 수를 압도한다. 그리고 이는 실로 감사해야 할 일이다.

인간의 피부는 무해한 여러 종의 세균을 지니고 있다. 뜨거운 물로 샤워를 한다고 해서 그것들이 어디로 가버리지는 않는다. 이들 세균은 사람이 태어나면 즉시 그의 몸으로 이사해 들어가 그가 유년기를 보내는 동안 촘촘한 공동체를 형성하는데, 그 과정에서 자신들의 거주지인 당사자와 어떤 의논이나 다툼도 벌이지 않는다. 사람은 자기 몸을 세균에게 내주게 되어 있다. 거친 입주자들인 세균은 피부에서 마음껏 활동반경을 넓혀가며 부동산을 확보한다. 확보한 부동산에 대해서는 매우 방어적이다. 따라서 흔히 병원균이라 부르는 유해한 세균들은 무해한 세균들이 이미 피부를 뒤덮어버린 후에는 잘 끼어들지 못한다.

몸속도 마찬가지여서 전 소화관이 온통 세균으로 즐비하다. 세균은 인체 고유의 화학물질들과 협업으로 음식물을 분해하고, 그것들을 유용한 비타민과 미네랄로 변환시키며, 장이 영양성분을 흡수하여 혈액을 통해 순환될 수 있도록 돕는 작용을 한다. 더 정확히 말하면 세균이 없이는 소화를 시킬 수가 없다. 아기들은 무균에 가까운 상태로 태어나기 때문에 먹을 수 있는 음식물이 그처럼 제한되는 것이다.

아기들의 소화력과 면역력을 높여주려면 반드시 세균에 노출시키는 일이 필요하다. 죽거나 약해진 바이러스를 몸에 투입하여 저항력을 길러주는 백신의 원리와 똑같이 아기들을 세균에 접촉시켜 줌으로써 항체를 형성하게 하는 것이다. 항체는 혈액 중의 단백질로, 보병처럼 앞장서서 해로운 병원균을 공격하여 피부의 국경선 밖으로 밀쳐낸다. 어릴 때부터 세균에 노출되게끔 하지 않으면 그의 몸은 끝까지 '아플 준비'를 한 채로 남게 된다.

미국에서는 해마다 천식과 알레르기 환자가 늘고 있다. 의사들 중 일부는 우리 아이들이 한 세대 전에 비해 상대적으로 무균의 환경에서 살기 때문이라고 믿고 있다. 평소 세균을 접하지 못한 아이들은 병원균을 만나도 항체를 만들지 못한다. 특히 알레르기에 대항하는 항체를 만드는 T-헬퍼(항체 혹은 다른 T세포를 만드는 T세포군群 - 옮긴이)의 개발에서 취약성을 보인다. 그러면 먼지와 꽃가루입자가 따라온다. 터프츠 의과대학과 메이오클리닉에서 진행하는 연구에 따르면 천식과 알레르기의 원인은, 몸에 침입한 미립자를 다스릴 방법을 알지 못하는 면역체계의 과민반응 때문인 경우가 왕왕 있다는 것이다.

청결은 신을 공경하는 것 다음으로 중요하다고 한 누군가의 말을 우리는 깊이 받아들이며 살아왔다. 그건 가구가 번쩍번쩍 광이 나게 한다는 뜻이 아니라 오로지 병원균이 없었으면 하는 바람에 따른 것이었다. 비누세제협회(진짜 협회가 맞다)에 따르면 슈퍼마켓 선반에 진열되어 있는 물비누의 4분의 3, 조각비누의 4분의 1 이상에 트리클로산이라고 하는 항균 성분이 들어 있는데 이것은 좋고 나쁜 것을 가리지 않고 모든 균을 죽여버린다. 항균 열풍은 베갯잇과 시트를 누비고 지나가 장난감의 플라스틱 속으로 주사되었고, 심지어 치약튜브에까지도 밀려들어갔다.

도대체 이런 것이 꼭 필요한 일일까? 우리 중 99.9퍼센트에게는 '아니오'이다. 저기 어딘가에 나쁜 세균이 있다는 것은 부정할 수 없는 사실이다. 우리는 이것들이 몸에 침입하지 않기를 바란다. 살모넬라(계란에도 종종 있는), 대장균(배설물로 오염된 고기에 든), 콜레라(물에 있는)는 장을 괴롭히고 때로 치명적인 결과를 가져오기도 한다. 그러나 기억해 둘 것은 이것들이 항균 비누로 제거되지는 않는다는 것이다. 오로지 적절히 조리를 하고 조심해서 물을 마시는 것만이 유일한 방어책이다. 감기와 인플루엔자는 며칠 또는 몇 주일까지도 일상생활을 하지 못하게 만들 수도 있다. 하지만 세균이 아닌 바이러스가 원인이므로 여기에도 항균 비누는 쓸모가 없다. 세균이 일으키는 질환으로 패혈성인두염, 유행성감기, 다양한 유형의 폐렴 등이 있는데 이런 병원균들은 보통의 비누로도 충분히 제거된다.

그러면 항균 비누는 어디다 쓸 것인가? 우선, 보통 비누를 쓸 곳에다 그냥 쓴다. 비누는 바이러스와 세균뿐 아니라 몸의 더러움을 씻어내 준다. 특히 새로 감염되어 미처 자리잡고 증식할 기회를 얻지 못한 것들은 쉽게 떨어져나간다. 손을 자주 씻는 일의 결과는 놀라울 정도다. 해로운 세균으로부터의 감염이나 감기 걸리는 일의 빈도를 줄이고 싶다면, 생각날 때마다 손을 씻을 일이다. 화장실을 들고날 때도 늘 손을 씻기 바란다. 이는 신경질적인 행동이 아니라 그냥 현명한 것이다. 뭐, 피부가 벗겨질 정도로 하루 50번쯤 때를 밀라는 것도 아니고 그저 손을 씻으라는 것일 뿐이다.

항균 비누도 보통 비누와 마찬가지로 병원균들을 떨어낸다. 보통 비누와 마찬가지로 화학 막을 형성하여 하루나 이틀 정도(날짜는 확실하지 않다) 피부를 살균하는 효과를 나타내며 세균의 번식을 막아준다. 듣기에는 꽤 그럴 듯하다. 문제는 항균 비누가 특정한 세균 그룹을 100퍼센트 죽이지 못한다는 것이다. 90퍼센트만 제거하고 트리클로산, 즉 항균 화학성분에 저항하는 강한 놈들 10퍼센트는 어쩌지 못해 남겨둔다. 그러기 때문에 이 세균들이 증식하여 다음 세대에는 훨씬 더 저항력이 강한 종으로 거듭난다.

곧이어 트리클로산이 슈퍼버그로 변이한 이들 세균에 아무런 영향도 못 미치는 순간이 온다. 이놈들은 이제 인체를 대혼란으로 몰아넣을 만한 복수의 힘을 지녔다. 더 나쁜 것은 항균 비누가 무해한 세균까지도 모두 죽여버렸다는 것이다. 이는 사악하고 힘센 세균들이 점유할 수 있는 피부의 부동산 시장을 무료로 개방하는 결과를 가져오게 된다. 부엌의 조리대에서도 마찬가지다. 항균 비누는 저항력 있는 세균이 번식할 수 있는 곳에 화학 막을 남겨둔다. 알코올과 표백제가 세균을 죽이고 난 후 소산(消散)하면, 세균은 이들 화학약품에 대한 저항력을 개발할 수가 없고 결국 치명적인 병원균만 득세하게 되는 것이다.

과학자들은 항균 비누의 급격한 확산에 대해 너무 걱정들을 한 나머지 미국 의회에 사용 금지를 요청하기도 했다. 청결해지기를 간절히 원하는 개개인들을 향해 뭐라 탓할 수는 없지 않겠는가. 사실 기본적인 위생 — 손 씻기, 음식을 적절히 조리하고 보관하기, 깨끗한 물 사용하기, 환자들과의 거리 두기 — 이야말로 그 어떤 약이나 수술법보다 훨씬 더 인간의 기대수명을 늘리는 데 기여해 왔다. 지난 100년 동안 미국의 기대수명은 47세에서 72세로 비약적으로 상승했는데, 여기에는 청결한 행동습관이 가장 큰 기여를 했다.

1800년대 중반까지만 해도 미세한 세균이 그처럼 수많은 죽음의 원인이었을 거라고는 생각하지 못하는 분위기였다. 의사들은 맨손으로 수술을 했고, 의과대학생들은 시체 해부를 한 다음 손도 씻지 않고 그대로 가서 아기를 받았다. 제임스 가필드 대통령은 저격수의 총탄에 맞고서도 요행히 살았으나 의사가 맨손가락으로 총알을 빼내려 상처를 헤집은 덕에 세균에 감염되고 말았다.

조셉 리스터(Joseph Lister, 리스터 소독법으로 유명한)는 1870년대에 처음으로 병원균 이론과 무균 기술을 연구, 창시한 사람 중 한 명이다. 그의 이론은 세기가 바뀔 때까지도 무시되거나 공식적으로 터무니없다는 공격을 숱하게 당했으나 1900년대 초의 공중보건운동과 더불어 마침내 대중적인 인정을 받게 되었다. 곧 뉴욕과 시카고 등지의 대도시 뒷골목을 흘러다니는 오염된 하수의 세균이 콜레라 창궐의 원인이며, 이를 막는 방법은 깨끗하고 신선한 물을 공급하는 것이고, 각 가정에서는 물을 끓여 마셔야 한다는 사실을 여러 도시에서 받아들였다. 또 쓰레기의 수거와 소각이 디프테리아와 성홍열의 군집을 제거하는 가장 확실한 방법이라는 사실도 배웠다. 하수처리와 쓰레기 수거는 대롱달린 컵의 역할을 하는 파리를 없애는 효과도 가져와, 파리가 오물을 묻혀 음식이나 식탁으로 옮기는 폐해를 막아주기도 했다.

지금은 미국인들도 음식물 공급 과정의 오염에 대해 분명히 인식하고 있다. 그런데도 항균 비누만 찾는다. 미국에서 일어나는 대부분의 세균 감염은 음식이 원인인 살모넬라, 리스테리아, 대장균 등이다. 이러한 세균은 음식물이 대량으로 제조되는 공장에서 번식하기 때문에 육가공 제품의 대다수에는 오물이 붙어 있게 된다. 100년 전에는 없던 트렌드이다. 음식을 트리클로산에 씻어 먹을 수는 없다. 할 수 있는 것이라고는 더 나은 식품안전처리, 그리고 시간당 수톤씩 제품을 쏟아내는 거대 기업 대신에 조그만 지역 육가공업체의 식품을 그때그때 제공받는 것 정도이다.

많은 건강 전문가들은, 세균을 죽이기 위해 낮은 레벨의 방사선을 조사(照射)한 방사선 조사 식품을 은근히 지적한다. 얼마나 많은 미국인들이 방사선을 두려워하는지 알기 때문에 저들은 완곡하게 '저온 살균법'이란 이름을 붙여 이 방법을 쓴다. 물론 도살장에서 쓰기에 좋은 방법이기는 하다. 그러나 도살장에서 각 가정의 부엌까지 가는 길은 길고도 긴 여정이며, 그 과정의 오염은 막기 힘들다. 가정에도 방사선 조사 세트를 갖추어야 하려나?

항균에 관한 최악의 오남용이 일어나는 곳은 목축업계이다. 축우, 돼지, 닭에게 항생제를 주입하여 전염병의 만연을 막는 일은 이들 가축들이 사육되는 좁고 스트레스 높은 축사에는 필수적인 일로 여겨져 왔다. 대략 전체 항생제의 80퍼센트 정도가 이들 축사에 투입되어 왔고, 그것은 또한 항생물질에 대한 내성에 가장 큰 위협 요소로 작용했다. 규모가 작은 농장, 덜 붐비는 축사에서라면 항생제가 그처럼 많이 필요하지는 않다.

환자들에게 무분별하게 항생제를 처방하는 의사들도 문제가 심각하다. 처방을 받은 환자들 중 많은 수가 그럴 필요가 없는 환자들이기 때문이다. 다시 말하지만 감기와 인플루엔자는 바이러스 감염에 의한 것이므로 항생제는 치료에 아무런 도움이 되지 않는다. 항생제를 신경증 환자를 진정시키는 데 처방하는 사례도 있다. 2001년 후반 탄저병의 공포 때문에 미국인들 사이에서 시프로라는 항생제를 사재기하는 사태가 벌어진 적이 있는데, 이 항생제가 탄저병 감염과 싸우는 데 효과가 있다는 설 때문이었다. 그러나 수만에 가까운 사람들이 만일을 대비한다며 사두었던 시프로는 거의 소용이 없었다. 아무도 탄저병에 걸리지 않았기 때문이다. 시프로가 얼마나 남용되었는가 하면, 그 외의 수천 명의 사람들이 탄저병과는 별개로 감기약으로 쓰기 위해 사두기도 했다.

중국에서는 이용법에 대한 별다른 고민 없이 항생제가 쉽게 사용되며, 오남용이 상당히 만연하고 있다. 그리하여 세균성 요로감염과 여타 생명을 위협하는 여러 질병들에 시프로를 포함한 항생제 계열인 플루오로퀴놀론(fluoroquinolone, 불소를 함유하는 항생제 종류 - 옮긴이)이 잘 듣지 않게 되었다. 전문가들이 인정하듯, 미국에서도 그럴 날이 멀지 않았다. 유해한 세균을 죽이는 작용을 하는 시프로와 다른 항생제가 별 힘을 발휘하지 못하면 100년 전 우리가 질병에 맞서 싸울 때처럼 별다른 도리가 없게 될 수도 있다.

이미 한 번 인류에게 제압당했던 결핵과 몇몇 감염성 질병은 대부분의 항생제를 무시하며 폭넓게 내성을 발휘하고 있다. '항생제 잘 쓰기 연대(APUA)'의 대표이기도 한 터프츠 의과대학의 스튜어트 레비(Stuart Levy)는 2002년의 저서 『항생물질의 패러독스(Antibiotic Paradox)』에서 항생제의 오남용에 대해 설파한 바 있다.

항생제는 강력한 유독성 약품이다. 이 새로운 약들은 우리를 갉아먹을 것이다. 그런데도 비타민 정제를 꺼내듯 아무렇지도 않게 — 위험요소가 많아진 시대에 건강을 보강하겠노라며 — 항생제를 꺼내는 일은 이제 그만두어야 한다.

방사선은 위험한가 ... 방사선, 찬성이냐 반대냐

핵자기공명이라는 의학 절차에 대해 들어본 일이 있는가. 만약 못 들어봤다면 MRI가 무엇인지는 알 것이다. MRI는 뇌처럼 부드러운 조직의 사진을 찍어 종양이나 이상을 찾아내는 데 꽤 유용한 장치다. 핵심 원리는, 우리 몸의 수분과 지방분자에 있는 수소원자로부터 영상을 이끌어내기 위해 낮은 에너지의 전자파 방사능을 쬐어 자기장과 진동을 유발하는 것이다. 여러분 중 십중팔구는 SF영화에나 나올 법한 MRI 장치를 본 적이 있을 것이다. 환자가 등을 대고 누워 있으면 스르르 터널 속으로 미끄러져 들어가 가슴 부근에서 멈추는 커다랗고 흰 침대같이 생긴 것 말이다.

자기공명영상(magnetic resonance imaging, MRI)의 원래 이름이 핵자기공명이다. 마케팅 조사 결과 핵이라는 말이 주는 공포감 때문에 사람들이 이 장치에 몸을 들이밀기를 두려워한다는 사실이 드러났고, 곧바로 '핵'이라는 말이 자취를 감춰버린 것이다. 핵이라는 말은 방사선을 의미했고, 방사선은 수많은 사람들에게 '암' 또는 '죽음'과 같은 의미로 받아들여졌다. 자칫하면 수십억 달러를 들여 개발한 장치가 쓰레기통으로 직행할 위기에 봉착했다고 여긴 업계 사람들이 얼른 이 말을 빼버렸다. 조사 결과 '자기(磁氣)'라는 말은 괜찮았다. 집집마다 냉장고에도 붙어 있는 것이 자석이니까.

웃을 일이 아니다. 우리는 방사선이 대개는 안전하다는 사실을 이해하지 못하고 그저 방사선이라는 말만 들으면 경직된다. 조기 허리케인 경보를 발령하는 레이더 기상관측탑 근무자들은 일손을 놓아버리거나, 처음부터 탑 자체가 건설되지 못하는 경우가 비일비재하다. 그 이유는 지역 주민들이 탑에서 나오는 방사선을 너무 두려워하기 때문이다. 태풍이 몰아쳐 시간당 100마일의 속도로 상점 유리를 날려 보내는 것에 대한 진짜 두려움은 외면해 버린 채 말이다. 그러나 사실 기상관측탑에서 나오는 방사선은 매일 햇볕을 쬘 때 노출되는 양보다 더 적은 정도이다. 요즘은 휴대폰업체도 방사선 문제로 호된 질타를 당하고 있다. 사람들은 휴대폰의 방사선이 건강을 해치며, 결국 뇌종양을 불러올 거라고들 입을 모은다.

1960년대와 70년대를 되돌아보면 그때 가장 두려워했던 것은 전자레인지였다. 전자레인지 산업의 초창기 성장 속도는 그야말로 거북이 걸음이었다. 식당이 유일한 고객이었고, 불을 사용하기 시작한 이래 인류가 늘 여러 형태의 방사선으로 요리를 해왔다는 사실을 이해하지 못한 일반 대중들은 전자레인지로 밥을 해먹으려 들지 않았다. 방사선이란 결국 에너지이며 파장의 형태로 전달되는(가스레인지에서 나오는 적외선처럼) 것 혹은 아원자(亞原子, 원자보다 더 작은 입자 – 옮긴이) 입자이다.

전자기 스펙트럼은 마이크로파, 적외선, 가시광선, 자외선, 엑스선, 감마선 등을 포함하는 순수한 방사선이다. 일부 스펙트럼은 좋은 PR 대행사였음이 틀림없다. 예를 들어 재미없는 '탑 40 팝뮤직 스테이션'의 전파가 쉴새없이 흘러나오지 않는 이상 라디오파가 해롭다고 생각하는 사람은 없다. 그것도 오래 듣지만 않으면 더욱 그렇다. 더구나 적외선은 멋지기까지 하다. 불이 켜져 있든 꺼져 있든 상관없이 열기를 지닌 모든 것(사람이건 건물이건 간에)은 적외선을 방출하므로 적외선 안경만 쓰면 저격수와 첩자들을 밤에도 볼 수 있으니 말이다. 가시광선은 무지개의 고향이다. 가시광선을 깎아내리는 경우는 없다. 강력한 방사선 종류인 UV, 엑스선, 그리고 저 골치아픈 감마, 알파, 베타 선 등은, 글쎄 좀 문제가 있다. 이것들에 대해서는 나중에 좀더 이야기하기로 하자.

마이크로파는 낮은 에너지 방사선에 속한다. 이것이 오븐 속에서 집중 조사(照射)되면 음식 속에 들어 있는 물 분자를 흔들어 열을 발생하게 함으로써 조리가 된다. 이 조리법이 효과적인 이유는 열기가 음식 속에서만 한정되어 발생하기 때문이다. 가스레인지의 불꽃이나 인덕션레인지의 전기가 적외선을 방출하여 프라이팬을 데우는 에너지로 변환함으로써 음식의 외부를 익히는 것과는 대조적이다. 물론 결국에는 마찬가지다. 방사선은 열을 만들어내고, 열은 우리가 흔히 요리라고 부르는 과정으로 식품 내부의 화학적 연결고리를 끊는 작용을 하는 것으로 끝난다. 마이크로파는 그걸 좀더 빨리 할 뿐이다.

『뉴요커』 잡지의 르포 기자인 폴 브로더(Paul Brodeur)는 1970년대에 마이크로파 공포를 북돋는 데 한몫했다. 기사와, 뒤이은 저서에서 그는 전자레인지와 레이더, 텔레비전에서 나오는 전자기파가 2차 세계대전 이후 1억 배나 증가했다는 놀랄 만한 통계자료를 발표했다. 게다가 책 제목이 '미국을 전자레인지로 조리한다'는 의미의 『The Zapping of America』이니 얼마나 실감이 났을까. 상당히 무시무시하고 또 맞는 말 같지만 사실은 그렇지 않다. 이들 기기의 전자기파는

2장 우리를 병들게 하는 것들 **III**

태양이나 심지어 우리 몸에서도 나오는 자연적인 전자기파에 비하면 미미한 정도에 불과하다. 그리고 의학적 연구가 수없이 되풀이되어 전자레인지가 암을 일으키는 원인이 아니라는 것도 밝혀졌다. 그래서 지금은 대다수 사람들이 편안하게 전자레인지를 쓰고 있다. 또 전자레인지 때문에 시름시름 앓는 사람도 발견되지 않았다.

두 번째 공포는 1979년 무렵에 전자기력의 전달 통로인 전력선 혹은 EMF(electromotive force, 기전력 – 옮긴이) 방사선에서 비롯됐다. 덴버, 콜로라도의 몇몇 아이들이 백혈병에 걸렸고, 전염병 학자 한 사람이 환경적 요인을 조사하기 위해 파견되었는데 아이들의 집이 전력선 주변에 모여 있다는 사실을 알아냈다. 그런데 도대체 전력선이 혈액암인 백혈병을 유발할 수 있는 걸까? 그야 알 수 없는 일이지만 조사해 볼 가치는 충분히 있었으므로 이후 조사가 이루어졌다. 장장 18년 동안이나. 결국 찾아낸 것은 없었지만 아픈 아이들과 '악질적인' 대기업 몇이 사람들 입에 끊임없이 오르내렸다. 텔레비전으로서도 좋은 뉴스거리를 확보한 셈이 되었다. 폴 브로더, 즉 『뉴요커』 잡지의 전자레인지맨은 잡지 기사는 물론 또다른 저서 『죽음의 전류(Currents of Death)』로 안티마이크로파에서 이룬 대역사를 이었다.

전력선에서 나오는 낮은 레벨의 방사선(심지어 전자레인지보다도 덜 강력한)과 백혈병 사이의 관계는 아주 미미했다. 이런 유형의 방사선이 암의 근본 원인인 DNA의 손상과 어떤 생물학적 메커니즘으로 연관되어 있는지 또한 알 수 없다. 더욱이 다른 수많은 전력선 인근에 사는 수백만의 사람들과 어린이들은 백혈병에 걸리지도 않았다. 그런데도 활동가들은 전력회사와 미국 에너지부에게 권위적인 사고방식으로 본질을 은폐했다는 책임을 물었다.

또한 전력선만이 치명적인 방사선의 원천이 아니라 문제가 매우 폭넓다고도 했다. 전자파를 방사하는 모든 전기 기구들 — 전기담요, 텔레비전, 전화기, 전등 — 이 용의선상에 올랐다. 에너지업계는 자사의 존립을 위해 갖은 애를 썼으나 논의가 진행될수록 전기를 이용한 모든 것들에 대해 건강상의 해악을 우려하는 여론만 들끓어 기기들이 자연스럽게 기피되었다. 설마 EMF의 반대자들이 우리더러 전기기구 없이 등잔불(고래 기름으로 심지를 돋우었던 그 등잔 말인데, 덕분에 한때 고래가 멸절 상태에 이르기도 했다)을 켜고 지내기를 바란 것일까?

사람들은 두려움에 휩싸였다. 적어도 할리우드는 그랬다. 에디 머피의 1992년 영화 「훌륭하신 의원님(The Distinguished Gentleman)」(우리나라에는 「제이제이」라는 이름으로 소개되었다 — 옮긴이)에는 어쩌다가 국회의원으로 선출된 사기꾼이 운동장 인근으로 지나가는 전력선 때문에 한 아이가 암에 걸린 일을 우연히 알게 되면서 개과천선하여 환경운동가와 힘을 합해 전력회사와 싸우는 이야기가 나온다.

미국국립과학학술원과 미국국립보건원은 공히 전력선의 전자파 이슈를 단호하게 처리하기로 결정한다. 1996년, 현대 과학계에서 이름만 대면 알 만한 대단한 브레인들이 모여 있음에도 불구하고 상당히 답답한 이 학술원에서는 3년 동안의 지루한 재조사 끝에 전력선과 여러 암 사이에 아무런 연관이 없다는 최종 결론을 내렸다. 1997년에는 캐나다에서도 범국가적인 연구 결과, 마찬가지로 '연관성 없음'이라는 결론을 내리면서 관 뚜껑에 확실히 못을 박았다.

백악관 과학실(White House Science Office)에 따르면 전력선 전자파 공포의 실체를 파헤치기 위해 든 연구 비용이 총 250억 달러에 달했다고 하는데, 그 돈이면 화성에 유인우주선을 보낼 수도 있지 않았을까 하는 생각이 든다. 아니면 좀더 현실적으로 백혈병 치료법을 개발하거나. 물리학자인 로버트 파크(Robert Park)는 이에 관한 멋진 개관을 2000년에 출간한 『부두교 과학(Voodoo Science)』에서 보여주었다.

사람들이 방사선에 대해 걱정하는 것은 어떤 부분일까? 많은 이들이 방사선이라는 말만 들으면 무조건 전리 방사선인 줄 알고 위험한 부류로 취급한다. 물론 전리 방사선은 원자에서 전자를 느슨하게 만들어버릴 정도로 강력하지만, 대부분의 방사선은 우리 몸을 통과해 지나가버린다. 손전등 같은 가시광선을 몸에 비추었을 때 빛이 차단되는 것과 비교하면 통신 전파와 마이크로파는 인체를 매우 쉽사리 통과한다는 것을 잘 알 수 있다.

전리 방사선도 인체를 통과하기는 마찬가지지만 통과하는 도중에 DNA 분자로부터 전자를 느슨하게 분리시킴으로써 세포 내의 원자에 손상을 줄 수 있다. 자외선은 전리 방사선이어서 지나치게 쬐면 피부암을 유발할 수 있다. 엑스선과 감마선도 전리 방사선이며, 엑스선 검사를 너무 많이 하면 조직암에 걸릴 수 있다. 다행인 것은 전리 방사선 중에서 가장 무서운 종류들은 우주 깊은 곳에서 발생하며, 지구의 대기가 그것들이 지표에까지 닿는 것을 대부분 차단해 준다는 사실이다(물론 오존층의 구멍이 점점 더 많은 UV를 허용하는 것이 문제이기는 하다).

통신 전파와 마이크로파, 적외선과 가시광선은 양이 많아도 세포 손상을 일으키는 전리적인 충격을 주지는 않는다. 이것이 양자물리학의 핵심 속성이다. 특정 에너지의 광자(빛의 입자)만이 충돌하여 전자를 분리시키며, 이런 에너지 종류는 UV 스펙트럼의 상단에 이르기까지는 움직이지 않는다. 광자를 야구공이라고 생각하고, 전자를 길 건너 집의 유리창이라고 생각하면 된다. 통신 전파는 에너지가 약해서 아예 길 건너까지 닿지를 못하기 때문에, 100만 개를 던져도 유리창을 깨뜨릴 수 없다. 반면에 UV, 엑스선, 감마선의 광자는 길 건너까지 충분히 날아갈 힘이 있기 때문에 조만간 창문 뒤에 숨어 있던 집주인 할아버지가 고함을 지르며 잡으러 오는 사태가 벌어진다.

일상에서 마주치는 전리 방사선의 80퍼센트 이상은 자연 상태에서 오는 것이다. 우주공간에서 날아오는 원자의 입자인 우주방사선, 라돈으로 명명된 방사성 기체로부터 나오는 알파와 베타 입자들 등. 그러니 전리 방사선을 피하기란 쉽지 않은 노릇이다. 예를 들어 라돈은 자연 상태의 전리 방사선 중 거의 70퍼센트를 차지하는데, 흙 속의 우라늄이 부식되어 발생하며 공기 중으로 퍼져나가거나 바닥의 틈새로 스며들어 지하실에 모여 있다가 건물 내에 축적되면 건강을 위협하는 존재가 된다. 또 국제선 비행기를 타거나 하여 고도가 2만 5,000피트 이상으로 올라가면 우주방사선에도 어느 정도 노출된다.

이 외에 전리 방사선을 만나는 기회는 의학적 용도로 쓰는 엑스선 촬영 정도이다. 자, 우리는 전리 방사선에 노출되는 것을 지극히 두려워하지만, 80퍼센트는 어찌할 수 없는 부분이다. 물론 여기에 또다른 전리 방사선을 추가하기는 싫다. 우라늄 광산의 광부들은 별다른 보호장치 없이 방사능이 있는 우라늄을 접했으므로 이런저런 암으로 고통받았는데, 처음에는 광부들과 그 가족의 고통스러운 삶과 죽음에 대한 보상이 전혀 없었다.

미국은 2차 세계대전 후 남태평양에서 몇 차례의 핵폭발 실험을 하여 무수한 질병과 죽음을 낳았다. 라돈은 해마다 미국에서만도 수천 명에게 폐암을 안겨주었는데, 전체 폐암 환자 수에 비하면 대단한 비율은 아닐지라도 결코 무시할 만한 수치는 아니다. 그러나 이런 몇몇 경우를 제외하면 보통의 사람들은 연간 전리 방사선에 노출되는 양에 민감하게 걱정할 필요가 없다.

다만 핵에너지로 인한 전리 방사선은 경종을 울리기에 충분하다.

문제는 핵연료 폐기물, 즉 방사능 재를 둘 곳이 없다는 것이다. 일부에서는 '굴뚝이 없는'이라는 말을 붙여 핵에너지가 깨끗하다고 이야기한다. 그런 식으로 말하자면 석탄 매연도 깨끗하다고 우길 수 있다. 굴뚝으로 나오는 연기를 모아서 통 속에 담아두면 되는 것 아닌가. 핵연료 공장에서도 재를 모아서 담아두니까.

그런가 하면 반대편에서는 통에 담아 밀봉한 핵 폐기물이 방사능을 지닌 채 적어도 500년 동안 치명적인 위협을 가할 것이라고 추산하기도 한다. 500년이 아니라 1만 년이라고 햇수를 올리는 이도 있고. 그러나 사실은 그 어떤 것도 500년씩이나 안전하게 보관할 수는 없다. 그 기간이면 제국도 무너진다. 로마와 소비에트연방을 보라. 미국에서는 핵 폐기물 일체를 네바다의 유카산 깊숙이 보관해 둘 계획을 가지고 있다. 그러나 미국이라는 제국이 무너지고 난 뒤에는 누가 그걸 감독할 것인가?

오늘날 핵 방사능에 중독된 사람은 극히 적다. 유출 사고만 없다면, 탄광에서 캐고 때고 하느라 매년 수만 명의 목숨을 앗아가는 석탄보다 핵에너지가 더 안전하다. 그럴더라도 핵이 끼칠 수 있는 해악이 너무 엄청나므로 핵에너지에 관한 두려움은 그리 불합리한 것이 아니다.

그런데 휴대폰의 전자파는 좀 다른 이야기다. 이 경우에는 불합리라는 말을 붙일 만하다. 휴대폰의 방사선은 비전리적인 성질을 띠고 있다. 십대들이나 조깅족들은 늘상 라디오 헤드폰을 끼고 다니지 않는가. 그것에는 누구 하나 신경도 쓰지 않으면서, 주파수만 조금 다를 뿐 똑같은 방사선을 받아서 전달하는 휴대폰에 대해서는 야단법석이다. 휴대폰에 대해 이러쿵저러쿵하는 사이에도 수년 동안 이용자는 꾸준히 늘었고, 그로 인해 앓아눕는 사람도 생기지 않았다. 마치 전자레인지 공포가 떠들썩한 와중에도 사용자가 점점 더 늘어난 것과 마찬가지다.

2000년 12월에 두 건의 굵직한 연구가 거의 동시에 진행되었는데, 『뉴잉글랜드 저널 오브 메디신』과 『미국의학협회지』에 실린 연구 결과는 뇌종양의 위험성이 증가되지 않더라는 것이다. 유럽에서 더 폭넓게, 더 오랜 시간이 걸려 진행된 대대적인 2002년도 연구 결과에서도 마찬가지였다.

미국에서는 (고객 명단을 검토하여) 수백만 명의 미국인이 사용하는 휴대폰에 관한 데이터를 수집하고 그 데이터가 뇌종양의 발병과 어떤 연관성을 갖고 있는지 고찰하는 거대한 규모의 연구가 계획되었었다. 이 역시 한 사람이 소송을 걸지만 않았다면 잘 진행되어 휴대폰이 안전하다는 결과로 끝을 맺었을 것이다. 소송의 이유는 이 연구가 사생활을 침범한다는 것이었다. 참으로 미국에서나 일어날 법한 일이다.

상어는 암에
걸리지 않는다 ··· 상어 연골의 항암효과

　담배라고는 구경도 못해본 상어들도 암에 걸릴 수 있다. 도대체 이런 이야기를 왜 하는 거냐고? 그 이유는 상어의 풍부한 연골조직이 이 피조물을 암으로부터 지켜준다고 생각하는 사람들이 있기 때문이다. 수백만 달러 규모의 상어 연골 산업이 바로 이런 신화의 언저리에서 성장했다. 알약 형태로 판매되는 상어 연골은 암 치료의 대안요법으로 자리잡고 있다. 그런데 이 통념의 비극적 아이러니는 상어도 암에 걸린다는 사실이다. 심지어 연골조직암에까지 걸린다.

　"물속으로 되돌아가는 것이 안전하다고 생각한 순간 (소름끼치는 음악이 나오기 시작하고) 마침내 상어 연골 사냥꾼이 등장한다." 이는 상어가 실제로 견디고 살아야 했던 남획의 세월을 한눈에 보여주는 장면으로서, 상어 입장에서는 그야말로 공포영화의 한 장면과도 같다. 그러다 1992년에 윌리엄 레인(William Lane)이 『상어는 암에 걸리지 않는다(Sharks Don't Get Cancer)』는 책을 쓴 이래로 ─ 이어 1993년에 텔레비전 뉴스 프로그램인 '60분(60 Minutes)'에서 취재하여 떠들어댄 이래로 ─ 상어에게는 또다른 걱정거리가 추가되었다.

사실 영화 「조스」 덕분에 상어는 사람을 잡아먹는 끔찍한 존재로만 알려져 왔고, 그 전 수세기 동안은 아시아의 어부들이 국을 끓일 재료를 얻기 위해 상어를 마구 죽였다. 그들은 지느러미를 잘라내고 남은 몸뚱이는 다시 바다에 쏟아부었다. 그리고 지금은 '건강식품의 정신적 지도자들' 덕분에 상어 연골을 얻기 위해 포획하느라 수많은 상어의 종(種)이 멸종되었거나 그럴 위기에 처해 있다.

참 이상도 하다. 코뿔소의 코를 갈아 최음제로 만들었던 바로 그 사람들이, 열대우림의 마지막 나무 한 그루까지도 마구 베어냈던 바로 그 다국적 기업들이 또다시 아무런 제약도 없이 상어 연골 알약을 만들어내고 있다니 말이다. 그리하여 상어 연골 제제는 상점의 비타민 C 약병들 위 선반에 가지런히 놓여 있다.

연골은 조류와 포유류의 뼈가 맞닿는 부분, 즉 관절에서 쿠션 역할을 하는 부드러운 조직을 말한다. 상어와 그 사촌들인 가오리, 홍어는 뼈가 없고 '뼈대'에 가까운 연골만 지니고 있다는 점에서 다른 동물은 물론 여타의 어류와도 다르다. 연골에는 일정량 암의 성장을 저해하는 화학물질들이 들어 있다. 또한 같은 비율로 상어는 소나 닭과 같은 농장 동물보다 더 많은 연골조직을 지니고 있다. 결국 상어는 연골 채취의 타깃이 되어버린 것이다.

그러나 연골을 정제로 하여 먹는 것이 — 위산으로 철벅거리는 웅덩이에 떨어졌다가 더 나아가 위장을 주욱 통과하는 여행을 기막히게 끝내고 — 암으로 손상된 조직에까지 이르러 마술 같은 효과를 발휘한다는 증거는 어디에도 없다. 게다가 상어 연골의 효능 성분은 혈류에서 흡수하기에는 너무 크므로 계속해서 그냥 흘러갈 뿐이다. 사실 미국연방거래위원회(FTC)에서는 레인연구소-USA 같은 상어 연골 판매업자를 상어 연골의 항암 효과에 관한 확인되지 않은 주장을 한다는 이유로 고소하기까지 했다(여러분이 짐작하듯 연골에 관한 책을 썼던 그 사람의 회사가 맞다).

연골 성분이 적시에 적소에 집중적으로 도달할 수 있다면 혹시 암을 일단 묶어두는 데 효과가 있을지도 모르겠다. 미국국립보건원이 상어 연골에 관한 대대적인 건강 관련 연구를 후원하고 있는 것도 이런 가능성 때문이다. 앞서 이야기한 FTC 소송사건의 결과로 몇몇 상어 연골 판매업자들도 자금 조달에 참여하고 있다. 그러나 지금까지의 연구 결과는 어쨌든 상어 연골이 암 치료에 효과가 없는 것으로 나타난 상태다. 미국국립암연구소(NCI)와 미국암협회(ACS)에서도 상어 연골을 추천하지 않는다. 더러 어디어디서 추천했다는 이야기는 나오지만 실제 추천장을 찾아보기는 힘들다.

또 더러는 상어 연골을 열심히 먹고 말기 암 환자가 회복했다는 얘기도 있지만, 그보다 더한 기적적인 이야기는 세상 어느 분야에나 있다. 암의 완화도 자연현상의 한 부분으로 일어날 수 있다는 이야기다. 하모니카를 불다가 자연치유 현상이 일어나면 하모니카 연주로 암을 치료했다는 이야기가 나오는 것이다. 암을 치료했다고 하는 모든 기적의 원리가 바로 이런 것들이다.

그 모든 것이 어떻게 시작되었을까? 수십 년 전 의사들은 젖소의 연골이 암세포 재생을 억제하는 효능이 있음을 처음으로 알아차렸다. 연골이 혈관을 새로 성장시키는 앤지오제네시스(angiogenesis)를 가로막기 때문이다. 평상시에는 상처를 치유하거나, 특히 임신한 여성이 태아에게 양분을 제공하려면 새로운 혈관이 필요하겠지만, 암과 관련해서는 이야기가 달라진다. 암에 걸리면 일반적인 상황을 무시하고 부득이 새로운 혈관의 생성을 억제할 수밖에 없다. 암세포가 성장을 해나가려면 새로운 혈관이 필요하기 때문이다. 연골의 안티앤지오제네시스 효과는 암세포에게 수분과 양분, 산소를 보내지 않아 굶주리게 하는 작용이다.

다시 한 번 『상어는 암에 걸리지 않는다』 책 이야기로 돌아가보자. 저자는 상어가 암에 걸린다는 사실을 "자주 생기는 일이 아니다"라는 단서를 붙여 인정하고 있다. 그러나 '상어도 가끔은 암에 걸리지만 그래도 이 책을 읽어보라'는 제목으로는 아무래도 인기를 끌지 못할 것이 분명해 보여 하는 수 없이 그렇게 제목을 지었을 것이다. 물론 제목이 어쨌거나 과학자들은 이 책과 제목, 저자의 태도를 두고 이러쿵저러쿵 공격하였으므로 윌리엄 레인도 나름대로 힘든 시간을 보내기는 했다.

레인의 전제는 연골 뼈대를 지닌 상어가 이들 항암 물질을 적재하고 있다는 것이며, 이 때문에 상어가 사람보다는 암에 덜 걸린다는 주장이다. 이 논리에는 두 가지의 중요한 문제점이 있다. 첫째는 연골 속에 있는 안티앤지오제네시스는 암을 저지할 수 있을지 모르지만, 동시에 상처 치료도 지연시키며 '착한' 혈관의 성장까지 모두 방해하게 된다는 점이다. 둘째는 상어도 암에 걸린다는 사실이다. 심지어는 연골조직암에도 걸린다. 어쩌면 상어는 우리가 생각하는 것 이상으로 자주 암에 걸릴 수도 있다. 물론 딱히 어떻다고 말할 문제는 아니다. 상어란 놈들은 암 발생에 대비해 정기검진을 받지 않기로 유명한 족속이니까 말이다.

실제로 상어의 암 발생률이 어느 정도인지를 정확하게 아는 사람은 아무도 없다. 인터뷰에서 레인은 "약 100만분의 1" 정도일 거라고 이야기했지만 그건 비유적인 수치일 따름이다. 자신의 책에서 레인은 죽은 것들을 끌어모으는 기관인 스미소니언 박물관 자료에 입각하여 7,500마리의 상어에서 30개의 종양이 발견되었다고 썼는데, 7,500 중 30이면 환산하여 250 중 하나가 되는 셈이다. 물론 사람이 일생 동안 암에 걸릴 확률인 4분의 1과 비교하면 상당히 양호한 수치이긴 하지만 썩 공정한 비교라고는 할 수 없다. 사람에게서 암이 발생할 확률은 나이가 들어가면서, 또 생활방식과 환경, 사회 경제적 지위에 따라 크게 달라지기 때문이다. 1998년 미국의 전체 암 발생률은 10만 명 당 400명 꼴, 혹은 25명당 한 명 꼴로 나타났는데, 만약 상어가 굶어죽거나 대량학살로 어릴 때 죽지 않았더라면 암 발생률이 사람과 비슷하게 높아지지 않았을까 하는 생각이 든다.

또 상어가 사람보다 암에 덜 걸린다고 해도 흔히 이야기하는 연골의 항암성분이 그 이유는 아니다. 다시 말하거니와 상어는 뼈가 없다는 점이 여타 동물과 다르다. 뼈는 골수의 원천이며, 골수에서는 혈구 및 면역체계를 위해 질병과 싸우는 여러 형태의 세포들을 생산해 낸다. 이 세포들은 뼈 속에서 성숙한 다음 혈류 속으로 방출되는데 그 과정에는 약간의 시간이 걸린다.

그런데 상어의 체내에서는 질병과 싸우는 세포들이 비장, 흉선, 그리고 생식선과 식도에 연계된 조직들에서 생산된다. 또한 질병과 싸우는 세포가 실제로는 혈류 속에서 성숙된다는 것이 연구 결과 밝혀지기도 했다. 그 말은 뭔가 하면, 질병이 들이닥쳤을 때 병사들이 뼈 속의 막사 안에 있는 것이 아니라 혈류라고 하는 들판에서 이미 진을 치고 있다는 뜻이며, 사실 이런 시스템이 상어가 다른 동물들보다 더 건강한 비결일 수도 있다. 물론 알 수는 없는 노릇이다.

문제의 책 『상어는 암에 걸리지 않는다』는, 상어가 4억 년 동안 아무런 변화를 겪지 않고 생존해 왔으며, "잠을 자거나 휴식할 필요가 없는 궁극의 생물학적 기계"라고 하는 혼란스런 이미지를 잔뜩 자아냈다. 그러나 상어도 잠을 잔다. 암 관련한 신화 때 그랬던 것처럼 과학자들은 상어가 매우 독특한 방식으로 잠을 잔다는 사실을 밝혀냈다. 보지 못한 것은 존재하지 않는 것이라고 생각하는 우리의 오만이 이런 오해를 불러일으킨 것이다. 또 오래 생존한 것으로 논쟁을 삼자면 바퀴벌레도 상어 못지않다.

그럼에도 레인은 『여전히 상어는 암에 걸리지 않는다(Sharks Still Don't Get Cancer)』라는 제목의 상당히 의기양양한 속편을 출간했고, 그의 주장에 반대하는 과학적 공격도 계속되었다. 이번에는 뉴스 프로그램 '60분'도 레인을 치켜올려 주지 않고 뒷걸음질쳤다. 1993년에 이 프로그램은 레인을 따라 쿠바로 가서 상어 연골을 몇 주일 먹고 나서 상태가 훨씬 좋아졌다는 말기 암 환자를 취재했는데, 쿠바에서의 이 연구는 멕시코에서의 연구와 더불어 『상어는 암에 걸리지 않는다』에서 많은 부분을 인용하여 완성되었다. 물론 "상태가 좋아졌다"는 말은 "암의 치유"와 같은 의미로 쓰였다. 그러나 뒤이어 미국국립암연구소에서는 쿠바 사례를 재검토한 결과 데이터가 "불충분하며 인상적이지 않다"는 결론을 내렸다(사실 선진국에서 탄탄한 건강 관련 연구가 진행될지라도 우리 입장에서는 상어 연골 연구가 좀더 안정된 환경에서 이루어지지 않는 점에 의문을 표시해야 할 텐데, 왜 하필 쿠바인 걸까?).

암 전문가들은 상어의 운명이라든가 그 연골로 벌어들이는 돈에 대해 별 신경을 쓰지 않는다. 그들의 고민은 암의 확산 속도이다. 조기 발견만 하면 암은 약물로 치료할 수도 있고 수술로 제거할 수도 있다. 그런데도 환자가 이런저런 이유를 대면서 수술이나 약물 치료, 방사선 치료를 모두 거부하고 상어 연골을 먹고자 한다면 그는 죽음의 위험을 무릅쓰는 것이다. 암 치료요법이라고 해서 모두 똑같은 것이 아니다. 개중에는 더 효과적인 요법과 덜 효과적인 요법이 있다. 또한 1970년대에 레이어트릴(laetrile)이라는 이름의 암 치료약으로 맹위를 떨쳤던 살구씨 같은 허위 정보도 있다. 이런 것들은 환자들에게 헛된 희망만 심어주거나, 너도나도 그걸 사겠다고 티후아나로 몰려가게 만듦으로써 그나마 힘든 환자들의 지갑을 완전히 긁어내는 것에 다름아니었다.

미국연방거래위원회의 활약 덕분에 상어 연골을 함유한 건강보조식품에 어떤 형태로든 암에 관한 언급을 하는 것은 불법이 되었다. 적어도 미국에서만큼은. 그간 상어 연골은 만병통치의 영약처럼 선전되기도 했다. 길거리 매매에서 상어 연골이 암을 공격한다는 말이 나왔으며, 그것이야말로 『상어는 암에 걸리지 않는다』가 획득한 성과이자 구전광고의 진정한 힘이었다. 어쩌면 연골이 암 치료에서 대단한 희망을 약속하는 것일 수도 있겠으나 더 많은 연구 결과로 명확한 근거가 제시되어야 한다. 그런데 문제는 우리 모두가 진득하게 미국국립보건원의 결과를 기다릴 여유가 없다는 것이다. 암에 효과만 있다면 그게 무엇이든 저 지독한 화학요법보다는 나을 것 같기 때문이다.

이런 식으로 하면 또다른 동물, 예를 들어 대장암을 저지시켜 줄 것 같아 보이는 북극곰 등을 치료약의 리스트에 올려놓는 일은 시간문제다. 북극곰의 고지방 저식이섬유 식단이야말로 인간들에게는 거의 쥐약 수준인데, 그런데도 이 동물들이 암에 걸리지 않으니 말이다. UDCA라고 하는 천연의 산성 물질은 북극곰의 체액에는 고농도로 함유되어 있으나 사람에게서는 드물게 발견되므로 이것이야말로 대장암을 막는 물질이 아니겠나 하고 충분히 생각할 법하다는 것이다. 과연 과학자들은 이 성분을 목하 연구 중인데, 다행히 그러느라고 북극곰을 죽이지는 않는 모양이었다. 그런데 대장암 때문에 북극곰을 검사하면서 이 동물들을 다치지 않게 하려면 어떻게 해야 할까? 대답은 '매우 조심스럽게 다루기' 이다.

돌연변이에 관한 오해 ... 유전자와 미래의 건강

긴장된다고? 어머니나 아버지가 간암으로 돌아가셨으니 내게도 그런 일이 꼭 일어날 것만 같다고? 그러나 질병이 유전되는 일은 흔치 않다. 기껏해야 다른 사람들보다 그 질병에 걸리기가 약간 더 쉽다는 정도이다. 이를 바꿔 말하면 질병의 유전자를 지닌 이들은 발암물질이나 기름진 음식이 몸 안으로 밀려들어오면 이 물질들의 유해한 작용과 싸우느라 다른 사람보다 조금 더 힘든 시간을 보낸다는 뜻이 된다. 이걸 무슨 형벌을 받은 것처럼 생각할 일은 아니라는 것이다. 유전자라는 것은 21세기의 희생양이나 마찬가지이므로.

미국에서 죽음을 부르는 요소 '탑 10'으로 꼽히는 것은 무엇일까. 1위 심장혈관질환, 2위 암, 3위 심장발작, 4위 기관지염-폐기종-천식, 5위부터 10위까지가 사고, 유행성 폐렴, 당뇨, 자살, 신장병, 간질환이다. 그러나 어느 질병이든 그 발병률은 예외 없이 나이, 인종, 성별과 깊은 관련을 맺고 있다. 대도시에 사는 젊은 흑인 남성이 심장발작보다 총격으로 사망할 확률이 훨씬 높은 것처럼. 자궁경부암은 백인 미국인보다 베트남 이민자들 사이에서 5배나 높게 나타난다.

살펴보면 위의 10가지 요소들은 대체로 예방이 가능하거나 발생 위험을 대폭 줄일 수 있는 것들이다. 특히 젊은이들 사이의 폭력에 의한 사망은 말할 나위가 없다. 그런저런 경우를 빼고 나면 암 중에서도 가장 드문 경우만이 순수하게 유전에 의한 것이다. 예를 들어 미국국립암연구소 통계에 따르면 보통의 미국인들은 누구나 일생 동안 대장암에 걸릴 가능성이 5퍼센트라고 한다.

물론 가족성 용종증(FAP)이라는 유전적 질병에 걸린 사람에게는 대장암이 거의 확실히 나타나기는 한다. FAP를 지닌 이들의 결장과 직장 내에는 수백 개에서 수천 개에 이르는 잠재적인 암성 용종(polyp)들이 있다. 이 용종들은 50 중 1의 꼴로 암으로 발전하는데 용종의 수가 많을수록 상황이 더 나빠진다. 통계적으로 보면 100만 명 중 한 명이 FAP를 지니고 있으며, 전체 대장암 환자의 0.1퍼센트가 FAP에서 비롯된다. 운동이나 식이요법, 그 외 어떠한 좋은 섭생으로도 FAP가 암으로 발전하는 것을 막지는 못한다. 그나마 다행인 것은 요즘 대장내시경이 매우 발달하여 용종이 암으로 진행되기 전에 찾아서 제거할 수 있는 확률이 높아졌고, 셀레콕시브라고 하는 약을 써서 COX-2라고 불리는 유전자를 통제함으로써 암으로 변할 가능성이 있는 용종을 제거하는 데 도움을 받을 수도 있게 되었다.

전세계 인구의 99퍼센트를 차지하는, FAP가 없는 사람들은 건강한 생활습관만으로 대장암의 위험을 엄청나게 줄일 수 있다. 물을 많이 마시고(하루 2리터 이상) 육류 섭취를 줄이면 5퍼센트의 발병률이 1퍼센트대로 떨어진다. 5년 간격으로 대장 검사를 하기만 해도 40대 이후의 발병률은 더욱더 줄어든다. 다른 암과는 달리 대장암은 용종 상태로 존재하다가 암으로 발전하는 데 꽤 오랜 시간이 걸리기 때문이다. 이런 이유로 대장암은 피부암과 더불어 예방이 가장 확실한 암으로 꼽힌다.

건강 전문가들은 대장암으로 죽을 이유가 하나도 없다고들 말한다. 그런데도 실제로는 폐암에 이어 미국 내 암 사망률 2위를 차지하는 것이 대장암이다. 찰리 브라운 주인공의 만화영화 「피너츠(Peanuts)」의 작가인 찰스 슐츠(Charles Schulz)도 대장암으로 목숨을 잃었다. 그러나 부모나 친척들 중에 대장암으로 사망한 사람이 있다고 해서 '나도 그럴 것'이라는 생각은 할 필요가 없다. 고위험군에 속한다는 말의 진짜 의미는 '다른 사람들보다 발병 확률이 좀더 높다'는 말이다. 그럴수록 부지런을 떨어서 육류를 적게 먹고 자주 검사만 하면 된다. 실제로 대장암에 걸린 사람들을 조사해 보면 가족력이 없는 사람들이 더 많아서 의아할 정도이다.

지금 우리는 죽음을 부르는 10가지 목록을 작성해 두고 하나씩 유전 요인들을 제거해 나가는 작업을 하고 있다. 우리 세대의 많은 아버지들은 심장발작이나 동맥경화로 세상을 떠났다. 아마 이 분들 중 많은 수가 아침마다 베이컨 기름으로 장을 채웠을 것이 틀림없다. 식사가 수명에 미치는 영향에 대해 별로 걱정하지 않고 살던 시대였으므로 기껏해야 65세까지 산 사람이 무척 많았다. 나 자신을 포함하여 우리 중 많은 이들은 유전적으로 높은 콜레스테롤 수치와 동맥 내에 지방질의 작은 덩어리가 쌓일 소인들, 즉 심장혈관질환의 전조들을 지니고 있다. 또한 나 자신을 포함하여 우리 중 많은 이들에게는 심장질환 때문에 마흔아홉 나이로 세상을 떠난 조부와, 같은 이유로 예순두 살에 돌아가신 아버지가 있다.

그렇다고 하여 유전자가 우리의 운명을 결정하지는 않는다. 저지방 및 야채 위주의 식단(그렇다고 채식주의자가 되란 소리는 아니다)에다 가벼운 운동을 곁들이면 심장혈관질환과 관련된 위험 요소들, 이를테면 높은 콜레스테롤 수치와 고혈압 등을 극적으로 줄일 수 있다는 것이 그 움직일 수 없는 증거다. 유전적 소인이 어떻든 상관없다. '나쁜 심장'의 유전자를 가졌다는 말은 '다른 사람보다 좀더 조심해야 함'을 뜻할 뿐이다.

대장을 포함하여 폐, 전립선, 유방을 공격하는 일반적인 암의 유전 형질들은 흡연이나 고지방 및 고염식이, 나태함, 직업재해, 건강관리에의 접근성 등의 환경적 요소들보다 훨씬 비중이 적다. 뇌졸중은 뇌에서 일어나는 심장혈관질환에 가까우므로 그 예방 또한 비슷한 방법으로 가능하며, 기관지염과 폐기종에 의한 사망은 유전이 아니라 흡연과 넓고 깊은 관계를 맺고 있다.

천식 같은 경우도 얼핏 유전적인 것처럼 보이지만 실제로 그 이유를 정확히 아는 이는 없다. 요즘 아이들이 옛날보다 천식에 더 자주 걸리는 걸 두고 전문가들은 공기 오염을 원인으로 지적하기도 하지만 현재의 공기는 과거 300년을 통틀어 그 어느 때보다 깨끗하다. 먼지와 벼룩, 설치류, 짐승의 배설물, 요강, 매연, 벽난로의 미립자 등을 열심히 처리해 왔기 때문이다. 게다가 각 가정은 더 깨끗하다. 또 에어로빅 운동을 하면 폐 기능이 강화되고 천식으로 죽을 확률이 대폭 낮아진다. 유전에 상관없이.

계단에서 떨어지거나 빨간 불에 도로를 건너다가 달려오는 차에 치이는 일 등의 사고는 '서투름'이나 '어리석음'의 유전에 영향받지 않고도 산뜻하게 예방할 수 있는 일들이다. 또 인플루엔자나 폐렴에 걸릴 고위험 유전인자라는 것은 없다. 이 질병들은 바이러스와 세균 때문에 걸리니까 그럴 수밖에. 다만 나이가 많고 취약한 면역체계를 지닌 사람들(인체면역결핍바이러스HIV 보균 환자들과 화학치료를 받고 있는 암 환자들 같은)은 인플루엔자와 폐렴으로 죽을 확률이 가장 높다, 당연히.

제2형 당뇨병은 1999년 이래 미국에서 3분의 1씩 발병률이 높아졌고 다른 산업국가에서도 상승하고 있는 추세다. 대략 미국인 1,600만 명이 이 질병을 앓고 있고, 1,000만 명 정도는 발병 위험에 노출되어 있다. '연소자형 당뇨병'이라고도 하는 제1형 당뇨병은 부분적으로 유전이 원인이며 전체 당뇨병 환자의 5퍼센트 정도를 차지하는 데 비해, 성인기 발증형 당뇨병이라고 불리는 제2형은 유전과는 무관하며 오로지 식이나 비만과 관련이 있다. 보통은 40세 이상의 성인에게 나타나지만 해마다 체중이 불어가는 아이들에게서도 드물게 나타나 청소년기에 이르기 전에 성인형 당뇨병에 걸리는 경우도 더러 있다.

미국국립당뇨병·소화기·신장질환연구소(NIDDKD)에서는 2001년 8월에 조심스러운 생활양식 — 저지방식으로 먹고, 하루 30분씩 걸으며, 체중을 얼마간 줄이는 것 — 이 당뇨병에 걸릴 위험에 처한 사람들의 반 정도를 안전선 안으로 끌어들일 수 있다고 선언했다. 실제로 이런 식으로 생활을 바꾸면 당뇨병 예방약인 메트포르민을 섭취하는 것보다 훨씬 더 나은 결과를 이끌어낼 수 있다. 하버드의 연구진들은 『뉴잉글랜드 저널 오브 메디신』 2001년 9월호에 제2형 당뇨병의 91퍼센트가 생활태도에서 비롯된다는 내용의 보고서를 발표했는데 문제의 생활태도는 역시나 흡연, 비만, 운동 부족, 빈약한 식단 등이다.

놀랄 만큼 흔하면서도 늘 비극을 양산하는 자살도 아주 약하게는 유전과 연관되어 있으나 정신건강이라는 것은 교우 관계, 직업의 만족도, 사회활동, 신앙생활, 약물이나 술을 절제하는 등의 긍정적인 사회적 요인들에서 얻을 수 있다.

신장과 간의 질병 또한 어느 정도는 유전적인 소인을 가지고 있으나 유해한 근무환경이나 빈약한 식단에 노출되는 식의 환경적 요인이 훨씬 더 큰 원인으로 작용한다. 특히 알코올중독이야말로 간질환의 일등공신이다. 혈액은 간을 지나면서 걸러져 유해한 화학물질이 해독되고, 신장을 통과하면서 또다시 일부 화학물질이 제거되어 소변과 함께 배출된다. 독소(공업용 용매, 독성이 있는 약초와 음식물, 수은과 같은 중금속)의 유입은 이런 장기들을 제압하여 제 기능을 하지 못하도록 손상시킴으로써 결국 죽음으로 이끌 수 있다.

알츠하이머처럼 두려움의 대상이 되는 질병도 예외가 아니다. 알츠하이머 환자들 중 5에서 10퍼센트만이 부모에게서 유전된 경우인데, 이런 사람들은 대개 서른에서 마흔살 정도에 이미 발병한다. 근위축성 측삭(側索) 경화증(ALS 또는 루게릭병)은 10만 명 중 한 명 꼴로 생기는데 이들 중에서도 5에서 10퍼센트만이 유전적인 돌연변이의 희생자이다. 그렇지 않은 경우에는 모두가 질병이 무작위로 침투하는 것이며, 대개는 신경전달물질인 글루타민산의 과다와 관련되어 있다.

파킨슨씨병은 500명 중 한 명에게서 생기는 병으로, 유전적인 소인은 없는 것으로 알려져 있으며 사실은 그 원인 자체가 밝혀지지 않았다. 다발성경화증(MS)은 1,600명 중 한 명에게서 발견되는데 수명과 크게 관련되지는 않고 다만 적도에서 멀리 떨어진 지역일수록 더 흔하게 나타난다. 위도상 최북단과 최남단에서 가장 발병이 잦다.

이렇듯 유전이란 것이 질병과 연관이 있기는 하지만 그 정도가 어느 만큼인지는 알 수가 없다. 실제로 MS는 어쩌면 지역적 특성에 더하여 바이러스와 비슷한 유기체가 병인일 수 있다.

다만 희귀병은 유전적 요인임이 확실한 경우가 왕왕 있다. 우디 거스리(Woody Guthrie, 미국의 컨트리·포크가수, 작곡가 – 옮긴이)가 걸렸던 헌팅턴무도병은 염색체 #4의 유전자 하나에 결함이 있어서 대물림된 것이었다. 이 비극적인 뇌 소모성 질병은 100만 명 중 한 명에게 나타난다. 그러나 이들 진행성 질병들이 비극적이라 해도 실제로 병이 생길 위험은 적으며, 치료법 또한 나날이 발전하고 있으니 불행 중 다행이다.

특정 질병을 야기하는 유전자에 관한 과학 연구는 분명 매우 숭고한 프로젝트이다. 그러나 한편으로는 막대한 돈을 들이는 어리석은 짓이라는 느낌도 없지는 않다. 만에 하나 비만을 제어하는 유전자를 찾아냈다고 하더라도 그렇다. 마구 먹어대고 전혀 운동하지 않은 채 가만히 앉아서, 몇 년씩 누적된 잘못된 생활습관을 알약이 다 해결해 주리라고 믿는 풍조만 만연하게 되는 것은 아닐까 하는 불길한 예감이 드는 것이다. 지금도 그렇지 않은가. 식이요법과 운동이 콜레스테롤 수치를 낮춰줄 수 있음을 충분히 알면서도 스타틴 등의 약물에 의존해 마법 같은 효과나 기대하는 사람이 얼마나 많은가 말이다. 애꿎은 간에 무리를 주면서.

마찬가지로 식이요법과 운동이 메트포르민보다 당뇨병의 발병 확률을 줄이는 데 훨씬 더 효과적이라는 걸 알면서도 부작용이 우려되는 저들 약물에 더 의존하지 않는가. 해결 방안을 과학에서만 찾는 것이 능사는 아니다. 많이 배웠다는 이들조차 아유르베다 내지는 대체의학으로서의 아로마테라피의 세계로 들어가는 모험을 감행하고 있으니, 결국 마술이 펼쳐지기를 바라는 것에 다름아니다.

그러나 이 모든 것에도 불구하고 우리는 왜 어떤 사람들 — 게놈 단계로 끌어내려서 보았을 때 — 은 다른 사람들보다 질병에 대한 저항력이 더 강한가 하는 부분에 관한 지식으로부터 힌트를 얻을 수밖에 없다. 그리하여 실제적이고 신뢰할 수 있는 예방, 그리고 유전자 치료가 결합된 해법을 통해서 우리 모두가 건강하게 오래 살 수 있다면 그야말로 얼마나 멋진 일인가.

흑사병은
살아 있다 ··· 인류의 재앙

흑사병은 중세의 류트(현악기의 일종 – 옮긴이)나 벌꿀술과는 달리 소멸의 길을 걷지 않았다. 미국질병통제예방센터에 따르면 지금도 해마다 미국에서만 20여 건이 발생하며 전세계적으로도 매년 수천 건의 페스트가 창궐한다고 하니 말이다. 페스트는 세계보건기구의 국제보건규정에 따르게 되어 있는 세 가지 질병 중 하나이다. 오늘날에도 페스트의 갑작스러운 창궐은 순식간에 수만 내지 수십만의 사람들을 경고 한마디 없이 공격할 수 있기 때문이다. 즉 페스트의 발생 가능성은 여전히 존재하며, 지금껏 개선된 것이라고는 억제와 생존율을 높였다는 정도이다. 감염된 이들 중 85퍼센트가 항생제 덕분에 살아남을 수 있게 됐으니까.

저 악명높은 흑사병은 1347년과 1352년 사이에 가장 위세를 떨쳐, 이 병에 걸린 유럽인들 거의 전부를 몰살시켰다. 대략 2,500만 명이라고도 하고 전체 유럽 인구의 3분의 1에 해당하는 인명이라고도 한다. 그런데 더 무시무시한 것은 몽골에서 처음 창궐한 이 질병이, 1330년 무렵 중국 무역항을 중심으로 번져나가 유럽에까지 이르기 전에 이미 아시아에서만 3,000만 명의 인명을 앗아갔다는 사실이다. 무역선에 서식하던 쥐가 이 질병을 이탈리아의 항구로 퍼뜨렸고, 거기서부터 육로를 타고 전 유럽으로 퍼져나갔다.

물론 이것이 역병의 창궐로서 처음은 아니었다. 페스트로 알려진 이 질병은 인류의 태동기부터 존재했던 것으로 보이며, 로마제국의 몰락 직후에는 그 파괴력이 마치 중세의 흑사병과 같은 정도로 엄청나서 숱한 인명을 철저히 유린하기도 했다. 사실 로마는 영광의 시절에도 최소한 열 번 이상 페스트의 창궐로 고통받은 비운의 제국이기도 하다.

선(腺)페스트, 대역병, 흑사병은 감염되면 일주일 내로 사람의 목숨을 빼앗는 이 끔찍한 질병의 다른 이름들이다. 희생자들은 고열과 정신착란에 시달리며, 서혜(鼠蹊) 임파선종이라 불리는 림프절의 부종으로 툭하면 염증 부위가 터져 피고름이 새어나오기 일쑤다. 검은 반점이 전신을 뒤덮고, 손가락과 발가락이 괴저 — 혈류의 결핍에 의해 조직 괴사로 부패되는 것 — 로 인해 검게 변한다.

이런 질병의 양상은 신체의 어느 부위에 주로 영향을 미치는가의 차이는 미세하게 있지만 그 원인균은 하나다. 바로 예르시니아 페스티스(Yersinia pestis)가 그것이다. 이 병원균은 쥐로 대표되는 설치류에 기생하는 벼룩에 의해 퍼뜨려진다. 쥐야말로 역사를 통틀어 페스트의 가장 끔찍한 운반자였다. 페스트균은 이들 설치류의 몸에 붙어사는 벼룩의 배에서 세대를 이어나갔으며, 감염된 벼룩은 시시때때로 사람 또는 사람이 애지중지하는 애완동물을 물어댔다. 쥐가 서식하는 곳 가까이 살거나, 특히 쥐가 떼죽음을 당해 벼룩들이 다른 숙주를 찾느라 사방으로 흩어졌을 때 이런 일은 빈번하게 일어났다.

개들은 아무 탈이 없어 보인다. 이 동물의 면역체계는 페스트에 맞서서 '이기는 전쟁'을 한다. 사람과 고양이는 그런 면에서는 운이 없다. 사람은 감염된 벼룩에 직접 물리기도 하고, 감염되어 죽은 짐승을 다루기도 하고(주로 갓 잡은 다람쥐나 토끼를 손질하는 사냥꾼들), 감염된 고양이의 재채기를 통해 그 침을 흡입하기도 하고, 다른 사람의 체액을 통해서도 페스트균과 접촉할 수 있다. 물론 네 번째 시나리오는 가능성이 매우 희박하기는 하다. 미국질병통제예방센터에 따르면 1924년 이래 페스트균이 사람과 사람 사이에서 전이된 경우는 한 건도 보고되지 않았다고 한다. 그렇더라도 페스트가 창궐하는 기간에는 사람끼리의 전이 또한 매우 심각한 경로가 될 수 있다.

최초라고 알려진 페스트의 창궐 — 전세계적으로 유행한 전염병의 의미로 — 은 6세기에 일어났는데, 중앙아프리카에서 시작되어 지중해 일대와 그 너머 지역에서 1,000만 명의 목숨을 앗아갔다. 중세의 흑사병은 처음 5년이 가장 치명적이었다고 볼 수 있지만, 역사가에 따라서는 이후 세간의 관심이 사라진 뒤에도 수백 년 동안 여파가 지속되면서 사람이 사는 곳 어디나 휩쓸다시피 했다는 주장도 펼친다.

가장 최근의 페스트 창궐은 중국 북부지방에서 시작되어 1894년까지 홍콩과 광둥을 강타했으며, 들고남이 활발한 이들 항구에서 각 대륙으로 빠르게 번져나가 세기말까지 적어도 수백만의 사람들을 죽음으로 몰아넣었다. 인도 한 나라에서만 600만 명의 인명 손실을 기록하기도 했다. 교활하게도 이 최근의 페스트는 그때까지 페스트 안전지역으로 여겨지던 아프리카와 아메리카의 지방들로 예르시니아 페스티스 박테리아를 옮겨다주는 역할을 했고, 박테리아는 이들 지역의 벼룩·설치류 개체군에 정주했다가 계속해서 우리가 오늘날 맞닥뜨리는 소소한 유행의 원천이 되고 있다.

과학자들은 유럽과 오스트레일리아에서는 현재 페스트균이 사라졌다고 믿고 있다. 북미에서는 태평양 북서부와 로키산맥 동부의 대초원 전역, 북쪽으로는 브리티시컬럼비아와 캐나다의 앨버타에 이르는 지역에서 설치류 — 토끼, 다람쥐, 쥐들이 대부분인 — 의 몸에 사는 벼룩에 페스트균이 잔존하고 있다. 뉴멕시코와 북부 애리조나의 아메리카 원주민 보호거주지 인근에서는 드문드문 사람들이 감염되기도 한다. 1924년, '도시'에서의 페스트 유행 중 마지막을 기록한, 로스앤젤레스에서의 페스트 발발은 감염된 사람 서른세 명 중 서른한 명의 목숨을 앗아갔다. 이 도시는 질병의 확산을 막기 위해 검역 격리되는 고역을 치렀다.

지금 대역병은 그저 휴식하고 있을 뿐일까? 페스트가 잠에서 깨어나면 다시 한 번 인류는 수백만 명의 목숨을 고스란히 내놓아야 할까? 대답은 '그렇다'이다. 특히 개발도상국의 붐비는 도시들이 요주의 지역이다. 문제는 페스트가 너무 빠르게 퍼져 일주일도 되지 않아 사람들을 죽일 수 있다는 것이다. 치료를 할 수는 있지만 약품이 제 시간에 환자에게 투여될 수 있는가가 관건이 될 것이다. 예방 백신도 나와 있기는 하나 그 효과가 확실히 입증된 단계는 아니며, 더구나 필요한 이들에게 충분히 공급될 만큼의 양이 확보되어 있지도 않다.

개발도상국에서 페스트가 발생했을 때 선진국이 늑장 대응을 하기라도 하면 수백만 명이 죽을 수도 있는 상황이다. 1994년 최후의 대규모 창궐이 인도에서 일어났을 때에는 불행 중 다행으로 300명 미만의 희생자를 내는 것으로 사태가 마무리되었다. 그 전해에 1만 명의 희생자를 기록한 지진이 발생했을 때 재난구제 요원들이 제공한 무료급식을 먹은 그 지역의 쥐들에게서부터 페스트가 옮겨진 것이 원인이었다.

뭐니뭐니해도 페스트는 쥐로 인한 질병인 것이 분명하다. 그래서 케임브리지대학의 두 과학자는 쥐의 입장에서 상황을 바라보는 연구를 시작했다. 이들 매튜 킬링(Matthew Keeling)과 크리스 길리건(Chris Gilligan) 박사는 페스트가 무슨 이유로 수십 년, 심지어 수세기 동안이나 휴면 상태로 잠복하는 것처럼 보이는지를 밝히기 위한 모델을 개발했다. 예를 들어 1590년 무렵 런던에서의 페스트 창궐 때 1만 명이 넘는 생명이 희생되었다가 이후 15년간은 아무 일 없이 조용히 흘러가고, 1605년 무렵 3만 명이 넘는 인명이 희생되었다가 또 조용해지고, 그러다 1625년 무렵에 다시 3만 명 이상이 목숨을 잃은 후 다시 조용해지고, 그후 1640년 무렵 1만 명의 희생이 따르고 했다는 식의 모델이다. 결국 이 질병(즉 병원균)은 사람들이 죽거나 말거나 계속해서 살아간다는 결론이 나왔다.

페스트는 역병에 걸린 쥐 안에 1,000년 동안 숨어 있다가 때때로 대대적인 숙청을 감행한다. 쥐 페스트의 창궐 기간 동안 이 조그만 녀석들도 95퍼센트 이상이 죽는다. 살아남은 놈들은 질병에 맞서 싸우는 저항력을 개발하여, 페스트균을 지닌 벼룩이 제아무리 피를 빨아도 죽지 않는다. 그런 녀석들이 짝짓기를 하면 그 자손은 태생적인 저항력을 지니고 태어나며, 간혹 저항력이 없는 놈들이 태어나면 그것들은 죽고, 기생하던 벼룩은 다른 놈에게로 폴짝 옮겨간다.

비록 해가 거듭될수록 더욱더 많은 쥐가 페스트에 대한 저항력을 지니게 되어 생존을 위한 면역기능을 갖게 되지만, 동시에 더 많은 쥐가 죽기도 한다. 페스트가 창궐하면 저항력이 없는 쥐는 일거에 청소되다시피 하고, 그 때문에 허기가 진 벼룩들은 피를 빨 수 있는 다른 대상을 찾아 고양이, 개, 사람에게로 폴짝거리며 옮겨간다. 그렇게 해서 페스트가 '사람'들을 공격하게 되는 것이다. 그러므로 쥐를 잡는 것은 아무 효과가 없다. 오히려 벼룩에게 더 빨리 다른 숙주를 찾아

옮겨가도록 밀어주는 결과밖에 되지 않는다.

그래서 킬링과 길리건은 쥐의 개체 수를 어느 정도만 낮춰서 유지시키자고 이야기한다. 사람들에게 페스트가 발생했을 때 쥐의 개체 수를 지나치게 억제하면 역병의 만연을 재촉할 뿐이라는 것이다. 미국질병통제예방센터에서도 쥐가 아니라 벼룩의 박멸을 주장하고 있으며, 개와 고양이에게는 목줄을 매라고 권장하고 있다.

이탈리아의 저술가 조반니 보카치오는 중세 흑사병이 한창이던 때에 살았는데, 페스트 희생자들에 대해 이렇게 묘사했다 "점심은 친구들과 먹고, 저녁식사는 천국에서 자신들의 조상과 함께 했다." 페스트의 무서운 진행 속도와 참담함을 한마디로 나타낸 기막힌 구절이다.

지금 우리에게 다행인 점은 최소한 이 역병의 원인을 알고 있다는 것이다. 또한 이것은 페스트가 왜 세계적인 규모로 창궐하는지에 대한 이유이기도 하다. 보다 중요한 것은 예르시니아 페스티스가 무엇인지를 알아야 이것을 다스리는 데 따르는 부담감이 훨씬 줄어들 것이라는 점인데, 이런저런 이유로 세계보건기구에서는 페스트에 관한 감시의 고삐를 늦추지 않고 있다. 페스트로 확인된 발병 사례는 무조건 24시간 내에 이 기구에 보고되며, 감염 지역을 오가는 여행자들에게 매우 엄격한 검역 기준을 적용하는 등의 감독도 철저히 실시하고 있다.

지금도 미국 남서부 지방 사람들이 상대적으로 쉽게 페스트에 걸린다는 사실은 분명하다. 흑사병은 실재한다. 살아서 우리 몸을 잠식한다. 그러면 우리는 페스트에 벌벌 떨어야 할까? 뉴멕시코로 캠핑을 가서 설치류를 만지고 돌아와 몸이 아프기 시작했는데도 일주일이나 병원을 찾아가지 않고 꾸물거리기 전까지는 그리 걱정하지 않아도 된다. 그러면 흑사병은 지구상 존재해 온 최악의 질병일까? 아마 그렇지는 않을 것이다. 페스트가 일으킨 최악의 사태는 일 년에 500만 명의 인명을 살상한 것인데, 1918년에 유행한 스페인독감은 무려 2,500만 명의 목숨을 앗아갔으니 말이다. 게다가 독감 인플루엔자는 흑사병보다 다시 유행할 확률 또한 훨씬 높다.

| 3장 |

내 몸의 절충주의

"우리는 네 무던한 몸이 기어이 이의를 제기할 때까지 너의 방심을 참아왔다."
— 찰스 램(1775-1834)

인간의 몸에 대한 우리의 생각은 무수한 원천에서 비롯된다. 항간에 전해 내려오는 일화나 전설은 물론이고 근거 없는 속설들도 그 원천의 일부를 차지한다. 개중에는 오래된 것도 있고 새로운 것도 있다. 또 우리는 바이러스가 어떻게 신체의 방어 시스템에 침투하는지 등의 조그만 일들에 대해 제법 잘 이해하고 있다. 그리하여 눈에 보이지는 않으나 치열하게 벌어지고 있을 그들의 전투를 머릿속으로 그릴 줄 앎으로써 의학과 비타민이 아군이 되어줄 수 있다는 사실도 깨닫게 되었다.

그런데 스케일이 커지면 문제가 달라진다. 예컨대 혀에 느껴지는 맛이라든가 인종 문제라든가 두뇌의 크기에 대한 이슈 등과 맞닥뜨리면 아주 분명한 사실도 쉽사리 놓치고 만다. 나무를 보지 못하고 숲만 보거나, 몸 자체를 뒷전으로 두고 세포만 쳐다보는 격이 되어버리는 것이다.

뇌에 대한
90퍼센트의 오해 ··· 두뇌의 활동

 우리는 평생 동안 뇌의 10퍼센트밖에 쓰지 못한다는 말을 종종 듣는다. 정말로 뇌는 미개발의 원천이 무한히 쌓여 있는 걸까? 그처럼 불가해한 힘을 지니고 있을까? 적어도 불가해한 힘에 관한 한 그렇고 말고이다. 당장 길거리에 나가 보면 이 사실을 증명하는 숱한 휴대전화 통화를 얻어들을 수 있다. 언젠가 어린 숙녀가 친구와 통화하면서 발 언저리를 깡충깡충 뛰어다니는 '갈색 새끼 비둘기'에 대해 어쩌고 저쩌고 하는 말을 들은 기억이 난다. 그 새는 참새였다.
 내가 보기에 그녀는 '새끼 비둘기'를 묘사하는 일에 거의 100퍼센트에 가깝게 뇌를 쓰고 있었다. 시신경이 그 작은 갈색 새에 관한 이미지를 뇌의 전달기지인 시상(視床)을 경유하여 뇌 뒤쪽의 시각령으로 전달하고 있었고, 그녀 귀 속의 와우신경은 친구의 알맹이 없는 수다가 내는 소리 자극을 뇌간과 시상을 통과하여 최종적으로 뇌의 베르니케 영역에 있는 언어로 번역해 줄 청각령으로 전송하고 있었다.
 기억이란 것이 원체 해마상 융기와 편도선에서 대뇌피질에 이르기까지 뇌를 관통하여 폭넓게 퍼져 있으므로, 그 어린 숙녀분이 도심을 뛰어다니는 작은 갈색 새가 참새가 아니라 새끼 비둘기라는 잘못된 정보를 어디서 입수했는지는 분명치 않다. 확신할 수 있는 사실은 그녀가 휴대폰을 들고, 고개를 돌리며, 무의식적으로 귀여운 청년을 곁눈질하며, 그러면서도 서서 숨을 쉬느라 뇌간에서는 끊임없이 소뇌와 대뇌피질의 운동 작용 명령을 근육으로 중계해 주고 있었을 것이라는 점이다. 그 동안 시상하부는 그녀의 체온을 조절해 주고 있었을 테고. 어쨌거나 그녀의 뇌로서는 바쁜 시간이었다.

우리의 앳된 조류학자께서 휴대전화 통화에 뇌를 100퍼센트 동원한 것이 아닐 수도 있다. 운동을 한다고 해서 몸의 근육계를 100퍼센트 이용하는 사람은 역시 없으니 말이다. 어쨌든 그녀는 적어도 뇌를 10퍼센트보다는 훨씬 많이 쓰고 있었다. 더욱 중요한 것은 그녀가 이튿날 아침 새끼 비둘기와 귀여운 청년에 대한 꿈에서 깨어났을 때쯤에는 뇌 속을 다 비워버렸을 것이라는 사실이다. 뇌 전체와 뇌신경의 많은 부분이 워크아웃을 해버렸을 것이라는 이야기다.

자, 뇌를 어떻게 이용할 것인가 하는 것은 각자의 소관이다. 『전쟁과 평화』를 읽을 수도 있고, 텔레비전의 짝짓기 프로그램을 볼 수도 있다. 짝짓기 쇼가 차원 높은 활동에 쓰여야 할 두뇌의 잠재력을 낭비한다는 논란이 있기는 하다. 하지만 그 누구도 뇌의 90퍼센트가, 개발되지 않은 유정(油井)이 솟구쳐오르려 예정 없는 세월을 기다리듯, 그저 잠재의식 속에 묻혀 있다고 단정할 수는 없는 일이다.

'10퍼센트 뇌'의 속신(俗信)은 최소한 100년, 혹은 심원한 명상의 가르침과 내적인 힘의 극대화라는 측면에서 보면 그보다 더 오랜 역사를 지녔다. 굼뜬 두뇌를 가졌다는 말을 결코 들어본 적 없는 알베르트 아인슈타인이, 비틀어 말하는 것이 대단한 재능인 양 으스대는 어느 기자에게 자신의 천재성은 뇌를 10퍼센트 이상 써왔기 때문이라고 말했던 것도 이 속신에 힘을 실어주었다. 그러나 이 이야기는 확인된 것이 아니다.

브리티시컬럼비아에 있는 사이먼프레이저대학의 신경학자 배리 베이어스타인(Barry Beyerstein)은 저서인 『마음의 신화(Mind Myths)』에서 "뇌의 10퍼센트만 쓴다는 속신은 어디에서 온 것인가"라고 하여, 이 속신의 유래를 본격적으로 파헤치기 시작했다. 그가 찾아낸 것은 1930년대의 뇌 연구 문헌 중 「침묵의 피질」이라는 자료와, 마찬가지로 오해의 씨앗이 될 만한 내용으로 가득한 1800년대의 문헌들이었다.

19세기는 육체적, 생물학적 세계에 관한 우리의 이해가 괄목할 만한 수준으로 성장한 시기였다. 프랑스의 생리학자 피에르 플로렌스(Pierre Flourens)가 1820~1830년대에 내놓은 '토끼와 비둘기의 뇌 연구'는 이 분야의 선구적 사료이다. 그는 기본적인 운동과 기억, 기분을 책임지는 뇌의 각 영역들을 구분지었다. 다시 말해 뇌에서 일부분씩을 제거해서 그 동물들이 무엇을 하지 못하게 되는지를 기록한 것이었다.

수십 년 후, 프랑스의 내과의사인 피에르 폴 브로카(Pierre Paul Broca)는 사람의 뇌에서 '말하기'를 관장하는 부분을 찾아냈다. 말을 듣고 이해는 하되 단어 조합 능력을 상실한 이들을 사후 검시한 결과였다. 또 1870년대에는 독일의 생리학자인 구스타프 프리취(Gustav Fritsch)와 에두아르트 히치히(Eduard Hitzig)가 개의 뇌에 순간적인 전기충격을 주어 그때마다 어떤 근육이 움직이는지를 관찰함으로써 플로렌스의 연구를 진일보시켰다.

전기충격 연구는 1930년대까지 이어지면서 대단히 정밀한 수준을 자랑했다. 그 결과 동물에서 사람에 이르기까지 모든 피실험자들의 뇌에서 자극에 반응하지 않는 부분이 공통적으로 있다는 사실을 알아내기에 이르렀다. 그 영역이 바로 '침묵의 피질'이라고 불리는 부분이다. 사람의 경우에는 그 영역이 특별히 넓었다. 침묵이라고 한 것은 활동하지 않는다는 의미는 아니었고, 그저 전기충격이 경련과 같은 눈에 보이는 결과를 불러일으키지 않는다는 정도의 의미였다. 이후의 연구에서는 침묵의 피질이 우리를 사람이게 하는 특질들, 즉 언어와 추상적 사고 등을 관장한다는 사실이 밝혀지기도 했다.

그렇다고 해도 우리가 뇌의 10퍼센트만을 쓰는 것이 아니라는 걸 어떻게 확신할 수 있을까? 그 부분에 대해 베이어스타인의 대답은 간단명료했다. "현대 신경과학의 모든 설비들이 이 관념을 단호히 거부한다." 과연 CAT(컴퓨터 X선체축 단층촬영), PET(양전자방사 단층촬영), MRI(자기공명 단층촬영) 등은 우리 뇌에서, 심지어 잠잘 때조차도 활동하지 않는 부분이란 없다는 걸 눈으로 보여주었다. 신경학자들은 정기적으로 환자들을 일련의 장치와 연결시킨 다음 수학 문제를 풀게 하거나, 음악 또는 그림 등 아주 다양한 활동을 수행하게 함으로써 각각의 활동에 따라 뇌의 어떤 부분이 활발한 움직임을 보이는지를 관찰했다. 그리고 스캔 장치들이 이 모든 활동을 포착하여 전체적인 '뇌 지도'를 그려냈다.

속신이 지닌 또다른 문제는, 뇌 역시도 다른 신체 부위와 마찬가지로 쓰지 않으면 무력해진다는 사실을 간과하고 있다는 점이다. 다리를 한 달 동안 깁스하고 있으면 약해지는 것과 마찬가지로 90퍼센트의 뇌가 활동하지 않으면 그만큼의 뇌가 빠르게 쇠약해진다. 쓰지 않는 신경(뇌세포)은 위축되었다가 결국 죽게 된다. 물론 건강한 이들과는 상관없는 이야기다. 알츠하이머병은 신경의 10에서 20퍼센트가 손실되는 데 따른 뇌질환으로, 이 정도로도 기억과 의식은 황폐화된다. 뇌의 90퍼센트가 활동하지 않는 경우는 거의 혼수상태라고 해도 무방하다.

　10퍼센트 뇌의 속신은 진화론적 입장에서도 말이 안된다. 뇌는 밤낮으로 에너지(산소와 포도당의 형태로)를 요구하는 배고픈 기관이다. 전체 몸무게의 5퍼센트에 불과하면서 인체가 필요로 하는 산소와 포도당의 20퍼센트를 소비한다. 그러니 뇌라는 것이 크고 쓸모없으며 기껏 10퍼센트를 가동시키기 위해 비싼 유지비가 드는 기관이라면 결코 지금과 같은 형태로 진화되지는 않았을 것이다. 다윈을 제쳐두고라도 상식이 그렇지 않은가. 의사가 "다행히도 쓰지 않는 90퍼센트의 뇌를 총알이 파괴했으니 가서도 됩니다. 아침에 오세요" 따위의 말을 할 일이 없지 않은가 말이다.

　이러니저러니 해도 뇌는 참으로 오묘한 기관이다. 납 파이프에 뇌를 찔렸는데 다행히 목숨을 건진 사람들이 어느 날 갑자기 요들송을 배워 부르기 시작했다는 이야기를 들어보았을 것이다. 발작을 통제하기 위해 뇌의 반을 제거해 낸 사람들에게서도 그런 사례는 있다. 이런 상황에서 뇌가 제 기능을 회복하기란 정말이지 있을 수 없는 일이다. 사실이 그렇다. 단, 새로운 환경에 적응하는 법을 배우는 것은 불가능한 일이 아니다. 특히 환자가 어리다면 더욱 그렇다.

　뇌는 기능의 대부분을 유지하기 위해 배선 혹은 신경 통로를 새로 깔 수 있다. 따라서 뇌가 부분적으로 손상되었거나 제거된 어린아이들도 제대로 성장할 수 있으며, 치료를 통해서 생산적이고 지극히 평범해 보이는 일상을 영위할 수 있다. 반면에 성인은 뇌가 손상되면 기능을 충분히 회복하기가 훨씬 더 어렵다. 성인에게는 어린아이들이 지닌 성장과 학습의 능력이 없다. 그들의 뇌신경 통로는 이미 아스팔트 포장이 되어버렸기 때문이다. 이럴 때는 옛 길을 파헤쳐서 처음부터 다시 시작하는 것보다 손상 부위 주변에 새 길을 닦는 것이 더 쉽다.

요가 마스터들 — 몸을 심하게 꺾어 마비가 된 이들을 종종 볼 수 있는 — 은 호흡이나 혈액순환처럼 '생각'과 별개로 자동적으로 움직이는 자율신경을 조절할 수 있는 법을 수련한다고 한다. 자율신경이란, 이를테면 어두운 길을 걷다가 칼을 든 강도가 느닷없이 앞을 막아섰을 때 나도 모르게 심장이 쿵쾅거리는 것을 말한다. 이때의 심장박동 수의 증가는 '투쟁 도주 반응'(갑작스런 자극에 대하여 투쟁할 것인가 도주할 것인가를 결정하는 본능적 반응 – 옮긴이)이라고 하는 교감자율신경의 결과이다.

반대로 부교감자율신경계는 심박수와 신진대사를 낮춰줌으로써 휴식하는 동안 에너지를 전환할 수 있게 해준다. 따라서 뇌로 자율신경계를 조절한다고 해도 뇌의 다른 부분이 새로 동원되는 것은 아니며, 그저 자신이 늘 써왔던 뇌의 한 부분을 이용하는 것이다. 사람들의 맥박 수는 평상시 분당 70회 내외인데, 요가 마스터들은 그보다 현격히 낮은 분당 30회까지 낮춘다고 알려져 왔다. 마비가 된 신체를 이용하여 창자의 운동을 조절하며, 남자의 경우에는 두뇌를 이용한 자율신경의 제어로 발기를 마음대로 할 수도 있다고 한다. 그렇다 할지라도 이는 심령술사들이나 사기꾼들이 말하는 '쓰지 않던 90퍼센트의 뇌'를 이용하는 것은 아니다.

10퍼센트 공식이 제 모습을 드러낸 것은 20세기에 들어서면서이다. 처음에 이 말은 "과학자들에 따르면 우리는 뇌가 가진 힘의 대부분을 쓰지 않고 있다고 한다"는 식의 별로 대수롭지 않은 말이었다. 그러던 것이 1944년 펠먼연구소가 전시(戰時)에 펭귄문고판으로 나온 스텔라 기번스(Stella Gibbons)의 소설 『콜드 컴포트 팜(Cold Comfort Farm)』속표지에 자사의 자기개발 프로그램 광고를 게재한 것이 그만 빼도 박도 못하는 쐐기가 되고 말았다. 거기에는 이렇게 씌어 있었다.

"무엇이 당신을 옥죄고 있습니까? 그건 단 하나의 사실, 단 하나의 '과학적' 사실입니다. 그것이 전부입니다. 과학자들이 말하듯 자신이 지닌 진정한 브레인 파워의 단 10퍼센트만을 쓰고 있다는 것입니다."

이것이야말로 심령술사들과 그 신봉자들이 초감각적 감지(ESP)라고 부르며 집어든 '행운의 공'이었다. 이들은 자신들이 루크 스카이워커(영화 「스타워즈」의 등장인물 – 옮긴이)라도 되는 듯, 다른 사람들이 뇌의 10퍼센트를 가지고 전전긍긍할 때 자신들은 나머지 90퍼센트를 마음대로 쓰면서 뭐든 할 수 있다고 이야기하는 것이다.

"미안하지만 제어된 실험 장치 안에서는 이 숟가락을 구부릴 수 없어요." 유리 겔러는 뇌를 이용하여 손을 대지 않고도 사물을 움직이고 사람의 마음을 꿰뚫어본다고 주장한 마술사이다. 그는 상당한 성공을 거두었다. 실제로 매우 똑똑한 두뇌를 이용하여 신비하다고 할 만한 힘으로 사람들의 지갑에 다가갔으며, 그가 쓴 책을 사기 위해, 또 그의 공연을 보기 위해 모여든 사람들의 지갑을 열게 만들었다. 관중들이 무엇에 빠져드는지를 아는 '마인드 리더(mind reader)'로서의 최고봉이었다고나 할까. 1996년에 자신이 쓴 『마인드 파워』의 서문에서 그는 이렇게 말했다.

"그렇다면 우리들 대부분은 뇌의 10퍼센트만을 쓰고 있는 것이다. 옛날에는 우리도 원하는 만큼, 원하는 형태로 뇌를 쓸 수 있었을 것이다. 그럼으로써 생존했을 것이다. 그러나 세상이 복잡다단해지면서 우리는 한때 지녔던 수많은 능력을 잃어버렸다."

웃기는 소리다. 내게 이치에 맞는 이야기란, 책의 확산, 양자역학, 초전도, 반도체, 레이저수술, 블랙홀을 탐색할 수 있는 엑스선망원경 등등이다. 이것들이야말로 진정 우리를 바보로 만들어버리는 '힘'을 가진 것들이다. 나를 구석으로 몰아서 포획해 버리는 것들, 이것이 바로 우리에게 필요한 자극이다. 나는 남들이 숟가락을 구부리기 위해 쓰는 뇌의 90퍼센트를 차라리 이런 지식의 무장에 쓰겠다. 유리 겔러는 왜 하필 그 힘을 숟가락 따위를 구부리는 데 쓴 것일까? 차라리 자판기 레버를 움직여서 공짜 음료수라도 마실 일이지? 정말 모를 일이다. 아무래도 나는 10퍼센트를 벗어나지 못하는 사람인가 보다.

좀더 넓은 의미로 보면, 우리 뇌에 지식이 10퍼센트 채워져 있다는 이야기 자체가 어불성설이다. 지식을 축적하기 위한 마음의 능력에는 한계가 없기 때문이다. 그것은 마치 세상에 널린 언어의 90퍼센트를 다 들을 수 없으므로 귀를 10퍼센트만 쓴다고 말하는 것과 같으며, 사람들이 먹는 음식의 90퍼센트를 다 먹어볼 재주가 없으므로 혀를 10퍼센트만 쓴다고 하는 이야기와도 같다.

은유적으로 볼 때, 이 위대한 '브레인 십일조'는 우리 속에 깊이 자리한 인간적 콤플렉스의 거울이다. "고대 문명은 그들 스스로가 이룩한 것이 아니다"라는 이야기들, 그리고 아마도 외계인이 이끌어주었거나, 정신력으로 거대한 돌을 옮겼을 것이라는 추측들. 아인슈타인이 공간을 비틀어 중력을 만들어내는 질량에 대해 이야기한다고 해도 오로지 그가 나보다 뇌의 다른 부분에 더 많이 접근한 결과라고 이야기하는 그런 무책임. 물론 유리 겔러나 사기성이 농후한 심령술사들이 전해주는 핵심적인 메시지 또한 무시하면 안될 것이다. 즉 사람은 꽤 자주, 최고의 잠재력을 발휘하는 데 실패한다는 사실이다.

인류라는 종(種)으로서의 우리는 미개발된 뇌의 신비한 영역으로 접근해 들어가는 일 따위보다 지식의 추구에 흠뻑 빠져드는 일만으로도 얼마든지 편협한 신앙이나 사기, 잘못된 의도 등을 극복해 나갈 수 있다.

빅 브레인 짝짓기 ··· 뇌의 크기와 지능

커트 보네거트의 소설 『갈라파고스』에서는 빅 브레인(big brain)의 인간들이 핵무기를 가지고 세상을 날려버린다. 유일한 생존자들은 난파된 유람선의 여객들로, 다윈 덕택에 유명해진 갈라파고스군도의 어느 섬에 좌초한다. 그리고 벌어지는 생존경쟁. 그곳에서는 물고기를 잡을 줄 아는 이들이 생존하고, 짝짓고, 종족을 이어가는 데 유리했다. 그 경쟁에서 똑똑한 사람들 — 무기를 만들고 세상을 파괴할 수 있었던 — 은 불리한 쪽에 속했다. 그들이 할 줄 아는 것은 오로지 논쟁뿐이었기 때문이다. 그들은 금세 죽었다.

반면 멍청한 사람들은 수백만 년을 지나면서 물고기 잡는 기술을 타고난 덤버(dumber, 바보라는 뜻 – 옮긴이)라는, 펭귄 비슷한 피조물로 진화했다. 보네거트는 큰 두뇌를 가진 저들에 대해 그다지 호의적이지 않았던 것이 분명하다. 이 위대한 작가는 빅 브레인 — 두말 할 것 없이 똑똑한 사람이라 불리는 이들 — 이라는 존재를 등장시켜 인간의 뇌 크기와 지능은 아무런 관련이 없다는 사실을 자신의 창조적 자유를 통해 구현한 셈이다.

만에 하나 똑똑함이란 걸 측정할 수 있다고 해도(현재로서 불가능함), 또 겉으로 보이는 머리 크기를 가지고 뇌의 사이즈를 추정해 낼 수 있다고 해도(현재로서 불가능함), 여전히 머리가 큰 사람일수록 똑똑하다는 생각은 오류일 수밖에 없다. 작은 뇌로 천재가 된 사람들이나 커다란 뇌를 가진 멍청이들이 얼마나 많은가 말이다. 여자들의 두뇌가 남자들보다 평균적으로 작은 것은 또 어떻게 할 것인가. 몸집이 작은 사람들, 특히 난쟁이들이 뇌가 작은 것에 대해서도 같은 이야기를 할 것인가. 여자들과 왜소한 사람들을 향해 바보라고 외칠 준비가 되어 있지 않다면 '빅 브레인 = 대단한 지능'이라는 논쟁은 집어치우는 것이 현명할 것이다.

뇌가 근육으로 되어 있다면야 크기가 클수록 정신 능력이 증강된다는 가정이 설득력을 얻을 수도 있다. 하지만 뇌라는 것은 근육보다 '훨씬' 더 복잡한 조직체이다. 유동질의 스펀지 같은 조직에 수백억 개의 신경이 들어 있고, 이 신경 하나하나가 우리의 모든 사고와 움직임을 지배한다. 큰 뇌가 고도의 지능과 같다는 관념은 수백 년 전으로 거슬러올라가지만, 사람들이 뇌를 '생각을 관장하는' 기관으로 인식한 것은 이미 고대부터 시작되었다.

사실 뇌에 대한 이러한 인식만 해도 그리 쉽게 얻어진 것이 아니다. 의학 기구가 하나도 없던 때를 상상해 보라. 동물을 도살하는 것 외에 별 도리가 없던 시대에 무슨 근거로 뇌가 사람의 사고를 지배하는 기관이라 말할 수 있었겠는가? 저 똑똑하기로 이름높은 아리스토텔레스조차도 뇌가 피를 식혀주는 라디에이터라고 생각했을 정도이다. 그때가 기원전 350년 무렵이었다. 서력기원 150년경, 로마 검투사들의 주치의로 명성이 자자했던 갈레노스조차 웃지 못할 피투성이의 검투사 시합에서 발생하는 극심한 두부 손상이 신경장애를 불러온다는 데 처음으로 주목했다.

　5세기 후반에는 다양한 뇌 크기를 지닌 이방인들이 쉴새없이 로마를 공격해 대는 바람에 뇌가 어떻고 하는 고민은 한동안 어둠 속에 묻혀 있었고, 17세기에 르네 데카르트라고 하는 철학자가 나타나 다시금 뇌의 문을 두드렸다. 이 철학자가 "나는 생각한다, 고로 존재한다"고 한 유명한 말은 정신활동이 영혼 속에서 일어나 뇌로 전달되며, 뇌는 사고의 송수신기 역할을 한다는 의미로 이해된다. 그는 뇌가 중계자일 뿐 정신활동의 본거지가 아니라는 생각을 꽤 확고히 한 듯하다. 그로부터 수백 년 후, 골상학이 갑자기 대유행을 몰고 왔다. 골상학은 두상이 지능과 인성을 결정한다고 주장하는 학문이다. 그런데 이것이 유럽에서 시작되어서인지 똑똑한 유럽인들은 뇌가 크며, 다른 인종은 상대적으로 두상이 작아서 좀더 바보스러울 것이라는 희한한 생각을 발명해 냈다.

　분명히 말하지만 특별히 머리가 작은 어떤 그룹은 없다. 하버드대학의 지질학자이며 저명한 진화론자이기도 한 스티븐 제이 굴드(Stephen Jay Gould)는 저서인 『인간에 대한 오해(Mismeasure of Man)』에서 수세기 동안의 두상 계측 자료를 예로 들어가며 인종을 막론하고 머리 크기는 거기서 거기라는 사실을 보여주었다. 때로 계측의 오류가 있기는 했으나 그것은 주로 어리석음이나 협잡에 의한 결과였고, 그도 저도 아니면 딱히 꼬집어내기 어려운 불량의학의 영향이었다.

　19세기의 한 실험에서는 영국인과 아프리카인의 해골에 각각 자갈모래를 채워본 적이 있는데, 빅토리아 시대의 이 실험자는 영국인의 뇌가 용적이 크다는 사실을 나름대로 증명하고자 영국인의 해골에다는 자갈모래를 가득 채우고, 아프리카인 쪽에는 성기게 담았던 모양이었다. 어쨌거나 결과적으로는 양쪽 머리에 모두 돌이 담겨 있었다는 것은 충분히 보여준 셈이었다.

오늘날 백인지상주의자들과 우생학자들 ― 우수한 자손을 생산하기 위해 선택적 짝짓기를 하는 이들 ― 은 미안하게도 굴드의 '인종에 따른 뇌 크기' 도표를 자주 이용한다(다시 말하지만, 만에 하나 인종에 따라 뇌 크기가 다르다고 해도 ― 물론 다르지 않다 ― 지능과는 아무런 관련이 없다). 굴드의 책에 따르면 북부 아시아인들이 가장 큰 뇌를 지녔고, 유럽인들이 근소한 차로 2위를 기록하고 있다. 아메리카 원주민과 남부 아시아인의 뇌는 상대적으로 작으며, 고대 유럽인은 현격하게 작은 뇌의 소유자들이었다. 또 뇌가 가장 작은 사람들은 현대 아프리카인들이라고 밝혔다.

그런데 이 자료의 문제는 견본 추출에 의한 결과라는 것이다. 더구나 크기의 차이 또한 근소하다. 현대 유럽인과 현대 아프리카인의 차이라고 해야 87평방인치와 83평방인치 정도이다. 물론 우생학자들은 이 정도만으로도 소중한 뇌신경 100만 개에 해당하는 차이라고 주장하고 있기는 하며, 그게 사실일지도 모르겠다. 그러나 아프리카인이 유럽인보다 뇌가 더 크다는 다른 데이터는 또 어찌해야 할지.

결론은, 표본 집단에 따라 다르다는 얘기이며, 초기의 '머리 사냥꾼' 들이 백인 우월성의 주장을 가장 잘 뒷받침하는 머리들로만 수집했을 수 있다는 이야기다. 어쨌든 골상학의 활약은 종횡무진이어서, 미국인과 유럽인은 노예 매매와 미국 및 오스트레일리아의 원주민 살상을 정당화하는 구실로 이 사이비과학을 이용했다.

그래서 큰 뇌가 어떻다는 것인가? 여자는 남자에 비해 상대적으로 뇌가 작다. 그럼 여자들이 바보인가? 쉽게 생각해 보자. 사람의 평균 뇌 크기는 4파운드, 혹은 1,400그램 내외이다. 프랑스 작가 아나톨 프랑스의 뇌는 고작 2.24파운드로 평균치를 훨씬 밑돌았다. 바이런 경의 뇌는 오히려 그 두 배에 달하는 4파운드에 육박했다. 그러나 현격한 뇌 크기를 보인 이들은 둘 다 같은 시대를 풍미한 천재들이었다. 또한 저 알베르트 아인슈타인의 뇌 크기는 독자 여러분이나 나처럼 지극히 평범한 사람들과 하등 다를 것 없는 평균 크기 그 자체였다.

뇌 크기를 동물들과 비교하는 것 역시 마찬가지로 어불성설이다. 돌고래의 뇌는 사람과 엇비슷하고, 코끼리는 인간보다 5배나 크다. 고래는 더 크다. 덩치에 비례한 뇌의 크기라고 주장하고 싶은가? 그렇다면 단연 일등은 쥐다. 사실 쥐가 똑똑하다는 말은 또 그런대로 일리가 있다. 납득하기 어렵다면 어둠 속에서 뉴욕 지하철을 헤매고 다녀 보시길.

이 모든 이야기는 사람의 뇌가 가진 남다른 특질이 무엇인가 하는 것으로 귀결된다. 고래와 코끼리는 생각하기 위해서가 아니라 움직이기 위해서 커다란 뇌를 필요로 한다. 사람의 10배에 달하는 고래의 거대한 뇌는 엄청난 크기의 지느러미를 움직이고 어마어마한 몸뚱이로 감각을 감지하는 데 거의 100퍼센트를 쓴다.

사람의 뇌가 왜 남다른가 하는 것은 전두엽에 자리한 대뇌피질이라고 하는, 고도로 발달된 부분 때문이다. 대뇌피질은 사고와 언어 기작의 핵심이다. 초기의 원인(原人)들은 대뇌피질이 덜 발달되었으므로 우리가 흔히 '의식경험'이라고 하는 것들을 습득하지 못했다. 현대의 유인원과 돌고래도 꼭 같은 경우이다. 유인원의 뇌가 더 커질 수는 있겠지만 대뇌피질의 발달이 동반되지 않으면 언제까지나 '사고'라는 것을 할 수는 없다는 것이다. 마찬가지로 개의 뇌는 냄새를 맡는 일에 많은 부분을 할애하므로 그 크기와 무관하게 냄새를 기억하고 추적하는 일을 사람보다 더 잘한다. 그런 이유로 개는 기가 막히게 길을 찾아내고, 사람은 낯선 곳에만 가면 길을 못 찾고 헤매는 것이다.

과학자들은 의외로 의사 결정, 감정, 이해, 상상, 자각 등을 대변하는 기술의 조합인 '마음(mind)'이 무엇으로 이루어져 있는가에 대해서는 참 갑갑한 사람들이다. 의식경험은 하나의 신경에서 일어나는 것이 아니며 대뇌피질에 국한되어 일어나는 것도 아니다. '마음'은 뇌신경세포가 각각 4만 5,000개씩의 이웃한 세포로 연결된 신경망일 것으로 여겨진다.

창조적이거나 과학적 사고를 하는 사람들, 혹은 신체적 숙련자들을 흔히 똑똑한 사람들이라 하는데, 그들은 이 망을 통해 인간의 뇌를 더 유용하게 쓸 줄 안다. 사이즈는 문제가 안되며, 뇌 주변의 신경 자극을 어떻게 중계하느냐가 관건이다. 약물중독과 알코올중독은 신경망을 손상시켜 사고의 능력을 저해한다. 연결이 끊어지고 기술이나 기억은 사라진다. 알츠하이머와 같은 신경질환은 이 망의 손상과 파괴가 원인이다.

그런데 어린아이의 뇌야 당연히 배선 접속을 위해 만반의 준비를 갖추고 있지만, 사실은 모든 사람들이 일생을 통해 신경 커넥션을 생성해 낸다. 런던의 택시기사들을 예로 들면, 이들은 내비게이션과 방향 기억을 관장하는 부위인 해마상융기가 다년간에 걸쳐 상당히 넓어지는 경향을 보인다. 실제로 두 다스쯤 되는 기사 아저씨들을 대상으로 시행한 연구 결과 이들의 머리가 커졌다는 것이 밝혀졌고, 이것은 일정한 유형의 사고를 계속하는 것이 뇌의 특정 부분을 상대적으로 대단히 발달시킬 수 있다는 이론을 확신시켜 주었다. 이 '뇌의 특정 부분'에는 신경과 모세혈관, 혈액이 더 많이 필요하게 되며, 당연히 용적도 커진다.

런던 택시기사들의 경우에는 1,400그램당 1 내지 2밀리그램의 용량이 늘어난 것으로 나타났다(1,400그램이 140만 밀리그램이므로 140만분의 1이나 140만분의 2인 셈이다). 그런데 중요한 것은 상대적으로 덜 사용한 뇌의 부분이 위축되었다는 것이다. 결론적으로 말해 '열심히 생각'했다고 해서 뇌 전체의 용량이 커지지는 않는다는 얘기이다.

개중에는 특정한 사고의 유형을 더 잘하도록 디자인된 뇌를 타고난 이도 있다. 뇌는 농장과 같아서 진짜 천재 중에는 — 물론 진짜 천재는 '매우' 드물다 — 뇌의 한 부분이 다른 부분들보다 더 비옥한 이들이 꽤 많다. 예를 들어 아인슈타인은 수학적 사고와 공간 운동의 시각화 능력을 관장하는 하두정엽이 다른 이들보다 넓었다. 이 부분이 15퍼센트 더 퍼져 있었으니, 아마도 다른 어딘가(머리 빗기 능력 쪽이었을까)는 15퍼센트 내외로 줄어들어 있었을 것이다. 또한 아인슈타인의 뇌는 일반적으로 대뇌 열구(裂溝)라고 부르는 패인 고랑이 남들보다 적었는데, 그 때문에 오히려 신경이 더 수월하게 사방으로 소통될 수 있었던 게 아닌가 싶기도 하다.

요점을 정리하자면, 아인슈타인의 뇌는 단지 남과 달랐을 뿐이지 더 큰 것이 아니었다. 아인슈타인이 평균 사이즈의 뇌를 가졌으니, 우생학자들이라 해도 이런저런 아인슈타인들을 낳아 육성하지는 못했을 것이라는 이야기다. 빅 브레인들로만 골라서 생식을 하더라도, 저들 평균 크기 내지는 더 작은 뇌를 가졌던 아인슈타인이나 아나톨 프랑스, 셀 수 없을 만큼 많은 위대한 미술가, 음악가, 사상가, 코미디언들 그리고 성실한 보통 사람들의 뇌를 뛰어넘지는 못할 것이라는 말이다.

진화론자들은 뇌 크기가 아무 문제가 아니라는 사실을 무리 없이 받아들인다. 인간은 뇌가 커지면서 인간답게 되었다고들 하지만 이는 부분적으로만 사실이다. 물론 초기 원인(原人)들은 뇌가 작았다. 인류의 진화에 따라 뇌가 커진 것은 사실이다. 그러나 더 중요한 것은 사람을 다른 동물과 구별해 주는 특질, 즉 사고를 할 수 있게 하는 '방향'으로 발달해 왔다는 점이다. 고래는 몸집이 커지면서 뇌도 덩달아 커지고 또 커졌지만 그렇다고 해서 하릴없이 더 똑똑해질 필요는 없었다.

반면 사람의 뇌는 무럭무럭 자라는 것도 아니고 '근본적으로' 더 똑똑해지는 것도 아니다. 불을 다스리고 곡물로 빵을 만들 줄 알았던, 지혜로운 영혼의 저 동굴 거주자들보다 현대인이 더 똑똑한 것은 아니라는 말이다. 인정할 것은 인정하자. 일정한 돌을 녹여 구리를 만들고 청동과 철을 만드는 개발의 힘이 그들에게서 전해져 왔다는 것을. 그들 혈거인은 지금이라도 사회화라는 과정을 거치면 얼마든지 우리보다 좀더 똑똑하거나 좀더 멍청한 현대인이 될 수 있다.

사람은 텔레비전 시청으로 인해 영구적인 바보가 될 가능성을 갖고 있는 가운데도, 새로운 것을 학습하는 능력을 바탕으로 점점 똑똑해지고 있다. 우리는 계속해서 앞선 세대의 지식을 축적할 것이며, 새로운 물리적 원리를 이해하고, 오늘날 우리의 이해를 넘어서는 기술을 창조해 나갈 것이다. 먼 우주로의 여행에 성공하여 새로운 차원을 발견해 내며 우주로 뻗어나갈 것이다. 그럼에도! 우리의 뇌는 여전히 같은 크기에 머무를 것이다.

흔히 미래에는 인간의 뇌가 무지하게 커져서 머리 역시 엄청나게 커진 모습이 될 것이라고 하지만 그것은 순전히 환상이다. 진화라고 해서 무조건 작은 머리보다 큰 머리를 선호하지는 않는다. 또 멍청함과 똑똑함 중에서 무조건 똑똑한 쪽을 편들지도 않는다. 바보스럽다고 일컫는 이들이 화려한 성공을 거두기도 한다. 굳이 큰 머리만을 개발하고자 한다면 작은 머리를 가진 이들을 모조리 죽여버리고 큰 머리끼리만 짝을 지어야 할 것이다. 또 그렇게 낳은 아이들 중 가장 머리가 큰 아이로만 골라서 짝짓기의 면허를 주고, 이런 식으로 어처구니없는 큰 머리 짝짓기가 수만 년이나 이어진다고 가정하면 정말로 큰 머리 인류가 될 수도 있겠다. 그래서 얻는 것이 무엇일까? 그야 알 수 없다. 무엇보다 확실한 것은 야구 모자의 신축성이 대단해야 할 것이라는 점이다.

거짓말로
눈 가리기 ··· 눈은 알고 있다

　시력 저하에 관한 신화는 상당히 논리적으로 들리기 때문에 누구나 쉬 믿어버린다. 텔레비전에 가까이 다가가 보는 아이가 안경을 끼게 된다든지, 희미한 불빛 아래서 책을 읽으면 눈에 무리가 가서 글자가 흐릿해진다든지, 성인이라도 매일 컴퓨터 앞에 앉아서 몇 시간씩 일을 하다 보면 결국 안과를 찾게 된다든지 하는 이야기들이다. 그러나 이런 일상의 행동들 때문에 실제로 시력이 저하되는 경우는 의외로 드물다. 엄마들이 하는 말이라고 다 옳은 건 아니라는 말씀.

　다름아니라 시력 저하의 원인과 결과를 살짝 혼동하고 있는 것에 대한 이야기이다. 아이가 그처럼 텔레비전 앞에 다가앉는 것은 다른 이유일 수 있다. 즉 그 아이는 멀리서는 잘 보이지 않는 근시이기 때문일지도 모른다. 그러니 가까이 다가가는 것이 자연스러운 행동일 수밖에. 마찬가지로 근시인 어린아이는 책도 얼굴에 바짝 대고 본다. 그래서 텔레비전이나 책에 바짝 붙는 행동을 보고 원래 근시이기 때문이라는 생각을 하지 못하고 가까이 보는 행동 때문에 시력이 저하되었다고 생각한다는 것이다.

이런 식의 특정한 행동은 우리가 안고 있음에도 결코 알지 못했던 문제들을 밖으로 드러내주는 계기가 된다. 한 예로 난독증은 인간이 글자를 발명해 내기 전에는 한 번도 그 존재를 드러낸 적이 없다. 마찬가지로 글을 읽지 않는 사람은 안경이 필요하다는 사실을 깨달을 도리가 없다. 독서광은 자신의 필요에 따라, 즉 읽어야 하니까 안경을 쓴다. 읽기가 그의 눈에 손상을 준 것이 아니라, 오히려 읽어야 한다는 필요성이 이 독서광에게 종이에 인쇄된 깨알 같은 글씨를 읽을 수 있게 해주는 특별한 형태의 광학기기가 필요하다고 '인식' 하게 만드는 것이다. 읽기는 눈이 수행해야 하는 임무 중에서도 가장 집중력을 요하는 일이다.

수백 년 전까지만 해도 사람들은 거의가 교육이란 것을 받지 못했다. 그러면 저 '불쌍한' 눈들의 상태를 측정할 수 있는 방법은 무엇일까? 40세 무렵까지 대부분의 사람들은 농장일이나 도끼질처럼 읽기가 불필요한 일상의 일들을 무리 없이 해낼 수 있는 시력을 유지한다. 그러나 200년 전에도 있었을 독서광들을 한번 생각해 보자. 열살에 읽기를 시작했다고 치면, 당장은 안경이 필요치 않겠지만 나이 사십이 되면 노화에 따른 자연스러운 시력 저하 때문에 결국 안경 없이는 읽을 수 없는 때가 온다.

만약 그가 농장에서 순무를 키우며 안경을 배제한 생활을 했다면 세월이 흐르면서 시력은 계속 나빠졌겠지만 순무가 보이지 않아서 농사를 짓지 못하는 일은 없었을 것이다. 물론 깨알 같은 글씨는 안 보였겠으나, 문맹의 농사꾼에게 작은 활자가 무슨 상관이랴. 수세기 전에는 책을 읽는 지식인들만이 안경을 썼는데, 그건 그들이 세밀한 글씨를 읽을 필요가 있는 유일한 사람들이기 때문이었다. 결국 학자적인 삶의 모습(어둠침침하고, 깜박거리는 촛불을 켠 침실)이 시력 저하를

야기했다고 하는 오해가 퍼진 것은, 학자들은 안경을 썼고 농부들은 안 썼기 때문이었다.

21세기, 우리가 생각하듯 컴퓨터 앞에서 보내는 시간이 그처럼 많은 이들에게 눈질환을 안겨준 것은 아니다. 그보다는 컴퓨터로 일을 시작하기 전에 휴식하는 동안이 더 문제이다. 잔글자용 렌즈를 끼지 않고 신문을 읽었거나, 눈에서 30센티미터 정도 거리를 두고 읽지 않았다거나, 아니면 평소 신문 볼 때 어둑한 곳에 놓인 편안한 의자에 앉는 식으로 조명을 적절하지 않게 해두는 습관이 있다거나 하는 것들이다. 오히려 컴퓨터 모니터로부터 눈과의 거리는 60센티미터를 유지하는 게 일반적이다. 그렇게 해도 글자는 조그맣고, 커서는 깜박거리고, 워낙 모니터 자체가 번득거리는 빛을 내쏘니까 몇 개월 정도만 컴퓨터 작업을 하고 나면 평소 시력이 좋다고 생각하던(안경 없이도 신문을 잘 읽던) 사람들도 화면이 잘 안 보인다는 불평을 늘어놓기가 일쑤이다.

이 경우 일단 가정해 볼 수 있는 것은 이들이 원래부터 60센티미터 거리에 놓인, 조그맣고 깜박거리며 번득거리는 글자를 보기 힘든 눈을 가졌을 것이라는 거다. 상대적으로 소수이기는 하나, 이들에게 컴퓨터 화면은 시력장애의 원인이 될 수 있다. 어쨌거나 컴퓨터가 읽기 편한 매체가 아닌 것은 사실이니까. 전자책의 인기가 폭발적이지 않은 이유가 달리 있는 것이 아니다.

하루 종일 컴퓨터로 일을 한 다음 집에 돌아와 신문을 읽으려 했더니 읽기가 힘들었다고 하는 경험들은 십중팔구 근육이 무리한 탓이지 눈의 손상은 아니다. 8시간의 컴퓨터 작업은 눈으로서도 고된 노동이다. 그럴 때 며칠 쉬기만 해도 눈은 평소 상태를 회복하여 예전처럼 편안히 신문을 읽게 해줄 것이다.

빈약한 조명 아래에서 책 읽기도 꼭 이와 같다. 어두운 곳에서 글을 읽는 것은 자전거를 타고 언덕을 올라가는 것과 마찬가지로 근육에 무리를 준다. 평평한 흙길에서 자전거를 더 오래 달릴 수 있듯 적절한 조명 밑에서 책을 더 오래 읽을 수 있다. 조명이 희미하면 눈의 근육이 빛을 더 많이 받아들이려 긴장을 하게 되면서 점점 읽기가 어려워지고 단어 구별마저 모호해진다. 이럴 때는 어떻게 하면 될까. 간단하다. 푹 자는 것이다. 다음날 일어나면 여러분의 눈은 그 전날 밤, 시력에 아무런 문제가 없었던 때로 돌아가 있을 것이다.

같은 논리가 안경을 착용하는 일에도 적용된다. 안경은 눈을 약하게 만들거나 의존적으로 만들지 않는다. 안경을 쓰지 않고서는 아무것도 읽을 수 없다면 그건 눈이 점점 나빠져 그 단계로까지 간 것이지 안경 탓이 아니다. 또한 안경은 잘 보이게 해줄 뿐 눈을 치료해 주지는 않으며 노화로 인한 시력 감퇴를 막아주지도 않는다.

그러니 눈을 튼튼하게 만들 방법이란 없는 거냐고? 눈 주변에 끈적거리는 것들이나 스프레이제제를 뿌리지 말라. 또 백내장, 녹내장, 기타 질환들을 미리미리 검사하기 바란다. 초기에 발견하면 대부분의 안질환은 아무 문제가 없다. 우리들 대부분은 은퇴할 나이가 되면, 혹은 적어도 그 나이 무렵에 모종의 행동을 하고자 할 때, 예를 들어 뭔가를 읽으려 하면 안경이 필요하게 된다. 눈의 수정체와 근육의 조절 기능은 시간이 지남에 따라 약해지며, 이를 막을 수 있는 눈 운동이란 없다. 점차적인 시각 능력의 감퇴는 자연스러운 현상이다.

오히려 당뇨병 같은 것이 부자연스러운 것들로, 시력에 매우 좋지 않은 영향을 미친다. 그러니 건강을 돌보고 체중을 정상적으로 유지하여 당뇨병의 우려를 줄여놓으면 그것이야말로 궁극적으로 눈을 보호하는 방법이 될 수 있다. 미국에서는 당뇨가 시력에 가장 치명적인 영향력을 행사한 지 오래이다.

작은 글씨로 된 것들을 오랜 시간 읽는 일로 눈의 근육이 과로하여 영구적인 눈의 손상을 입는다는 주장은 증명할 만한 자료가 상당히 빈약하다. 안과 의사들 대부분은 과도한 읽기 때문에 눈 근육이 파괴되기 훨씬 전에 이미 뭔가를 읽기에 눈 자체가 너무 피로한 상태였을 것이라고 이야기한다. 몸으로 때우는 일을 하는 노동자들 ― 재봉질이나 컴퓨터 칩을 땜질하는 ― 에게 눈의 이상이 생기는 경우 중에는 쉴 틈 없는 노동이 복구할 시간도 주지 않고 눈 근육의 피로를 가중시켜 온 결과일 때가 많다. 눈이란 것도 근육으로 제어되는 기관일 따름이다. 젊은 투수가 공을 던질 때 너무 세게, 오래 같은 동작을 하다 보면 어깨 근육의 영구적 손상을 입기 십상인 것과 마찬가지다. 굳이 한마디로 표현하자면, 눈이 손상될 수는 있으나 눈을 손상시켰기 때문은 아니다.

또한 약병에 든 눈 건강 제제를 사지 말기 바란다. 이름이 무엇이든 그 내용물은 특정 영양소, 주로 비타민 A의 합성물인데 이 비타민의 결핍이 실명을 유발할 수 있기 때문에 믿거니 하고 널리 이용되고 있다. 물론 심각하게 비타민 A가 부족한 사람도 있겠지만 요즘 같은 시대에 그건 문제가 되지 않는다. 눈 영양제의 추가 섭취로 시력이 더 좋아질 수 있다는 명제는 그저 '바라는 바' 정도로밖에 보이지 않는다.

사실 식이와 슈퍼 시력의 상관관계는 이미 연구된 적이 있다. 미국 국립안연구소(NEI)의 자금 지원으로 대대적인 연구가 시작되어 2001년 10월에 작성된 보고서가 그것이다. 그에 따르면 중간 단계의 연령 관련 황반변성(AMD) 환자들은 높은 함량의 항산화제와 아연의 혼합 처방으로 상위 단계로 진행되는 위험을 줄이고 실명도 막을 수 있는 것으로 나타났다. 이는 망막의 이상으로서 중년 이후 실명의 주요 원인이 되는 AMD 환자들에게 좋은 소식임이 분명하다. 그러나 이 영양소들이 AMD를 예방하거나 초기 단계에서 진행을 저지시키는 일, 시력을 개선시켜 준다거나 백내장을 방지하는 일 등에는 아무런 효과가 없음도 사실이다.

그럼 당근은 어떠냐고? 당근은 체내에서 항산화 비타민 A를 생산해 내는 재료인 베타카로틴이 풍부하다고 하여 오랫동안 눈 좋아지는 음식의 꼭짓점을 차지해 왔다. 그러나 당근의 도움이 있든 없든, 건강한 식생활을 한다면 몸은 필요한 비타민 A를 충분히 만들어낸다. 달리 말하면 당근을 먹는다고 눈이 좋아지지는 않는다는 것이다.

요즘 들어 대유행인 눈 영양제는 루테인(lutein)이다. 혈청이나 노른자에 들어 있는 황색소인 이 성분은 종합비타민에 첨가되거나 별도 제제로 불티나게 팔린다. 루테인은 노화에 따른 시력 저하를 지연시켜 주거나 막아준다고 하며, 심지어 시력을 되돌려준다는 이야기도 들린다. 또 백내장을 예방해 준다고도 한다. 그러나 비타민 제제의 병에 인쇄된 이야기처럼 루테인에 관한 주장들도 과학적으로 입증된 것은 아니다. 기껏해야 '그럼직하다'는 정도일 뿐이다.

물론 루테인 열풍은 이 책에서 언급한 몇몇 더 열광적인 사례들이 그랬듯 아무런 근거 없이 나타난 것은 아니다. 루테인은 눈에서 발견되는 황색 색소이며, 시금치나 케일 등에 많이 함유되어 있다. 눈 속에 이미 있으면서 눈을 보호해 주는 물질이라고 하면 많이 먹어서 득이 되리라고 생각하기가 쉽고, 충분히 그렇게 생각할 만하다. 더구나 건강보조식품 업계에서야 오죽하겠는가.

루테인은 일종의 항산화제이다. 루테인 복용을 주장하는 이들이 가장 먼저 내세우는 것이 바로 이 점이다. 루테인이, 체내에서 합성되는 유리기(遊離基)가 망막을 구성하는 세포를 산화시켜 버리는 작용을 막아준다는 것이다. 그러나 1장에서도 언급했듯, 지금 항산화 작용 이론은 근본적으로 흔들리고 있다. 그러니 시야의 각이 어떻고 하는 것은 잊어버리자.

다음으로 루테인 이론의 두 번째 주장은 이 색소가 천연의 아이섀도 역할을 하여 햇볕에 의한 화상의 원인이 되는 자외선으로부터 망막을 보호해 준다는 것이다. 루테인은 망막에서 감수성이 가장 높은 영역인 황반을 덮고 있는 세 가지 색소 중 하나이고, AMD 병은 색소 파괴로 인해 발생하므로 문제의 색소를 늘려주는 일(예를 들어 루테인 같은)은 상황을 호전시키는 결과가 될 수 있다는 것인데, 과연 그럴까? 질문 자체는 백만 불짜리지만 대답은 '아니오'다.

연구 결과 절반 정도의 사람들만이 루테인의 외부 공급으로 눈의 루테인 수치가 늘어났는데, 그 경우에도 여분의 루테인이 실제로 시력을 개선시켜 준 것은 아닌 것으로 나타났다. 그처럼 루테인이 대단하다면 의사들이 진즉에 망막에 직접 루테인을 주사하기라도 했을 것이 아닌가. 그런데 지금껏 의사들이 AMD에 대한 처치로 복잡한 외과적 절차만을 밟는 것은 결과적으로 루테인 섭취가 효과 없다는 반증으로 보아 무방할 것이다.

월귤나무 열매인 빌베리는 좋은 눈을 위한 또 하나의 인기 식품이다. 전설적으로 내려오는 이야기가 있는데, 제2차 세계대전 중 영국 공군 로열 에어포스의 파일럿들이 아침식사용 토스트에 빌베리 잼을 발라 먹은 결과, 야간의 독일 공습에서 폭탄 투하 위치를 더 정확히 볼 수 있었다고 한다. 결국 연합군이 이겼으니 빌베리의 효과가 입증된 셈인가? 그러나 이 역시 과학적으로 증명된 것은 아무것도 없다. 영국 파일럿들이 조준을 잘한 것은 이 전쟁을 위해 개발된 레이더 장비의 우수성 때문이지 빌베리 잼 병을 깨끗이 비웠기 때문은 아니었다는 이야기다.

이처럼 갖가지 눈에 관한 신화들이 있으나 가장 억지스러운 것은 수음(手淫)이 시력을 저하시킨다는 이야기일 것이다. 이것이 사실이라면 우리 모두는 이미 눈이 멀었을 것이다. 분명히 성교라는 건 종(種)의 생존을 위해 필요불가결한 것인데, 그것으로 눈이 먼다는 것은 아무래도 어불성설이다. 설마 눈이 전희와 성교와 수음의 차이를 '느낄' 수 있겠는가 말이다.

사실 수음의 신화는, 남성들이 수음을 함으로써 더 많은 인간을 생산해 내는 데 귀중한 종자를 고갈시키지는 않을까 하는 우려 때문에 싹트게 되었다. 일례로 유대교에서는 성경에 이에 관한 특별한 언급이 없음에도 불구하고 전통적으로 수음을 사악한 짓으로 단정지었다 (「창세기」에 오난이 자기 형제의 미망인들과 성교할 때 정액을 흘려버리자 하느님이 즉시 그를 죽였다고 되어 있지만 이는 수음과 무관하다).

18세기에는 놀랍게도 과학이 이 관념을 뒷받침해 주었다. 즉 과학자들이 나서서 수음이 실제로 몸에 해로우며 더욱이 남자보다 여자가 더 그렇다고 이야기한 것이다. 많은 과학자들이(모두 남자였다), 정기적으로 수음을 하는 여자들의 건강에 문제가 있다고 말했다. 물론 그러한 확신이 없었음에도 불구하고.

스위스의 과학자 앙드레 티소는 1785년에 발표한 「자위로 인해 발생하는 질병에 관한 논문」에서 처음으로 '과학적'이라는 말을 써가며 수음이 실명을 초래한다고 천명했다. 이 생각은 에너지를 소모하는 것이 당연히 신체의 약화를 초래하리라는 데서 기인한 것으로, 1717년부터 근원을 알 수 없이 센세이션을 일으켰던 익명의 책 『오나니아 혹은 자가 오염의 가증스러운 죄악(Onania: or the Heinous Sin of Self-Pollution)』에서 생겨난 아이디어가 확장된 것이다. 앙드레 티소는 특히 어떤 성적 행위로부터든 혈류 상승이 일어나면 신체의 압력이 높아지며, 그 중에서도 수음은 특별히 나쁜 종류로서 혈류의 과도한 상승을 불러와 궁극적으로 눈의 섬세한 혈관을 약화시킨다고 주장했다.

서구 국가들은 티소의 주장을 신중히 받아들였다. 새로 형성된 미 합중국으로서는 자국이 눈먼 시민의 나라가 되는 것을 용납할 수 없었고, 그 중에서도 의사이면서 독립선언서의 서명자였던 벤저민 러시(Benjamin Rush)는 티소의 주장에 깊이 감화되어 갓 태어난 주(州)에서 수음이 이루어지는 현상을 맹렬히 비난했다. 그런 상황에서 고안된 안티마스터베이션 장치는 문제의 '자가 오염 질병'을 치유하고자 하는 이들에게 쉽사리 먹혀들기도 했다. 쇠붙이로 된, 뾰족한 돌기가 박힌 튜브 모양의 이 장치는 잠자리에 들 때 남성의 성기에 딱 맞춰서 차고 잘 수 있도록 되어 있었고, 발기 시에 통증을 느끼도록 고안된 형태도 있었다.

19세기 동안은 실베스터 그래엄(Sylvester Graham)과 존 하비 켈로그(John Harvey Kellogg)가 저마다 크래커와 시리얼의 새로운 조리법을 이용한 식이요법으로 성적 욕망을 억누르려는 시도를 했다. 켈로그는 또한 상습적인 남성 마스터베이터들을 향해 마취 없이 할례를 할 것을 주창하기도 했다. 결과적으로 도덕과 건강의 십자군이었던 이 두 남자는 정부와 대중에게 수음이 몸과 정신의 건강을 해치는 '뿌리'라는 사실을 인식시키는 데 대단히 성공했다(뿐만 아니라 켈로그는 실명과 더불어 여드름과 졸림까지 수음의 부속물로 얹어놓았다).

슬프게도 마스터베이션의 신화는 20세기까지도 건재하여 1950년대만 해도 대부분의 의학 교재에 '기능 및 신경 장애'로 반드시 기재되곤 했다. 매스터스와 존슨(부인과 의사인 윌리엄 하웰 매스터스William

Howell Masters와 심리학자인 버지니아 에쉘만 존슨Virginia Eshelman Johnson은 섹스 체위와 행동의 다양성을 과학적으로 분석한 논문으로 그 분야의 선구자로 평가받는 인물들이다 – 옮긴이)의 연구에 의해 미국의 성인들 거의 대다수가 수음을 한다는 것, 그럼에도 미국의 성인들 거의 대다수가 눈멀지 않았다는 사실이 밝혀진 그때까지도 말이다.

세상의 모든
좋은 맛 ... 혀 지도의 진실

　과학 커뮤니티에서는 혀가 어떻게 맛을 감지하는지에 대해 늘 '설왕설래'가 있어왔다. 그런데도 희한한 것은 훨씬 더 복잡한 감각작용인 시각과 청각에 대한 정보가 오히려 더 많이 밝혀져 있다는 사실이다. 물론 최근 25년 동안은 상당히 '안식이 높은(tasteful)' 이해가 이루어져, 지금은 연구자들 대부분이 기본적인 맛이 네 가지가 아니라 다섯 가지라는 데 의견을 같이하고 있다. 미각돌기는 혀와 입의 뒤 뿌리, 그리고 목구멍에 있다. 그러나 우리는 그렇게 배우지 않았다. '혀 지도'에서 단맛은 혀의 끝단에서, 짠맛은 양 옆부분에서 감지한다고 배웠던 기억이 나는지? 한마디로 엉터리다.

　서구 사회는 전통적으로 맛을 네 가지 특질로 묘사해 왔다. 짠맛, 단맛, 신맛, 쓴맛이 그것인데, 이는 따지고 보면 4체액론의 개념과 어찌어찌 버무려진 결과이다. 다른 맛은 모두 이 기본적인 맛이 결합하여 감지되는 것이라고 하는데, 정말 몇 가지 맛이 3원색처럼 배합을 통해 갖가지 맛을 만들 수 있는 걸까? 연구자들은 딱히 그렇다는 확신을 내놓지 못한다.

사람의 눈은, 가시광선의 폭넓은 파장 영역을 무지개의 다채로운 빛깔로 합치시키는 작용을 하는 세 가지 유형의 광수용체(光受容體)를 지니고 있어서 그렇다고 하지만, 미각돌기까지 같은 원리로 작용하란 법은 없다. 지금으로서는 미각이 제각각의 맛을 다 다르게 받아들이는 별도의 수용체를 가졌다고 하거나, 시각에서처럼 기본적인 맛의 배합으로 독특하고 새로운 맛을 산출해 낸다고 하는 분석 중 어느 것이 옳다고 잘라 말할 단계는 아니다. 그러나 어느 경우든 맛의 다채로운 영역을 감지할 수 있으려면 달랑 네 가지 기본 맛을 넘어서는 더 많은 유형이 있어야 하리라는 사실 정도는 말할 수 있다.

일본인들은 우마미(umami)라고 하는, 글루타민산염의 맛을 가리키는 제5의 맛에 해당하는 어휘를 일상에서 쓴다. 대형 갈조류인 콤부(Kombu, 다시마 – 옮긴이)가 이 우마미 맛을 지니고 있는데, 일본일들은 콤부를 국거리로 쓰거나 곁들임 요리로 하여 흔히 상에 올린다. 과학자들은 실제로도 글루타민산염과 기타 아미노산을 감지하는 우마미 미각돌기를 발견했다. 우마미는 글루타민산소다 혹은 MSG 등의 조미료에서 나는 맛과 비슷하다.

그런가 하면 조만간 제6의 맛으로 지방 맛이 목록에 오를 것이라는 얘기도 있다. 지방은 오랫동안 '맛과는 무관하게' 냄새와 촉감으로만 감지되어 온 성분이며, 크림과 같은 느낌을 지니고 있어서 뇌에서 쾌감을 제어하는 모종의 부분에 영향을 미친다고 생각되어 왔다. 정작 지방의 맛은 우리가 생각하는 크림과는 아무 상관이 없으며, 무엇보다 맛있지가 않다. 다만 지방은 장시간 에너지와 체온을 유지하게 해주는 훌륭한 원천이며 비타민 A, D, E와 K를 운반하는 역할을 한다. 따라서 진화론의 견지에서 보면, 인류의 탄생 이래로 계속해서 지방 맛의 수용체로부터 이득을 얻어온 것이 사실이다. 재미있는 것은 그 옛날 아리스토텔레스가 지방 맛을 기본적인 미각으로 상정했었다는 점인데, 이 영민한 양반은 다음 순간에는 염소 오줌을 대머리 치료제로 추천하는 어이없음도 보여주었다.

진정한 기본 맛이 몇 가지인가 하는 논란의 와중에도 분명한 것은 세상 어디에나 널려 있는 '혀 지도' — 숱한 병원 대기실에 우아하게 걸려 있고, 과학 교재에도 빠지지 않고 그려져 있는 — 가 100년이 넘도록 묵은 오해에 근간을 두고 있다는 사실이다. 우리가 다 알고 있는 그 지도를 보면 '단맛'은 혀의 앞부분에, '짠맛'은 혀의 앞쪽 양옆부분에, '신맛'은 혀의 중앙에, '쓴맛'은 뒤쪽에 그려져 있다. 그런 모습으로 이 지도는, 과학 수업에서 정해진 시간 안에 맛 실험에 성공하지 못한 수많은 초등학생을 좌절시켰다. 그 아이들이 성공하지 못한 것은 선생님이 틀렸기 때문인데 말이다(나 역시 혀의 뒤쪽에서 설탕 맛을 느꼈다고 주장하다가 야단만 맞았다).

혀 지도의 오류를 밝혀주는 것 정도는 가정에서도 쉽게 할 수 있다. 소금을 혀끝에 올려놓고 맛을 느껴보라. 짠맛이 날 것이다. 과학자들이 100년이 넘도록 이런 간단한 실험에 도전해 보지 않았던 이유를 우리로서는 알 수가 없다. 어쨌든 이 오해가 비롯된 것은 19세기 독일의 헤니히(D. P. Henig) 박사가 네 가지 기본 맛과 혀의 상관관계를 밝히는 측정법을 확립하고부터였다(그가 살던 동네에는 콩부 국을 파는 가게가 없었다). 헤니히는 수많은 지원자들을 데리고 다양한 맛, 즉 달고 짜고 시고 쓴 액체들을 혀의 이곳저곳에 떨어뜨려 보는 실험을 한 다음 결과를 구성해 냈다.

평균적으로, 단맛을 최대한으로 감지하는 구역은 혀의 끝부분이며 반대로 최소로 감지하는 부분이 뒤쪽이라는 것, 쓴맛 감지 구역은 혀의 뒤쪽으로 퍼져 있으며, 짠맛은 혀를 가로질러가며 비슷한 감지 결과를 보였다는 것 등이다. 헤니히는 네 가지 맛을 감지하는 부분이 혀 전반에 다양하게 걸쳐져 있다고 결론을 내렸다. 그것이 전부였다.

1942년에 하버드대학의 심리역사학자 에드윈 보링(Edwin Boring)이 헤니히의 다듬어지지 않은 데이터를 가져다 감지의 단계에 관한 진짜 수치를 계산해 냈지만, 이 역시 미각의 상관성에 대해 다시 한 번 되새기는 작업에 불과했다. 단맛의 경우 혀의 끝단은 1, 뒷부분은 0.3으로 기록하는 것이 그의 작업이었는데, 혀의 뒷부분에서 느끼는 단맛이 앞부분에 비해 3분의 1 정도에 머물렀다는 이야기가 전부인 셈이었다.

그런데 애석하게도 많은 과학자들이 헤니히와 보링의 데이터를 잘못 해석하여 감지 정도가 낮다는 대목을 감지하지 못한다는 내용으로 바꿔버렸고 마침내 혀 지도가 탄생하게 되었다. 1974년 버지니아 콜링스(Virginia Collings) 박사는 헤니히의 작업을 다시 실험하여 그의 주안점에 대체로 동의하는 데이터를 내놓았다. 혀의 전반에 걸쳐 네 가지 기본 맛을 감지하는 다양한 영역들이 있다는 것, 그러나 그 다양함은 폭이 좁아서 네 가지 기본 맛은 맛의 수용체가 있는 혀 어디에서나 감지될 수 있다는 것, 또한 이들 수용체들은 혀 전체에 분포되어 있으며 입천장(연구개라고 하는)과 목구멍(목구멍까지 다다른 음식은 좋든 싫든 먹을 수밖에 없다는 점을 감안하면 여기에 굳이 맛의 수용체가 있다는 사실은 좀 희한해 보인다)에까지 퍼져 있다는 것 등이다.

여기에 더하여 미각돌기에 준하는 기관들도 있다. 혀에 있는 신경은 부드러운 지방의 질감을 감지하여 먹고 있는 음식에 관한 정보를 뇌로 보내준다. 안구의 수용체에서는 고추의 '맛'에 대한 시각 정보를 감지하며, 코는 음식 냄새를 받아들여 미각과 결합시킴으로써 '풍미(風味)'라고 하는 개념을 창출해 낸다.

사실 우리가 혀로 맛을 본다고 생각하는 일들 중 많은 부분이 코로 감지하는 것들이다. 코를 잡고 초콜릿을 먹어보면 초콜릿 맛을 느끼지 못하는 경우가 꽤 있다. '달고 쓴' 맛을 느낄 수는 있을 테지만 냄새를 빼버린 상태에서는(때로는 시각적인 부분도) 도대체 이 달콤쌉쌀한 것이 무엇인가 하고 생각할 때도 있을 것이라는 이야기다. 라이프 세이버 사탕(Lifesaver, 인기 있는 사탕의 상표명 – 옮긴이)의 풍미 역시 냄새와 색깔 정보가 없이 눈을 감고 먹으면 알아채기가 어렵다. 그러니 지독한 두통에 코까지 꽉 막힌 감기에 걸렸을 때는 더 말할 필요가 없다. 감기에 걸려 냄새를 맡을 수 없으면 미각돌기가 멀쩡해도 음식 맛을 느낄 수 없는 것이다.

미각 능력의 완전 상실 – 눈이 멀었거나 귀가 먹은 것처럼 전혀 맛을 느끼지 못하는 무미각증 – 은 냄새를 맡지 못하는 후각상실증에 비해 훨씬 드물다. 미국인들 사이에서 무미각증과 후각상실증이 어느 정도로 나타나는가에 대한 비교 자료는 찾아보기가 쉽지 않지만 인구 대비 5퍼센트의 사람들이 이런 화학탐지기능 장애를 앓고 있는 것으로 알려졌다. 원인은 대개 코와 비강의 질환, 알레르기, 바이러스, 두부 외상 등이다. 필라델피아에 있는 모넬 케미컬센스센터에 따르면 15년 동안 관찰한 1,200명 내외의 환자들 중 5명(0.4퍼센트)만이 진짜 무미각증이었고, 또다른 5명은 실제로 미각장애를 겪고 있으나 평범한 질환이었으며, 그 외 대부분은 심각한 후각장애 내지 후각상실증이었다. 요컨대 맛을 느낄 수가 없는 것은 냄새를 원활하게 맡을 수 없기 때문인 경우가 많다는 이야기다.

마지막으로 인체의 근육 중에서 혀가 가장 튼튼하다는 신화에 대해서 살펴보자. 이 역시 튼튼함이라는 일반적 개념으로 볼 때 사실이 아니다. 흔히 생각하는 튼튼함이나 강인함의 측면에서는 오히려 교근

(masseter, 턱의 측면에 있는데 광대뼈에서 시작되어 아래턱뼈로 이어지므로 아래턱을 끌어올려 위턱으로 밀어붙이는 작용을 한다 – 옮긴이)이 공동 일등이다. 공동 일등이라고 한 것은 교근이 턱 양옆에 하나씩 두 개가 있기 때문이다. 교근은 턱뼈에 널따랗게 붙어 지레 역할을 한다는 점에서 다른 근육에 비해 우위에 있다. 뼈에 단단하게 붙어 있다는 특성에다가 기능하는 메커니즘상의 이점 덕분에 가장 강한 근육의 자리를 차지하게 된 것이다. 기네스북에 보면 턱으로 버티는 힘의 세계 기록은 2초 동안 975파운드인 것으로 되어 있다.

대퇴사두근(넓적다리의 앞쪽에 있는 강하고 큰 근육 – 옮긴이)은 한쪽만으로는 그다지 대단한 힘을 낼 수가 없고, 필요하다면 근육의 콤비가 이루어져야 한다. 그러나 만약 뼈에 붙는 접착강도는 같고 메커니즘의 우위성은 없다고 하면, 대퇴사두근과 대둔근(엉덩이 부분에 있는 커다란 근육 – 옮긴이)이 단일 근육으로서는 강자 게임의 승자다. 이들 근육에는 강도를 재는 기본 척도인 섬유질이 최고로 결집되어 있기 때문이다. 또 지치지 않고 끊임없이 움직이는 '강인함'으로 보면 심장이 단연 최고의 근육이다. 이에 비하면 혀는 빠르게 닳는 편이다. 적어도 몇몇 수다스러운 사람들은.

간을
씻어드립니다 … 간 해독을 돕는 것들

식이요법과 약초요법에서는 간을 해독해 준다는 수치들을 자주 내세운다. 그들은 '해독'이라는 말을 깨끗이 세정해 준다는 의미로 쓴다. 현대 생활의 오염물질들을 리졸(소독제의 상표명 – 옮긴이)로 깨끗이 씻어내린다는 것이다. 듣기에는 꽤 논리적이다. 간은 피를 걸러내고 유해한 화학성분들을 찾아내 덜 해로운 화학성분으로 분해하는 역할을 하니까 말이다.

그러나 이 과정은 독소로 흠뻑 적셔진 인체 기관이, 가제 손수건이 세탁되듯 일시에 말끔해지는 것과는 이야기가 다르다. 간은 해독하지 못하는 것들을 그냥 통과시킨다. 간을 해독해 준다는 갖가지 보조식품들은 실제로 해독과 상관이 없다. 간은 유독하지가 않다.

약초요법이 간의 해독자가 아니라 간 자체가 해독자이다. 혼동의 소지는 여기에 있다. 입으로 섭취하는 것은 그게 무엇이든 모두 간을 통과하면서 분해되어 혈류 속으로 흡수된다. 몸은 간에 의지하여 여러 중요한 단백질과 영양성분들을 조절하고, 합성하며, 분비한다. 또 독성이 있거나 불필요한 물질들을 정화하고, 변화시키고, 청소한다.

해독이란 잠재적인 유해 화학물질(알코올, 의약물, 식품 등에 함유된)을 수용성의 화학물질로 변화시켜 마지막 처리에서는 원래의 화학물질보다 덜 유독한 상태로 만듦으로써 안전하게 배출되도록 유도하는 과정이다. 요컨대 '가능한' 한 많은 독소를 분해한다는 것이다. 유해 화학물질이 몸속에 많이 돌아다녀서 좋을 것은 없기 때문에 간은 알아서 자기가 할 수 있는 만큼 그 작용을 한다. 뇌가 나서서 간에다 이래라 저래라 명령할 일도 없다. 간은 모든 것을 해독하지는 못하며, 불가능한 독소는 그냥 통과시킨다. 마지막에 가서 이들 독소들은 간을 한 차례 더 통과하거나 그렇지 않은 상태로 몸 밖으로 빠져나간다. 간은 단순히 언젠가 신체를 파괴할 수 있는 이들 독소가 체내에 덜 남도록 해주는 역할을 할 뿐이다.

독소들은 전혀 손상 없이, 혹은 작은 상처를 입은 채로 간을 다시금 통과하기도 하며, 수용성(지용성에 대비되는)일 경우에는 콩팥에서 분해되기도 한다. 무슨 말인가 하면 이것들이 간에 머무르는 일은 없다는 것이다. 굳이 꼽자면 비타민 A를 다량 섭취했을 때 간에 축적되어 문제를 일으킬 수 있고, 철과 구리도 축적이 되므로 드물게 유전학적 이상을 초래할 수 있다. 그러나 그것뿐이다.

그렇다고 하여 식이요법이나 약초요법이 간에 전혀 도움이 되지 않는다는 이야기를 하고자 하는 것은 아니다. 사실 이들 요법은 몸이 힘들어할 때 간을 도와서 독소에 대항하고 간을 보강해 줄 수도 있을 것이고, 사람에 따라서는 그냥 편안한 마음으로 쉽게 따라할 수 있는 방법일 수 있다. 다년간 알코올을 과도하게 섭취한 이들은 간의 상태가 나빠져 약한 독소조차 해독하지 못하며, 스타틴 같은 콜레스테롤 제제의 일부 종류 또한 사람에 따라 간을 약화시킬 수도 있다. 아직 연구 결과를 단정하기는 어렵지만 약초들 중에서 '간을 해독'하는 것은 아니더라도 '해독작용을 돕는' 측면에서 대단한 가능성을 보이는 것들이 분명히 있다.

일례로 허브 밀크 엉겅퀴는 독일인들에게 광대버섯(독버섯의 일종 – 옮긴이) 중독의 효과적인 약제로 폭넓게 받아들여지고 있다(독일인들이 늘 옳다는 소리가 아니다. 그들 역시 동종요법과 오줌요법을 이용하는 사람들이다). 'death cup'이라는 영문 이름에서 풍기는 불길한 느낌으로 알 수 있듯, 광대버섯은 간에다 몹쓸 짓을 한 뒤 곧바로 중앙신경계로 옮겨가는데, 밀크 엉겅퀴에 든 활성성분인 실리마린이 이 흔한 독버섯을 먹은 이들을 치유하는 데 거의 100퍼센트의 효과를 보인다. 실제로 실리마린이 약품으로 승인되지 못한 미국에서는 광대버섯 중독자들의 생존율이 30퍼센트를 밑돈다.

독일인들은 실리마린이 간세포를 신속히 방어하여 원상태로 회복시키는 작용을 한다는 연구 결과를 발표했다. 지금은 유럽 전체에서 의약용 실리마린과 밀크 엉겅퀴를 이용하여 알코올성 간 손상을 치료하는 방법에 대한 연구가 활발히 이루어지고 있다. 물론 이 약용식물이 간을 해독하는 것이 아니라는 이야기 또한 반복되고 있다. 간을 해독하는 것이 아니고, 간이 해독할 수 있도록 치유한다는 것이다.

미국국립간재단에 따르면 간을 튼튼하게 만들어주는 특별한 음식이나 약초는 아직까지 발견되지 않았다. 그럼 이 재단에서 간 보호에 권장하는 것은 무엇일까? 모두가 이야기하는 바로 그것들이다. 과일과 채소를 많이 먹고, 물을 많이 마시고, 충분히 운동을 하라는 것. 마침 최근에 미국국립보건원에서 허브와 간질환에 관한 연구를 시작했는데, 그 중에는 베트남과 중국의 약초를 이용한 쥐의 간경변 치료가 포함되어 있다(쥐의 알코올중독 발생에 관련된 수치는 이것과 아무 상관이 없다). 그런가 하면 민들레, 사탕무, 일본에서 시지미(shijimi)라고 부르는 바지락을 포함한 몇 가지 식품이, 한 번도 증명된 적은 없지만 간을 튼튼히 해주는 식품으로 일컬어진다. 실제로 민들레는 칼륨과 칼슘, 비타민 C를 함유한, 푸성귀 중 최고의 건강식품이다.

그럼에도 불구하고 다시 말하건대 건강보조식품을 경계하라. 개중에는 무역법의 보호를 받아가며 원료를 독점하여 비밀 조제한 것들이 있다. 소비자도, 의사들도 원료의 퍼센티지를 알 수가 없다. 그런 것들은 '천연'이라는 이름을 달았다는 이유로 미국식품의약국의 시험이나 검증도 거치지 않는다. 천연, 즉 내추럴이라고 하면 오렌지주스도 있지만, 덩굴옻나무처럼 유독한 것도 포함되는 말이다. 좋을 수도 나쁠 수도 있다는 이야기다. 간 기능 개선 제제에 흔히 들어 있는 나이아신, 즉 니코틴산은 많이 복용하면 간세포에 유독할 수 있고 간을 손상시키기도 한다. 수많은 건강보조식품에 단골로 들어가는 비타민 B_{12}는 간질환 환자에게서 흔히 과도하게 발견되는 성분이다.

간에 문제가 있다는 생각이 들면 곧장 의사를 찾아가라. 간에 아무 문제가 없다 싶으면, 해롭고 값비싸며 상당히 부적절한 간 해독 작전과는 아무 상관없는 식사 조절과 운동으로 간을 보호하라. 듣자하니 건강보조식품 10일치에 20달러까지 쓴다고들 하는데, 그나마 간은 재생능력이 뛰어난 기관이라 괜찮다지만 가계부까지 그런 능력을 가지지는 않았을 듯싶다.

맹장 무용설에 대해
••• 불필요한 오르간인가, 훌륭한 연주자인가

통달한 과학자들 사이에서는 지난 200년의 시간이 얼마나 바보같이 흘렀는지에 대한 이야기가 자주 오간다. 실제로 1880년대의 물리학자들 대부분은 자신들이 배운 것이 모두 자연의 법칙뿐이었다는 사실에 애통해 했다. 심지어 그 무렵 그들은 양자역학은 말할 것도 없고 엑스레이에 대해서조차 몰랐다.

또한 1900년대 초만 해도 생물학자들은, 수백만 년 전 유인원식 생활방식에 이용되었지만 지금은 전혀 불필요한 기관이 인간의 몸에 100군데나 넘게 남아 있다고 추측했다. 지금은 칼슘과 인의 대사를 조절해 준다고 알려져 있는 부갑상선이 당시 그들에게 낙인찍힌 불필요한 기관의 예다. 맹장도 마찬가지다. 그러나 오늘날의 똑똑한 의사들은 이 문제에 대해 함부로 속단하지 않는다.

셀 수 없이 많은 생물학 책에는 여전히 맹장이 무용지물의 기관이라고 씌어 있다. 맹장은 과연 불필요한 오르간(organ, 인체 기관을 비유적으로 표현한 말 – 옮긴이)인가, 아니면 훌륭한 연주자인가?

맹장 무용설은 진실과는 너무나 동떨어진 주장이다. 맹장은 큰창자와 작은창자 사이 막다른 곳에 매달린 점액성의 주머니로, 대략 지름 1.27센티미터에 길이는 7.6센티미터 정도다. 아주 오랜 옛날, 인간이 인간스럽지 않았던 시절에는 분명 지금보다 훨씬 중요한 역할을 담당하기도 했을 것이다. 게다가 영장류 가운데는 활동이 매우 눈부신 맹장을 소유한 종류가 있는 것도 사실이다. 과학자들은 맹장이 오늘날의 영장류와 과거 인류 전 단계의 종(種)에게 섬유소와 날고기의 소화를 돕는 역할을 해왔으며 하고 있다고 생각한다. 소화하기 힘든 음식물이 이 주머니에 보내지면 '좋은' 세균들이 체내 분비물과 어울려 분해 작업을 시작한다는 것이다.

우리 몸은 진화 과정에서 변화를 거듭해 왔지만 이 이로운 기관을 내다버리지는 않았다. '발달하는 조그만' 태아의 '발달하는 조그만' 맹장은 임신 11주를 전후로 내분비선 세포를 만들기 시작한다. 내분비선 세포는 호르몬과 같은 유용한 화학물질을 분비하는데, 특히 맹장의 내분비선 세포는 주스 비슷한 화학물질(아민과 펩티드 호르몬이 그것들의 이름이다)을 분비함으로써 생물학적으로 견제와 균형을 맞춰주어 태아의 정상적인 성장을 돕는다.

출생 이후 맹장의 주요 임무는 림프 기관으로서 인체가 질병을 물리칠 수 있도록 돕는 것으로 바뀌며, 이들 림프 기관들은 림프 조직과 함께 백혈구와 항체를 형성한다. 즉 현대 인류의 맹장은 림프 조직으로서의 가치에 힘입어 B림프구(백혈구의 일종)와 면역글로불린 A항체로 알려진 뛰어난 항체를 생성하는 복잡한 연결사슬의 일부가 되었다. 뿐만 아니라 인체의 어느 부위에 백혈구가 가장 필요한지를 감지하여, 직접적으로 백혈구를 돕는 모종의 화학물질을 생산하기도 한다.

맹장이야말로 음식물이 들락날락하는 오래된 창자로서, 백혈구 세포를 위장 기관에 있는 무수한 세균과 바이러스, 약물, 나쁜 음식 앞에 노출시키는 역할을 한다. 이런 식으로 백혈구는 대장균과 같은 치명적인 잠재성을 지닌 세균과 싸우는 법을 배울 수 있게 되는 것이다. 맹장이 이처럼 백혈구와 항체 생산에 끼치는 공헌도는 사람의 나이가 25세에서 30세가 될 때쯤 최고조에 이르며, 이후 급격히 쇠퇴한다.

그리하여 60세 무렵이 되면 맹장의 활약은 거의 찾아보기 힘들 정도가 되지만 활동을 멈춘 채로도 여전히 수술 시에는 훌륭한 비상 조직이 되어준다. 물론 맹장은 음식물이 끼이면 골치아픈 문제를 일으키는 원인이 되기도 한다. 그건 사실이다. 게다가 이 음식물은 대개 부패하여 감염을 일으키고, 감염은 치명적인 결과로 치닫는다. 특히나 맹장이 파열되었을 때는 더욱 그렇다. 일단 감염된 맹장은 잘라내야 한다.

얼마 전까지만 해도 열성적인 의사들은 다른 수술을 하는 도중에 툭하면 맹장을 제거해 버리곤 했는데, 그 이유라는 것이 언젠가 감염될 수도 있으니 미연에 싹을 자른다는 것이었다. 그 외과의들의 생각은 이런 것이었다. "맹장은 쓸모가 없어. 나는 벌써 이 사람의 창자 속으로 팔꿈치를 들이밀었으니 지금 맹장에 가위질 한번 더하지 않을 이유가 뭐람?"

근래 들어서는 그런 의사가 거의 없다. 의사들도 이제 맹장을 재건 수술에 이용할 수 있다는 사실을 알고 있다. 방광 복원술의 한 방법을 예로 들면, 창자의 부분을 떼어내어 방광 형태로 만든 후 맹장 조직을 이용하여 괄약근(수축과 이완을 통해 인체 특정 부분의 개폐 작용을 하는 고리 모양의 근육을 통칭하는 것임 – 옮긴이)을 다시 만들어서 이것으로 배뇨 도중에 방광을 수축시키고 열 수 있게 하는 것이다. 또 비슷한 경우로서 신장에서 방광으로 오줌을 운반해 주는 통로인 수뇨관의 대체품으로 맹장을 이용하기도 한다.

  분명 맹장이 닭장에 있는 닭들 중에서 가장 좋은 닭은 아니나, 그렇더라도 무조건 팔아치우지는 말기 바란다. 그렇게 따지면 한쪽 눈이나 한쪽 신장만으로도 충분히 살아갈 수 있는 것 아닌가. 우리 몸에 대해 더 많이 배우다 보면 모든 것은 다 제몫이 있다는 사실을 이해할 수 있을 것이다.

하루아침에 머리가 센다고? ··· 흰머리와 그 원인

숱한 귀신 이야기에는 두려움 때문에 머리가 하얗게 세어버린 사람들이 꼭 등장한다. 심지어 문학의 거장들조차도 이 신화를 의학적 사실로 받아들였다. 바이런 경이 1816년 자신의 시 「시용의 죄수(The Prisoner of Chillon)」에서 쓴 구절도 그런 믿음의 결과이다.

"내 머리카락은 회색이나, 세월이 흐른 탓은 아니고 / 어느 하룻밤 사이 / 갑작스러운 두려움 때문에 그리 되듯이 / 그렇게 희어진 것이오."

참으로 대담하고도 무서운 공포가 아닐 수 없다. 하룻밤 새에 사람을 수십 년 늙어버리게 만드는 무시무시한 공포를 상상해 보라. 그러나 바이런 경께는 안된 말이지만 그런 일은 있을 수 없다.

이 신화는 생각보다 더 널리 퍼져 있다. 하지만 사람의 머리카락이 공포 때문에 갑자기 세어버렸다거나, 염색이 아닌 다른 강한 자극으로 색이 바래버렸다는 기록은 아무데도 없다. 물론 전설은 더러 있다. 토머스 모어가 1535년 사형집행 전날 밤에 머리가 완전히 하얗게 세어버렸다는 이야기가 그런 경우이다. 그가 헨리 8세의 고문으로서 보낸 마지막 떠들썩한 며칠의 모습은 영국 역사의 연보와 로버트 볼트

(Robert Bolt)의 연극 「사계절의 사나이(A Man for All Seasons)」에서 극화되어 잘 남아 있다. 그러나 머리카락이 셌다는 이야기는 그의 사후에 나온 것이다. 마치 조지 워싱턴이 체리나무를 찍어냈다는 것처럼.

마리 앙투아네트의 참수에 얽힌 이야기도 마찬가지이다. 실제로 사후 그녀의 머리카락은 백색임이 확인되었으나 그것은 십중팔구 사형당하기 전 수개월, 수년에 걸쳐 서서히 변했을 것이다(일설에는 마리 앙투아네트의 머리카락은 프랑스에서 탈출을 감행했을 때 이미 하얗게 변해 있었다고도 한다).

대개 머리카락의 모낭이 흰머리를 만들어내기 시작한 이후로 사람들의 머리카락은 수십 년에 걸쳐 천천히 세어간다. 우리 두피에는 10만 개 남짓한 모낭이 있으니 변화하는 데 시간이 걸리는 것은 당연하다. 일단 모낭이 흰머리를 만들기 시작하면 대부분은 되돌리기가 어렵다. 해를 거듭할수록 모낭은 한 가닥도 남지 않을 때까지 모발 전체를 흰머리로 바꾸는 일을 쉬지 않는다. 수개월 사이에 머리가 부쩍 셀 수도 있지만 그것은 공포 때문이 아니라 나이가 들어가는 정상적인 과정에 따른 것이다. 알 수 없는 메커니즘에 의해 모낭은 거의 일제히 흰머리 생산을 시작하기로 결정한다. 그렇게 몇 개월 지나 제 색의 머리끝을 잘라내고 나면 온통 하얀 머리카락만 남기도 한다.

물론 머리카락을 이상할 정도로 짧게 잘라버리지만 않으면 한 달만에 회색 또는 흰색으로 변하지는 않는다. 모근은 저마다 모낭 속에 자리하고 있으며 일종의 모발 공장과 같은 구조여서 머리카락이 손실되고 나면 새로운 머리카락이 곧바로 그 빈 모낭 속에서 자라난다. 모낭 세포는 모발의 주요 원료인 케라틴(각질) 단백질을 생산한다. 또 멜라노사이트로 하여금 멜라닌을 생성하게 만드는 역할도 한다. 멜라닌은 피부에서와 똑같이 케라틴을 검정으로 물들이는 색소인데, 체질적으로 멜라닌 색소가 풍부한 사람의 머리카락은 검정색이고, 상대적으로 적은 사람은 금발이 되는 것이다.

그런데 나이가 들어가면서 멜라노사이트는 멜라닌 생성을 멈추게 되며, 머리카락은 자연히 흰색 또는 회색으로 변해간다(사실 회색은 흰색과 검정색이 섞여 있어 회색처럼 보이는 경우일 때가 많다). 이는 자연스러운 현상이다. 또한 흰머리는 뿌리에서부터 시작되며, 그 속도는 오로지 머리카락이 자라는 빠르기와 똑같을 뿐, 별개의 흰머리 가닥이 유난히 빨리 자라는 일은 없다. 모발은 생명 없는 케라틴 가닥으로, 영양분이나 정보를 아래위로 보내주거나 받는 일은 하지 못한다.

머리카락은 본질적으로 그 가닥의 모근 끝에서 새로운 케라틴이 추가되는 과정을 거치며 자라게 된다. 즉 검은 머리카락이 센다는 것은 원래의 검정 머리카락 가닥의 모근에서 새로 추가되는 케라틴이 흰색이라는 의미다. 날이 갈수록 머리카락이 길어지면 검정 가닥의 뿌리로부터 솟아나오는 흰 케라틴 부분도 점점 늘어난다. 그러다 이발소에 가서 머리를 자르면 먼저 나왔던 검정색 머리가 잘려나가고 그 아래 있던 흰머리만 남는 것이다.

만약 군인처럼 아주 짧은 헤어스타일을 하고 있다면 다른 사람보다 회색 또는 흰색으로 변하는 속도가 빠를 텐데, 그 이유는 다름아니라 젊은 시절을 간직한(검정, 갈색, 금발, 혹은 붉은색) 길지 않은 머리카락이 그나마 잘려나가 버리고, 최근 일주일간 새로 자라난 흰머리만 남기 때문이라고 생각하면 된다. 개중에는 알게 모르게 머리가 세는 이들도 있다. 그러나 갑작스럽게 머리가 세는 이들이 눈에 두드러져 보이는 것일 뿐 이는 자연스러운 현상이다. 머리카락이 최대한 자라는 데는 대체로 7개월이 걸린다. 그러므로 유색 모발이 모두 빠지고 흰머리로만 채워지는 기간 역시, 평균이기는 하나, 적어도 7개월 남짓이 될 수밖에 없다.

원형탈모로 알려진 갑작스러운 대머리 현상도 드물게는 있다. 이런 병증은 색소가 있는 머리카락만 빠지고 흰머리 또는 회색머리는 남겨두기 때문에, 꼼꼼하지 않고 대충 넘어가는 식의 관찰자라면 원형탈모로 고통받는 이들이 어느 날 갑자기 완전한 흰머리가 되어버렸다고 쉽게 치부해 버리기도 한다. 자세히 들여다보면 그 또는 그녀의 머리카락이 반 정도 남아 있다는 사실을 확인할 수 있을 텐데 말이다. 원형탈모는 두 주 만에 급격히 일어날 수 있으며, 이때 탈모의 원인은 스트레스와 관련이 있다고 여겨진다. 그러나 이는 부분적 탈모에 불과할 뿐, 무성한 검은머리에서 무성한 흰머리로 일시에 변하는 것은 아니다.

그렇다면 흰머리 신화는 어디에서 시작되었을까? 시간이 생각 외로 빠르게 지나간다는 사실을 간과한 데서 온 것은 아닐까? 어느 날 친구를 만났는데 그의 머리가 하얗게 세어 있다면, 혹 그 친구를 만난 지 일 년도 넘은 것은 아닌지 돌아보기 바란다. 마리 앙투아네트 역시 참수되기 전에 한동안 감금되어 대중의 눈에서 벗어나 있었다. 그런데 공개처형장에 모습을 드러낸 그녀의 머리가 하얗게 변해 있자 사람들이 하루 사이에 세어버린 것이라고 수군거렸던 것은 아닐까? 그때까지 자신들이 기억하는 그녀의 머리는 어두운 색이었으니까 말이다. 감옥에 들어갈 때와 나올 때가 확연히 달랐으므로 필시 그 까닭이 죽음에 대한 공포 때문일 것이라고 속단해 버린 것은 아니었을까.

내 이야기를 하나 할까 한다. 나는 포크 가수인 아를로 거스리를, 「앨리스의 식당」이나 「아미고」 같은 노래가 실린 1960년대와 70년대에 나온 초기 앨범의 사진으로만 '알고 있었다.' 그를 실제로 본 것은 1991년의 라이브 공연에서였는데, 기다란 흰머리를 늘어뜨린 그를 보고 나는 하룻밤 새에 그의 머리가 다 세어버린 듯한 느낌을 받았다. 첫번째 노래를 멋지게 부르고 난 후 그는 이렇게 말했다.

"여러분이 무슨 생각을 하는지 압니다. '세상에, 저 사람 팍 늙었구나'라고요. 그러나 말입니다. 여러분도 마찬가지로 늙었어요. 알아요?"

삼손의 기쁨 ••• 대머리에게 희망을

페미니스트들은 대머리가 질병이나 되는 듯 그 치료법을 찾아나서는 일에서 기쁨을 느낀다. 수백만 달러의 돈이 해마다 대머리 연구에 쓰이고 있다. 여자들은 남자들이 의학 연구랍시고 지나치게 여기에 돈을 쏟아붓는다고 말한다. 그렇다 한들 남자들을 비난할 것인가? 남자 나이 50세가 되면 50퍼센트가 넘는 사람들이 대머리 혹은 심각할 정도의 빈약한 머리숱을 지니게 되는 현실에서? 남자들에게 대머리 치료는 삼손의 기쁨(delight, 데릴라와 발음이 유사한 점을 재미있게 표현한 것 - 옮긴이)이 아니겠는가.

남자의 머리숱은 세월이 흐를수록 상황이 더 나빠진다. 30세쯤에는 30퍼센트가 그런 현상을 보이다가 40세에는 40퍼센트가 그렇게 된다. 여자들은 머리숱을 상실해 가는 남자들의 헛된 노력을 조롱거리로 삼기도 하지만 솔직히 말하면 여자들도 20퍼센트 정도는 빈모 증상을 보이고, 5퍼센트는 정수리 근처의 숱이 확연히 줄어드는 증상을 보인다. 꼭 남자들처럼. 그리고 이 문제는 여자들에게 너무나 심각한 문젯거리이다.

곧, 어쩌면 10년 내에 모발 성장을 촉진하는 약품이 개발될 전망이다. 물론 처음에는 발기부전이나 혈압 상승 등의 일부 어처구니없는 부작용이 생기기가 쉬울 것이다. 그렇게 몇 년이 지나면 약품 속의 꼬인 부분들이 풀려나갈 것이고, 우리가 걱정할 일은 머리카락 속에 잔류할 수 있는 이들 문제 성분을 해결하는 것으로 귀결될 것이다. 이미 모발의 성장이 정지되는 이유는 밝혀졌고, 제약회사들이 수백만 달러의 자금을 이 연구에 쏟아붓고 있으니 말이다. 대머리 방지 알약이야말로 비아그라 이후 최대의 대박이 아니겠는가.

셀 수도 없는 갖가지 대머리 치료제가 시장의 문을 두드렸지만 지금까지는 단 두 개만이 인가를 받았다. 1988년에 출시된 미녹시딜 제제인 로게인(Rogain)이 그 하나이다. 단숨에 화제로 떠올랐던 이 약은 믿거나 말거나 식의 알 수 없는 프로세스에 의해 빈모의 악화를 막아준다. 미녹시딜은 원래 혈압강하제였고, 모발 성장 촉진 효과는 일종의 부작용으로 예기치 않게 나타난 것이었다.

또 피나스테리드라는 성분은 처음에 프로페시아라고 하는 알약으로 출시되었다가 함량을 높여 프로스카라는 이름으로 1990년에 이 경쟁의 시장에 뛰어들었다. 이 약은 경구로 복용하면 대머리를 초래하는 효소를 억제시킴으로써 모발을 유지하게 해주는데, 지속적으로 복용하지 않으면 다시 탈모를 일으킨다. 비유적으로나, 사실적으로나 1988년 이전에는 야바위꾼의 만병통치약 외에는 아무것도 없었던 셈인데, 이러한 대머리 치료의 길고도, 퀴퀴하고, 너저분한 역사가 최근 인터넷 덕분에 처음부터 다시 재연되고 있다.

대머리는 늘 억울한 소리를 들어왔다. 성경에 보면 하나님이 이스라엘 백성의 적들에게 대머리와 불임, 대머리와 혼란, 대머리와 허약함 또는 대머리만을 별도로 벌을 내렸다는 이야기가 숱하게 나온다.

「요한계시록」에는 세상의 종말에 하느님이 대머리를 악한 이들의 표지(標識)로 삼는다는 이야기도 나온다.

반대로 삼손이 지녔던 엄청난 힘의 원천이 오로지 머리카락이었다는 이야기는 너나없이 알고 있을 것이다. 「열왕기」 하(下)에서 전해지듯 (대머리) 선지자 엘리사는 이 이야기를 지나치게 개인적으로 받아들였음이 틀림없다. 예리코에서 나오는 길에 소년들이 모여들어 엘리사를 비웃으며 "대머리야, 사라져"라고 소리지르며 놀리자 엘리사가 이들을 저주했고 그 결과 암곰 두 마리가 숲에서 나와 마흔두 명의 소년들을 찢어죽였다고 하니 말이다.

고대 이집트인들은 대머리 치료제 개발에 최초의 선례를 남긴 사람들이다. 뱀, 거위, 악어, 하마, 사자 내지 야생염소에서 짜낸 역한 기름이 그것들이었는데, 매우 독한 국소용 연고였으며 냄새가 지독했다. 그런데 이 냄새야말로 약이 효과를 보인다는 증거로 받아들여졌다고 한다. 이런 식의 사고방식은 지금까지도 좋은 약은 반드시 입에 써야 한다는 바보스러운 상식 속에 남아 있다. 비듬샴푸는 모름지기 두피를 얼얼하게 만들어야 한다는 생각처럼!

위대한 의사 히포크라테스는 대머리 환자들에게 비둘기 똥과 몇몇 동물의 배설물을 처방했다. 그 못지않게 현명했던 아리스토텔레스는 자신의 대머리 치료를 위해 염소 오줌을 썼고, 역시 대머리였던 율리우스 카이사르는 애인인 클레오파트라가 말의 이빨과 사슴의 뼈를 갈아서 만들어준 약을 발랐다(하마 기름이 이 무렵의 이집트 왕궁에서는 한물 간 약이었음이 틀림없다). 그의 이름이 라틴어 'caesaries'로서 '풍부한 머리카락'이라는 뜻임을 생각하면 아이러니가 아닐 수 없다. 그러나 애석하게도 클레오파트라의 연고는 효과가 없었다. 뿐만 아니라 유황과 타르, 지중해 연안의 동물들에게서 받은 깨끗한 오줌을 혼합한 로마식의 제제도 소용이 없었다. 그는 치료를 포기하고 드러난 두피를 간단히 장식만 하는 쪽으로 방향을 바꾸었다. 다름아니라 월계관을 쓰기로 한 것이다(로마시대의 저술가 플리니우스에 따르면, 카이사르는 대머리를 감추기 위해 머리를 꾸몄는데 그 스타일이 매우 어색하기로도 소문났었다고 한다).

그런가 하면 저 강력한 장군 한니발 역시 대머리였다. 본인은 그 사실을 어찌나 싫어했던지, 마치 영화 「스타트랙」에서 캡틴 커크가 그랬듯, 부분가발을 쓰지 않고서는 한 번도 전투에 임한 적이 없을 정도였다.

오줌과 짐승 기름 같은 대머리 치료제는 로마제국이 멸망할 때까지도 살아남아서 기하학과 운율 시에 관한 이교도적 학술서들이 일찍이 사라지는 것을 다 지켜보았다. 이후 르네상스 시대에는 소의 타액이 등장했고(소의 타액이다. 소 오줌이 아니고! 그나마 발전한 셈이다), 그 사이 중국에서는 약초를 갈아서 동물의 고환과 섞은 약들이 유행하기 시작했다. 또 인도에서는 명상과 물구나무서기가 오랫동안 표준적 치료법의 자리를 지켰다. 결국 1800년대 후반 근대적 기술이 출현하고 나서야 마침내 대머리 치료는 고역스럽기보다는 기분좋게 자극하는 치료의 영토 속으로 들어가게 되었다. 전기충격, 진동, 자동 두피 마사지기, 흡입기 등이 그것들이다.

그런데 이들 새로운 치료법의 공통점은 무엇일까? 사람을 바보같이 보이게 할 가능성이 높다는 것말고? 그것은 다음의 세 가지를 전제로 하고 있다는 점이다. 두피의 혈행을 개선시킨다는 것, 두피의 기공 내지 모공을 열어준다는 것, 영양분을 공급해 준다는 것. 물론 세 가지 모두가 실제로 이루어질 수도 있겠지만 그래도 여전히 대머리의 원인을 치료하는 것과는 거리가 멀다.

대머리는 대부분 순전히 유전학적인 현상이다. 말 그대로 영양분 부족으로 머리카락이 빠지게 하려면 엄청나게 굶어야 한다. 영양실조가 원인이 될 수는 있겠지만 일반적으로 그렇게 되기는 어렵다는 이야기다. 머리카락 때문에 여분의 혈액이 필요한 것도 아니다. 머리는 이미 혈액으로 충만하거니와, 필요로 하는 피는 언제든 경동맥이라 불리는, 목 속에 있는 두 개의 굵은 동맥을 통해 조달된다. 또 두피를 봉랍(혹은 하마 기름)으로 코팅하지 않은 다음에야 모공이 막힐 걱정을 하는 것은 그야말로 하릴없다.

물론 스트레스, 약물, 화학요법 등으로 머리카락이 빠질 수는 있다. 그러나 이 경우 대개는 다시 회복된다. 남녀를 막론하고 대머리나 빈모의 배후에 있는 것은 십중팔구 유전자이다. 어머니나 아버지에게서 물려받았을 가능성이 높다는 것이다. 항간에 대머리는 모계 혈통으로만 전달된다는 이야기가 있는데, 세상에는 대머리 아버지와 아들이 얼마나 많은가. 주변을 한번만 둘러보아도 이 미신을 잠재우기는 어려운 일이 아니다.

두피에는 약 10만 개의 모낭이 있으며, 이것들은 정상적인 상태에서는 끊임없이 모발을 생산해 내는 조그만 공장이다. 머리카락이 빠지면 같은 모낭에서 새로운 머리카락이 또 솟아나온다. 탈모는, 모종의 효소가 테스토스테론이라는 호르몬을 디하이드로테스토스테론(DHT)이라는, 남성의 태아 발달에 결정적 역할을 하는 호르몬으로 전환시키면서 시작된다. 이 호르몬은 일반적인 턱수염과 달리 뺨이나 턱 끝에 나는 뻣뻣한 수염을 오랫동안, 대개는 달갑지 않게 자극하는 역할도 하는데, 나중에 어느 날 갑자기 두피의 모낭을 괴롭히는 장본인으로 탈바꿈하기 시작한다.

그러나 DHT가 왜 그렇게 변하는지는 알려지지 않았다. 괴롭힘을 당하는 모낭에서도 여전히 머리카락이 자라나오기는 하지만 가늘고 짧기가 복숭아솜털 같아 눈에 잘 보이지 않으며, 이러는 동안에도 가장자리 쪽 모낭에서는 여전히 알 수 없는 이유로 DHT의 영향을 받지 않은 두꺼운 머리카락이 계속해서 생산된다. 그리하여 다른 머리카락이 다 빠지고 난 뒤에도 끝까지 남아서 머리 가장자리에 고리 모양을 이루는 '수도승 머리(monk ring)'가 되는 것이다. 어쨌거나 대머리 유전자(실제로 연구자들은 대머리 유전자가 많이 존재할 것이라고 생각한다)는 DHT를 만드는 효소를 너무 많이 생산한다.

    이것이 오늘날까지 밝혀진 탈모와 발모의 진실이다. 이제 더 이상 역한 하마 기름과 염소 오줌은 대중요법으로 쓰이지 않는다. 그러나 여전히, 비슷하게 바보스럽고 요상하게 이국적인 약초요법은 인터넷 통신판매를 통해 꾸준히 사랑받고 있다. 그것들은 대개 비밀스런 처방에 의한 것이라고 주장하는데, 나는 그 음모를 단호히 물리치고자 한다. "피부과 의사들은 당신들 얘기에 관심없다고!" 그렇다. 의사들은 대머리 치료의 역사를 거슬러올라가는 일에 흥미가 없다. 그들은 진짜로 효과가 있는 처방을 팔아서 더 많은 돈을 벌고자 한다. 여러분과 여러분의 남편, 남자 형제들을 대머리로부터 지켜줄 '월드 와이드' 시나리오 따위는 없다는 이야기다.

    인터넷뿐 아니라 집 근처에도 머리카락을 자라게 해준다는 비타민과 미네랄을 팔고 있는 건강식품 상점이 즐비하다. 지금쯤은 내가 무슨 이야기를 할지 짐작하시겠지만 이것들 모두가 전혀 효과 없다. 예기치 않게 찾아오는 갑작스러운 탈모는 건강 악화의 신호이다. 이상하게 머리가 빠진다 싶으면 곧장 의사를 찾아가라. 그렇지 않은 대머리나 빈모일 경우 대개는 다이어트나 순환기질환, 모공 폐색, 기의 허약함, 과도한 샴푸 사용, 음양의 부조화, 염소 오줌에 대한 혐오 내지

맥도널드햄버거를 너무 좋아하는 것과는 별 상관이 없다. 그보다는 가족 중 누군가 ― 어쩌면 한 세대나 두 세대를 건너뛸 수도 있고 ― 대머리이기가 십상이다.

희망은 있다. 대체로 두피의 모낭은 인간이 매우 노쇠하기 전까지는 결코 '죽지' 않는다. 대머리인 남녀 모두는 매우 미세한 모발이 10만 개의 모낭에 여전히 살아 있다. 머잖아 딱 맞는 약이 개발되기만 하면(아주 좋은 기회가 곧 다가올 듯하다) 이 살아 숨쉬는 모낭에서 다시금 굵고 긴 머리카락이 생산될 수 있을 것이다.

모발 이식을 통해서도 두피의 뒤와 양옆에서부터 위쪽으로 점차 머리카락이 자라나올 수 있을 것이다. 이것들은 분명 효과가 있다(이 부분은 신화가 아니다). 다만 그 과정에서 고통스럽고 비싼 대가를 치를 수는 있을 것이다. 성공의 열쇠는 숙련된 의사들이 쥐고 있다.

물론 누구나 대머리가 될까봐 걱정하며 사는 것은 아니다. 대머리가 아닌 사람이야 무슨 걱정이 있겠는가. 그러나 대머리인 사람들이 멋진 머리카락을 갈구하는 것 또한 잘못은 아니지 않은가. 그들이 자의식이 강하다고 하여 어찌 나무랄 수 있겠는가.

우월한 인종,
열등한 인종 ··· 인종의 정의

　인간의 인종 경주(the race race, 'race'를 '인종'과 '경주'의 두 가지 의미로 이용한 중의적 의미임 – 옮긴이)가 지속돼 온 결과, 너나없이 총체적인 패배가 눈앞에 다가오고 있다. 인종이란 '우리 대 그들'이라는 정신의 형태로 전 인류의 내면 깊이 자리한 사회적 구조이다. 그러나 정작 인종에 대한 정의가 처음 내려진 것은 불과 수백 년 전에 불과하다. 또 우리가 인종이라는 정의를 내릴 때 사용하는 기준이라고 해야 고작 피부색, 모발의 형태, 얼굴 생김새 정도의 한줌밖에 안되는 유전형질들이다.

　사실 이 외에도 선택할 수 있는 형질은 얼마든지 있다. 혈액형으로 인종을 나누어 지능이 뛰어나고 멋진 AB형 인간들이 우둔하고 지저분한 O형 인간들을 지배하게 할 수도 있고, 전세계적으로 지문 형태에 따라 지역을 구분해 인종 지도를 그려볼 수도 있다. 그도 아니면 소프라노와 바리톤으로 나눠보든지.

　만약 아시아인들이 세계를 정복했다면 유럽인들에게서 대머리가 많이 나타난다는 것을 이유로 유럽인들은 미개하다는 관념을 심어놓

앉을 수도 있다. 이 모든 것이 너무나 임의적이다. 유럽인들이 세계 곳곳을 지배해 왔기 때문에 그들 자신의 외모적 특질에 지적, 행동적 특질을 묶어 인종의 정의를 만들어왔듯이!

미국국립보건원은 휴먼게놈프로젝트를 위해 인간의 DNA를 구성하는 수십만 개의 유전자의 위치와 목적을 지도화하는 데 노력을 경주했다. 이야말로 인종에 관한 질문에 궁극적 해답이 될 텐데, 생물학자들이 지난 40여 년 간 의문을 품고 궁구해 온 결과는 생물학적으로 인종이란 것 자체가 존재하지 않는다는 것으로 모아지고 있다. 현대 인류는 모두가 10만 년에서 15만 년 전의 초기 인류로부터 이어져 내려온, 매우 촘촘하게 짜인 이웃 그룹의 후손들이라는 것이다.

유전자는 거짓말을 하지 않는다. 인류가 지구상에 넓게 퍼져 서로 분리된 채 생활해 오기는 했으나, 그 기간은 유전적 변화를 일으킬 정도로 긴 세월이 아니었고 인종이나 혈통이 구분될 정도는 아니었다. 생물학적 관점에서 볼 때에도 백인이라 불리는 사람들은 흑인이라 불리는 이들과 더 이상 닮을 수 없을 정도로 유사하다. 마치 가족처럼. 바꿔 말하면 코카시언(백인)끼리의 유전자 차이가 소위 인종 간의 유전자 차이보다 더 다양하면 다양했지 덜하지 않다는 것이다.

인간의 유전자는 75퍼센트가 누구를 막론하고 완벽하게 일치하며, 차이는 오로지 25퍼센트 내에서만 나타난다. 더구나 한국인들 같은 동일한 민족 내에서는 85퍼센트까지 올라가기도 한다. 유전적 다양성 내지 생물학적 차이는 민족 간에는 8퍼센트, 인종 간에는 7퍼센트 정도만 존재한다는 것인데, 이렇게 보면 한국인과 일본인 간의 유전적 차이나, 한국인과 노르웨이인 간의 유전적 차이나 거의 같다는 결론이 나온다. 겨우 0.012퍼센트의 차이가 인간의 생물학적 다양성을 이끌어내고 인종을 구분하는 데 기여한다는 사실!

이런 수치가 의미하는 것은 무엇일까? 이쯤에서 논쟁을 좀더 확실히 마무리해 보기로 하자. 25퍼센트의 차이를 이끌어내는 유전자를 100가지라고 생각해 보자. 여러분은 콩고 정글이나 그린란드의 얼어붙은 해변 원주민과 5가지를 제외한 모든 유전자가 일치할 수도 있다. 그 5가지는 다름아닌 피부색, 코의 크기, 눈 색깔, 모발의 형태, 입술의 모양이다. 그 외 혈액형과 귀의 형태, 오른손잡이, 항암 체질에 관한 유전형질은 똑같을 수 있으며, 오히려 사촌과는 유전형질이 10가지가 달라서 유전적으로 더 멀 수도 있다.

사촌과 머리색, 혈액형이 다르고, 왼손잡이에다 귓바퀴가 뒤집어진 정도도 다르고, 항암체계도 다르며, 손가락 중간에 잔털이 많은 것 등등이 다 다를 수 있기 때문이다. 그저 누가 봐도 똑같은 것은 피부색깔 하나뿐일 수 있다는 말이다. 이것이 바로 유전적 차이라고 하는 것의 진정한 의미이다. 우리가 자신과 같은 인종이라고 하는 하나의 카테고리 내에서 일치한다고 믿는 이면에는 무수한 다른 점들이 존재한다.

지금껏 정의된 개념으로서의 인종이라는 측면에서 보아도 사실상 암이나 심장발작, 뇌졸중, 당뇨병 등 산업사회의 주요 살인자인 각종 질병들과 인종은 아무런 관련이 없다. 또 AIDS나 기타 전염병과도 무관하다. 세계 도처의 서로 다른 인종들에게서 특별히 어떤 질병의 발병률이 높게 나타나기도 하지만, 그것은 전적으로 환경적 요인과 섭생, 사회 경제적인 지위 때문이다. 아시안 아메리칸들이 미국에서 몇 세대를 지내고 나면, 유방암의 발생률이 평균 아시아인들보다 훨씬 높은 미국인들 수준에 육박하는 것이 그 예다.

범죄는 유전이 아니며, 비만과 앉아 있기를 좋아하는 생활방식은 유전과 관련이 있다. 뉴욕시 할렘에 사는 아프리칸 아메리칸 남자들은 방글라데시의 남자들보다 65세를 넘길 확률이 더 낮은데, 그것은 할렘의 흑인들이 폭력과 사회적 이슈에 노출되는 횟수가 더 많기 때문이다. 똑같은 아프리카계 남자들이라도 캐나다의 퀘벡에 사는 이들이 할렘에 사는 이들보다는 훨씬 안락한 생활을 한다.

인종(피부색)은 실제로는 피부암하고만 모종의 연관이 있다. 아프리카인들과 어두운 색 피부를 지닌 사람들은 피부암으로부터 비교적 안전하다. 반대로 말하면 스칸디나비아인들은 아프리카에 비해 덜 강한, 약한 태양빛으로부터 어떻게 해서든 뼈에 필요한 비타민 D를 이끌어낸다. 따라서 북쪽으로 간 아프리카인들에게는 비타민 D 제제가 필요하며, 남쪽으로 내려온 스칸디나비아인들에게는 선블록 크림이 필요하다. 락토오스 과민증은 유럽인들보다 다른 인종들에게서 더 많이 나타나는 듯 보이며, 아프리카인들은 골다공증이 생겼을 때 다소간 유리해 보인다. 이들이 뼈를 간접적으로 튼튼하게 해주는 태양빛을 더 많이 쐰 탓일 수 있다.

또 아프리카인들은 말라리아에 어느 정도 면역이 되어 있는데, 지중해 연안과 중동, 동남아시아 등 말라리아가 널리 퍼져 있는 곳에 사는 사람들 모두가 역시 그 다음으로 그런 유전자를 지니고 있다. 뭐, 그 정도이다. 이 이상으로 한 인종과 다른 인종 사이에 질병에 관한 특별히 더 깊숙한 차이라든가 생물학적 유리점이 있지나 않나 하는 생각은 하지 말기 바란다.

더욱이 정신적, 창의적 측면에서 인종은 결코 유전적 요인이 아니다. 천재와 얼간이는 세상 어느 곳에든 있다. 어느 인종이 특별한 행동양상을 보이거나 일정한 분야에서 두각을 나타낸다면 그것은 순전히 사회적인 이유에서이다. 독일인들은 음악가들을 낳고 프랑스인들은 화가들을 낳는다. 이는 유전과는 거리가 멀다. 천재는 천재인 것이고, 사회는 그 경로를 일러준다. 아프리카 부족 중 리듬이 몸에 밴 것 같이 보이는 이들이 있는데, 그것은 아프리카 집단 이주민들 사이에서 리듬이 어디나 편재하기 때문이다. 또 유럽의 조화와 음률은 심포니 오케스트라 때문이다. 아일랜드인들은 오랫동안 영국인들에게 2류 국가로 취급받아 온 설움을 음악에 녹여 블루스를 창조했는데, 아프리칸 아메리칸의 음악 역시 유사한 정서를 풍기는 이유는 말하지 않아도 짐작할 것이다.

어쩌면 인간들이란 교활한 존재여서 자신들의 공동체 밖에 거주하는 이방인들을 자신들과 분리하기 위해 그 실제적 이유를 외모의 미세한 특질에서 찾았을 수도 있다. 분류학자 한 명은 무슨 동물, 무슨 동물 하듯이 사람도 몇 개의 그룹으로 나누어 이름을 붙여두기도 했는데, 스위스의 분류학자이자 식물학자인 칼 폰 린네(Carl von Linne, 라틴어 이름으로는 리나이우스)가 1758년에 쓴 자신의 저서 『자연의 체계(Systema Naturae)』에서 '외형'과 '가정된 심리학적 특질'을 토대로 수립한 네 개의 카테고리가 그것이다.

유럽인들은 "공정하고, 온유하고, 예리하며, 법에 의해 통치되는 존재"라고 했고, 아시아인들은(Asian이라고 표현하지 않고 Asiatic으로 표현하여 멸시의 느낌을 좀더 강조했음 – 옮긴이) "거무스름하며, 격심하고, 불손하며, 탐욕스럽고, 여론에 의해 지배되는 존재"라고 했다. 또 아프리카인들은 "교활하고, 나태하며, 부주의하고, 변덕스럽다"고 했으며, 아메리카인들은 "구릿빛 피부에, 완고하며, 자족적이고, 자유롭다"고 했다. 유럽인들 중 교활하고 불손하며 완고한 이들이 이 분류를 환영해 마지않았음은 물론이다.

이후 1775년 독일의 인류학자인 요한 블루멘바흐(Johann Blumenbach)는 처음으로 '인종'이란 말과 '코카시언', 즉 백인이란 말을 사용했다. 그는 인류를 다섯 카테고리로 나누었는데, 코카시언과 몽골리언, 에티오피안, 아메리칸과 말레이가 그것들로, 순전히 외모를 기준으로 분류했다. 블루멘바흐가 생각하기로는 지금 아르메니아와 그루지야 지역인 카프카스(코카서스) 일대가 "가장 아름다운 인류"의 고향이었다.

20세기에 들어서서도 인류학자들은(주로 백인이었다) 여전히 사람들을 다양한 인종과 하위종족으로 분류하기를 멈추지 않았다. 심지어 100여 가지 인종으로 나눈 적이 있을 정도였다. 물론 인류학자들이 오로지 찾고자 했던 것은 대부분 문화와 집단 이주를 카테고리화하기 위한 수단 때문이었지, 인종 간의 우위를 따지기 위해서는 아니었다.

20세기의 전환기, 미국에서는 인종개량운동이 일어나 특정 인종 그룹이 미국으로 편입되는 것을 저지하고자 했다. 실제로 우생학자들은 중국인, 아프리카인, 그 외 몇몇 인종을 자국으로 들어오지 못하게 하는 데 일부 성공했다. 이들 우생학자들의 지지를 기반으로 한 법률들 대부분은 1930년경에 와해되었다. 같은 무렵, 갈색 눈과 갈색 머리카락의 소유자인 아돌프 히틀러는 독일인들에게, 그 자신이 오스트리아 출신임에도 불구하고 외국인은 나쁘고, 파란 눈에 금발을 자랑하는 아리아인종(인류학적으로는 이란에서 유래함)이 우월하며…… 다만 여기에 폴란드에 사는 파란 눈의 금발들만은 해당되지 않고 죽어 마땅한 존재라는 확신을 심어주고 있었다. 히틀러는 외형적 특질에 따라 인종을 정의하는 시도를 한 이들 중에서도 가장 어리석은 인물의 정점에 선 사람이다.

만약 인간의 무리가 서로 다른 대륙에 고립된 채로 수십만 년 동안 각자 살아간다면, 어쩌면 그때는 생물학적 인종이 구분된 채로 발달할 수도 있을 것이다. 그랜드캐넌에 오래도록 고립된 다람쥐처럼 말이다. 그러나 그게 어떻다고? 그런 일은 일어나지도 않았고, 또 그럴 일도 없는데. 인종 간의 결혼과 집단 이주의 결과는 인간이라는 종이 하나의 인종으로 남게 될 것이라는 확실한 예언이나 마찬가지다. 세상의 우생학자들은 이 사실을 받아들이고 살든지, 짝짓기를 멈추고 자신들의 종류가 멸절하기를 기다리든지 둘 중 하나를 택해야 할 것이다.

| 4장 |

꼿꼿하게 늙어가기

"100살까지 살면 성공한 것이다. 100살을 넘겨 죽은 사람이 너무나 적기 때문이다."
― 조지 번스(1896-1996)

1967년 무렵, 뮤지컬 그룹 더후(The Who) — 동시대 그룹 중 가장 요란한 밴드로 기네스북에 기록된 — 는 로큰롤 역사상 가장 유명한 곡들을 힘껏 노래했다. 「난 늙기 전에 죽었으면 해」 같은 노래가 그것이다. 이 밴드의 드러머인 키스 문은 10년 후 약물 과다복용으로 자신이 바라던 식으로 생을 마감했다. 그러나 나머지 멤버들은 60 전후까지 살았으니 가련하게도 고령의 느낌을 경험할 수밖에 없었다.

누구나 간절히 원하는 일이지만, 긍정적 사고를 하거나 호르몬 요법을 쓰거나 회춘의 묘약을 들이켜도 나이 먹는 일을 멈추거나 되돌릴 수는 없다. 최선이라고 할 방법은 다이어트와 운동을 통해 최대한 건강을 유지하는 일뿐이다. 대부분의 사람들이 나이 들어간다는 것은 짐스러운 일이라는 데 동의할 것이다. 그러나 사실 그렇게까지 두려워할 일은 아니다.

노령에 관해 우리가 갖는 두려움은 많은 부분, 늙으면 반드시 치유할 수 없는 병에 걸린다는 식의 오해에서 비롯된다. 늙는다는 것은 그런 것이 아니다. 몸이 약간 뻣뻣해졌다고? 그게 늙는다는 것이다. 전화번호가 생각나지 않는다고? 역시 늙는다는 표시다. 귀가 잘 안 들린다고? 정말 자연스럽게도 점점 늙어간다는 표시다. 그럼에도 불구하고 은퇴 이후의 나날은, 일찍부터 건강에 상식적인 수준의 투자를 해나가기만 하면 활개를 치는 시간이 될 수 있다. 젊은 채로 죽기를 바라며 살 필요가 없다는 이야기다.

깜빡깜빡하는 내 정신 ... 기억력 감퇴와 노화

　불과 한 세대 전까지만 해도 의사들조차 믿어 의심치 않았던 신화가 있다. 기억력의 감퇴가 단지 노화의 한 부분일 뿐이라는 생각이 그것이다. 사실은 노망(senility) — 요즘은 듣기 민망하다 하여 거의 쓰지 않는 말이다 — 이란 단어 자체가 라틴어의 '노인(old man)'이라는 말에서 유래했다.

　이상하다. 초기 영어의 필경자(筆耕者)들이, 그리스의 철학자이자 수염난 노인 소크라테스가 팔십대에 죽음을 맞이하는 순간까지도 예리한 사고력을 견지했었다는 사실을 몰랐을까? 혹은 미켈란젤로가 불후의 명작「피에타」를 제작한 것이 여든아홉살이었다는 것도? 근세기 건축가 프랭크 로이드 라이트는 일흔다섯에 인생의 르네상스를 일구기 시작하여 뉴욕시의 구겐하임 미술관을 완공하고 몇 개월 후 생을 마감했는데 그때 그의 나이 아흔두살이었다. 또다른 90대의 인물 밀턴 벌리는 1997년에 풍자 잡지를 창간하고, 2000년에 NBC에서 오랜 고용주들을 상대로 법정 소송을 벌이면서, 아흔셋에 세상을 떠나던 2002년의 마지막 순간까지 시끄럽게 떠들어댔다.

기억력에 관한 신화는 사람들 사이에서 너무도 굳게 뿌리박혀 있다. 그래서 기억력 감퇴는 늙어가면서 수반되는 가장 큰 두려움이다. 다나 재단의 최근 조사에서 열 명 가운데 일곱 명의 성인이 기억력 감퇴를 걱정하는 것으로 밝혀졌고, 브루스킨-골드링 리서치의 연구에서는 의사들 중 80퍼센트가 자신의 환자들이 서른을 넘어서면서 기억력 감퇴를 호소한다고 답했다는 것이다. 그런데 실은 그들 대부분 서른 살 전과 비교했을 때 기억 능력에서 아무런 차이가 없다. 다만 그들은 자신들이 얼마나 잘 잊어버리는지 그걸 좀더 자주 기억해 낼 뿐이다. 십대들은 툭하면 아이오와의 주도(州都)를 잊어버리지만(디모인이던가? 찾아봐야겠다) 절대로 자기가 '깜박' 하는 증세가 있다고 생각하지 않는다.

어쨌든 많은 사람들이 기억력 감퇴 증세에 대처하기 위해 노력한다. 그 중 하나로, 뇌로 흘러드는 산소량을 늘려줌으로써 기억력을 돕는다는 식물 보충제인 은행 추출물을 섭취한다. 테스트 결과는 은행이 기억을 촉진시키는 데 그다지 큰 역할을 하는 것 같지 않다는 것이다. 그렇더라도 그 때문에 수백만의 사람들이 식물 약제 시장에 달러를 보태는 일을 줄이지는 않을 것이다.

유연한 기억력의 감퇴 — '유연한(mild)'이라는 단어에 힘을 주었음을 눈여겨보라 — 는 노화의 자연스러운 과정이다. 어느 테스트에서 평균적으로 노령자들은 여섯 가지의 아이템을 기억하는 것으로 기록됐고, 삼십대 연령층은 여덟 가지였다(젊은 층에게 경의를!). 그러나 나이가 들수록 사람들은 삶의 경험이라고 하는 미덕에 의해 더 많은 것을 알고 더 많은 기억을 지니게 된다(노년에 경의를!).

일반적으로 노화는 활력의 점진적인 감퇴이다. 운동과 건강한 다이어트, 라이프스타일을 통해 우리는 줄어드는 활력을 되돌릴 수 있다. 물론 줄어드는 일 자체를 어찌해 볼 수는 없다. 기억에 관해서도 마찬가지다. 마인드 훈련의 핵심이라 할 수 있는 메모리 트레이닝을 통해 노인들도 서른 가지 아이템을 불러내는 방법을 배울 수 있다. 젊은이들이 이 트레이닝을 하면 마흔 가지를 기억하지 않겠느냐고 하면 할 말이 없지만, 서른 가지가 여섯 가지보다 낫다는 점은 분명하지 않은가.

유연한 기억력의 감퇴는, 자신이 쇠약해졌다고 느끼는 사람들이 있기는 하겠지만 '쇠약해짐'은 아니다. 실제로 심리학자들이나 다른 분야의 과학자들이 자기 분야에서 가장 혁혁한 공헌을 세우는 시기는 주로 사십대에서이다. 물론 진정한 과학적 천재들은 실제로 그네들의 작업에 방해 요소가 될 지적 능력의 현저한 감퇴를 경험할 수도 있겠다. 그러나 나머지 대다수의 사람들은 질병에 걸리지만 않는다면 별 탈 없이 닥치는 순간마다 도전을 맞받아쳐 나갈 만한 맑은 정신을 유지할 수 있다.

인생 경험의 축적은 작가와 예술가들로 하여금 노년의 삶을 완숙시키고 꽃피울 수 있게 하기도 한다. 개척자적인 재즈 피아니스트 데이브 브루벡(1920년 생)과 오스카 피터슨(1925년 생)은 1950년대에 비해 미묘하게 다른 스타일로, 그러나 그 어느 때보다 더 예리한 사운드를 내며 빛나는 연주를 했다.

극심한 기억력의 감퇴 ― 일상생활을 저해할 정도의 ― 는 질병의 전조로 이해해야 하며, 노화의 필연적인 동반자는 아니다. 기억에 관련된 질병이라고 하면 알츠하이머처럼 환자의 일생에 걸친 소중한 추억을 강탈해 버리는 치명적인 상태를 말한다. 알츠하이머를 치유할 방법은 없다. 이 병은 65세 이상의 노인 15명 중 1명꼴로 나타나는데, 그 확률이 생각보다 높다는 점이 놀랍기는 하지만 적어도 암이나 심장마비가 생명을 앗아가는 확률보다는 훨씬 낮다.

　게다가 그 비율이 높은 점 또한 부검이 동반되지 않는 진단일 때는 여전히 의문으로 남는 부분이 있다. 알츠하이머의 원인은 알려져 있지 않으며, 사례의 희귀성 덕분에 이 병명으로 진단이 내려진 것도 20세기까지 전무했다. 그러나 이제는 대다수 미국인들이 예순다섯을 넘겨 살고 있고, 알츠하이머를 앓는 사람들의 모습도 점점 더 흔해질 것이다. 지금 상태에서는 치료를 해도 고작 평균 기대수명에 19일을 보탤 뿐이다.

　사실 알츠하이머는 너무 두려운 질병이어서 그 이름 자체가 기억력 상실이라는 말과 동의어가 되었다. 그러나 다행히 기억력 상실과 치매, 즉 명확히 사고할 수 없는 증상의 '주요' 원인은 치료가 가능하다. 치매의 일반적 형태는 도관(導管) 치매로서 뇌로 흘러드는 혈류의 제약 때문에 의식장애를 일으키는 것이다. 영양실조도 치매의 또다른 일반적 원인이다. 노년에 적절한 식사를 하지 않거나 젊을 때처럼 음식을 통해 많은 영양분을 섭취할 수 없을 때 생긴다.

　우울증도 기억력 감퇴와 혼미의 주요한 원인이다. 우울증은 알츠하이머보다 훨씬 더 일반적인 질병이며, 징후가 흡사하여 때로 오진을 불러일으키기도 한다. 우울증을 제대로 치료하지 않으면 영구적인 뇌손상을 피하기 어렵다. 알코올성 치매도 마찬가지다. 이런 증상들은 모두가 최소화하거나 되돌릴 수 있다. 또한 주로 노화와 동반되는 것들이지만 그 원인이 노화 때문은 아니다.

　노망과 무기력한 기억력의 감퇴는 종종 '심리 운동'을 하지 않을 때 찾아온다. 반대로 그렇지 않은 어떤 이들은 마지막까지 샤프함을 유지한다. 한 프랑스의 신문기자는 적어도 100살하고도 열몇 살은 더 된, 당시 세계에서 가장 나이 많은 사람이었던 잔 클레망을 인터뷰하면서 이듬해 그녀의 생일날에 다시 만나자고 했다. 클레망은 이렇게 대답했다. "그러지 않을 이유가 없지요. 당신, 아직 괜찮아 보이니까 내년까지는 버티겠는데요." 아흔여덟살 생일파티에서 다른 희극인들을 따돌린 조지 번스도 마찬가지 경우다.

인간의 뇌는 일생을 통해 새로운 신경을 개발해 낸다. 거기에는 여러 증거가 있다. 늙은 개에게도 멋진 재주를 가르칠 수 '있다'는 뜻이니, 도전하지 않는 정신은 어느새 정보를 유지하고 이용하는 능력을 잃어버린다. 일단 몸이 일에서 물러나 은퇴해 버리면 정신은 영구적인 휴가를 얻은 것으로 여긴다. 더 이상은 세세하게 '걱정'할 일이 없어져버린다. 주말 이벤트를 계획할 일도 없고, 일상의 일을 준비하는 정신적 수고도 더는 없다.

상황은 나쁜 쪽으로 돌아선다. 수많은 노년 인구가 정신을 멍하게 만드는 텔레비전에게서 위안을 얻으며 고립된 삶을 살아간다. 이들은 쇠한 눈 때문에 무언가를 읽을 수가 없고, 탈것이 없어 사회 속으로 섞여 들어가지 못한다. 우리 몸이 건강함을 유지하기 위해 운동을 필요로 하듯 바로 그렇게 우리의 정신은 알맞게 작동하기 위한 자극을 필요로 하는데 말이다. 젊은 사람도 같은 상황에 놓이면 명확하게 사고하는 능력을 잃어버릴 수밖에 없다.

자극을 알맞게 주면 젊은 사람과 똑같이, 늙은 사람의 정신도 정보를 저장하고 받아들이는 새로운 네트워크를 창출해 낸다. 우리는 배움에 있어서 무한한 능력을 지녔다. 이런 말을 하면 놀라는 사람들이 많은데, 그건 솔직히 말해 우리 일상생활에서 눈에 보이는 사례가 극히 적기 때문이다. 우리 눈에는 신체적으로나 정신적으로 은퇴한 노인들만 보인다. 요는 사회적인 문제일 뿐 신체적인 문제가 아니다. 때때로 아흔살에 대학을 졸업한 사람들의 이야기가 화제로 떠오른다.

최근 페루에서는 102세 할머니가 새로운 국어 깨치기 학습 프로그램에 참여했다는 뉴스도 있었다. 그분의 일생의 목표가 읽기를 배우는 것이었다고 한다. 이런 이야기들은 지극히 평범한 일을 행하는 매우 드문 사례들이다. 우리 모두는 이러한 능력을 지니고 있다.

새로운 언어를 배워보라. 10년 후에는 또다른 언어를 새로 배우라. 계산기를 쓰지 말고 가계부를 작성해 보라. 오른손으로 복잡한 무늬를 그리고, 왼손으로 그걸 따라 그려보라. 그 다음엔 왼손으로 능숙하게 될 때까지 반복적으로 연습하라. 피너클, 브리지, 또는 기억력을 자극하는 다른 카드게임(더 사회적인 것일수록 더 좋다)을 배워보라. 자서전을 써라. 가능한 것들의 목록을 만들어라. 예순다섯 이후 10년마다 배우는 다른 나라 말을 어디에 쓸 거냐고? 물론 그 일은 은퇴 후 받을 연금의 금액을 올려주지도 않을 것이며, 번역가로서 새로운 일거리를 안겨주지도 않을 것이며, 열심히 공부해 알아놓은 언어의 본고장으로 찾아갈 일도 별반 생기지 않을 것이다.

다만 새로운 언어를 배우는 일은 — 악기이거나 그 외 어떤 기술이거나 — 건강한 정신이라는 보상을 되돌려줄 뿐이다. 더 똑똑해지는 것이 아니라 자연적인 기억력의 감퇴를 최소화하는 것이다. 최고로 건강하게, 최고로 오래 사는 노년층은 이런 정신력의 소유자들이다. 그들은 두 번 생각하지 않고 배움을 계속한다. 그래서 일생을 통해 새로운 뇌신경을 형성하기를 멈추지 않는다. 그런 그들에게 건강하고 예리한 정신이 보상으로 주어지는 것이다.

현명함을 잊어버리지는 말자. 간혹 기억이 빛바랠 수는 있지만 지혜는 세월의 경험을 통해서만 얻어지는 것이다. 빅토르 위고가 말했듯, "젊은이의 눈을 들여다보면 불꽃이 보이고, 나이든 이의 눈을 보면 빛이 보인다."

몸이 뻣뻣해지다 ... 활력과 노화

포크 기타리스트 독 왓슨(Doc Watson)은 지금도 여전히 최고의 '핑거피커'(finger picker, 기계처럼 정확하게 연주한다는 의미 – 옮긴이)이다. 1923년에 태어난 그는 예전처럼 오랜 시간 연주할 수는 없겠지만 그의 노련함을 부인하는 사람은 아무도 없다. 나는 그를 '콘서트 2001'에서 보았는데, 나이 먹는 일이 그의 기타 연주에 미친 영향은 콘서트 일정을 줄이는 것 외에는 없는 듯 보였다.

노화란 신체의 여러 부분이 점차적으로 약해진다는 뜻이기도 하다. 그것을 멈추거나 되돌릴 수는 없다. 물론 약해지는 것을 기분좋아할 사람은 없다. 그러나 노화 과정 때문에 일상생활에 지장을 받을 필요 또한 없다. 나이 들어서도 건강하게 걷고, 쇼핑하고, 요리하고, 청소할 수 있다. 프로선수처럼 야구를 할 수는 없지만 그렇다고 야구를 하지 말란 법도 없다. 독 왓슨도 하룻밤에 몇 시간을 내리 연주하거나 1년에 300일 넘게 연주할 수는 없지만, 한 번에 90분 정도씩 잘 조절하면서 연주하면 연중 백일은 콘서트를 할 수 있다. 다만 너무 무리할 필요가 없다는 것이다.

노화를 바라보는 시각은 대개 두 가지다. 젊음은 되돌릴 수 있으며, 몸이 굳거나 무력해지는 것은 '젊게' 생각하지 않고 운동을 게을리 한 개개인의 탓이라고 믿는 시각이 그 하나다. 또 하나는 우리가 필연적으로 시들어가며, 결국 늙어서는 몸이 반으로 줄어든다는 시각이다. 전자는 한마디로 단순하고 무지한 생각이라 할 수 있다. 사람뿐 아니라 모든 동물은 노화에 따라 퇴화한다. 주변의 개나 고양이만 봐도 잘 알 수 있는데, 이 동물들은 천적의 공격이나 굶주림으로부터 비교적 자유로워서 사람과 똑같은 식의 노화를 경험하는 몇 안되는 짐승이기 때문이다. 또 후자의 관념에 대해 말하자면, 독 왓슨이야말로 노령이 곧 쇠약함과 같지는 않다는 명약관화한 증거이다.

바야흐로 상당한 부와 정치적 영향력을 행사하는 베이비부머(세계 2차대전이 끝난 1946년 이후 1965년 사이에 태어난 베이비붐 세대 – 옮긴이)들이 오십대 연령에 다다랐으므로 노화 방지 사업과 연구는 매우 활발한 편이다. 그러나 최근의 과학적 성과에도 불구하고 기생충이나 과일파리가 아닌, 사람의 삶의 기간을 늘려줄 연구 성과는 아직도 빈약하다.

몸의 각 부분이 기생충이나 과일파리보다 훨씬 복잡한 인간이라는 종은 시장에 넘쳐나는 각종 노화 방지 제제나 어떻게 하라는 식의 충고들로부터 거둬들일 수 있는 이득이 너무도 적다. 그런 제제나 충고라는 것들은 기껏해야 별 가망 없는 희망을 가져다주거나, 최악의 경우에는 시키는 대로 한 덕분에 몸에 해나 끼치는 것이 고작이다.

믿을 만한 과학자들 얘기로는 전도유망한 의학 연구 덕분에 언젠가는 노화로 인한 육체적인 퇴보의 속도를 줄일 수 있는 방안이 나올 것이며, 심지어는 생명을 연장시켜 120세까지는 거뜬히 살 수 있는 날이 머잖아 올 것이라고 예고한다. 그러나 이 말은 지금 시장에 나와 있는 각종 상품이나 섭생에 관한 처방들이 아직 그런 효과를 지니지 못하고 있다는 반증이기도 하다. 지금으로서는 젊음 — 나이 먹지 않는 피부, 끝없이 재생되는 조직, 절대로 약해지지 않는 면역체계, 결코 고개 숙이지 않는 남성 등 — 을 샘솟게 한다고 주장하는 그 어떤 책이나 가루약 또는 정제들도 다 엉터리이거나 잘못된 안내, 지나친 희망, 말짱 사기 중 하나라는 것이다. 여기에는 호르몬요법, 항산화요법, '행복하게 생각하기'에 관한 이런저런 세미나와 강연이 모두 포함되어 있다.

주름살을 펴는 것과 젊어지는 것은 다르다. 흔히 노화를 되돌린다고 하는 말은 단지 몸무게를 줄이고 몸의 형태를 유지한다는 이야기를 듣기 좋게 돌려서 말하는 것일 따름이다.

우리가 기대할 수 있는 최선은 가능한 한 오래, 가능한 한 건강하게 몸을 유지하는 것이다. 노화는 필연적이다. 단, 몸이 굳는 것, 쇠약해지는 것, 성욕의 감퇴, 이 세 가지는 노화와 관련되었으나 노화가 원인이 아닌 신체적 현상으로, 운동과 건강한 식사라고 하는 오래된 주문을 도우미 삼아 이 고통의 트리오를 최소화할 수 있다.

활력은 노령보다는 체형의 유지와 더 연관이 있다. 건강한 70세는 골골한 30세와 비교했을 때 생물학적으로 아무런 차이가 없다. 물론 골골한 70세가 체형 면에서는 훨씬 불리하지만.

섹스도 마찬가지다. 흡연자나 고도비만인 이들, 기타 여러 이유로 체형이 무너진 30대 남성들이 건강한 70대 남성에 비해 발기를 하거나, 섹스 시간을 지속하는 일에 더 어려움을 겪는다. 솔직히 미국의 남자들 3,000만 명이 발기부전 — 성교불능을 더 부드럽고도 정확하게 표현한 말임 — 을 경험하는데, 그 중 반 정도가 40~50대에 당뇨나 순환기질환을 함께 겪는다. 여자들도 마찬가지여서, 운동을 하면 생식계의 피돌기가 원활해져 성적 만족감도 높아진다(여자들이 노년에 성적인 활동이 위축되는 것은 건강상의 문제 외에도 파트너의 부재 때문인 경우가 더러 있다).

골골한 70대가 되는 일을 피할 수 있는 방법은 무엇일까? 스탠포드 의과대학의 노화 전문가인 월터 보츠(Walter Bortz)는, 나이 먹는 일이란 운동선수가 절정기를 지난 후 서서히 경기력을 잃는 것과 같다고 비유한다. 보츠는 운동선수의 경기력이, 가능한 한 컨디션을 잘 유지한다는 가정하에서 해마다 0.5퍼센트씩 감퇴한다는 사실을 발견했다. 잘만 관리하면 70살에도 젊은 시절의 활력 중 90퍼센트는 유지할 수 있다는 이야기다. 그 정도면 괜찮지 않은가.

그러나 운동선수들이라고 해서 누구나 몸을 잘 관리하지는 않듯, 누구든 몸을 방치하면 해마다 2퍼센트 이상씩 활력이 줄어서 70세에는 고작 30퍼센트밖에 활력이 남지 않을 수도 있다. 보츠도 이러한 산술적 수치가 다소 무리가 있다고는 인정했지만 그렇다 해도 그의 활력감퇴이론이 시사하는 바는 매우 크다. 너무나 쇠약해 보이는 60~70대 사람들은 나이듦과 노인이 된다는 것에 대한 고정관념에 사로잡혀 활력의 대부분을 소진한, 보츠가 말한 '아 라 아키 벙커'(a la Archie Bunker, 텔레비전 연속극의 인물로서 완고하고 독선적인 백인 노동자 – 옮긴이)인 것이다. 즉 활력은 연년세세 빈약한 식사와 무활동, 스트레스, 우울증에 의해 조금씩 새어나간다. 단 기억력과 학습능력의 감퇴는 또다른 문제로서, 생물학적이라기보다 주변 인물과의 관계나 경제 여건, 지위 등 사회적 차원에서 검토되어야 한다.

젊은 시절의 활력을 똑같이 되돌릴 수는 없다. 그러나 적당한 운동과 식사를 통해 마흔살의 나이에도 못 미치는 활력을 해당 나이에 걸맞은 활력으로 되돌릴 수는 있다. 물론 이것 역시 나이듦의 역행은 아니고, 그저 무활동에 따르는 감퇴를 만회하는 것일 뿐이다. 두 달 동안 깁스를 한 다리가 무활동 때문에 위축되었다가 운동을 하면 다시 원상태로 돌아오는 것을 상상해 보면 될 것이다. 그렇다고 다리가 젊어지는 것은 아니라는 것도.

몸이 뻣뻣해지는 현상은 어느 나이에나 올 수 있다(또 사라질 수도 있다). 마찬가지로 쇠약함도 운동과 칼슘이 풍부한 식사로 물리칠 수 있으며, 이 역시 몇 살이고 가능한 일이다.

관절염과 골다공증은 질병일 뿐, 노화의 자연스러운 현상이 아니다. 골다공증은 뼈에서 칼슘이 급격히 빠져나가는 증세를 포함한 질병으로, 칼슘 섭취를 늘리고 운동을 하면 예방과 유지가 가능하다. 관절염은 뼈의 말단 부분을 감싸 보호하고 쿠션 역할을 하는 연골조직이 점차 닳아감에 따른 질병으로, 나중에는 뼈와 뼈가 직접 마찰을 하게 되므로 그 고통이 매우 심하다. 그러나 유전적 원인을 제외하고는 관절염의 원인은 매우 명확하다. 반복적이고 부자연스러운 움직임, 운동경기에 따른 외상, 부주의한 자세, 또는 비만이 관절에 무리한 압박을 주었기 때문이다. 관절염은 적당히 운동하고 하루 2.5리터 가량의 물을 마시는 것만으로도 진행을 상당히 늦출 수 있을 뿐 아니라 증세도 최소화할 수 있다. 이것은 내 말이 아니라 미국국립보건원의 지휘하에 이루어진 연구 결과에 따른 조언이다.

1장에서도 이미 언급했지만 항산화 제제는 저들이 주장하는 것처럼 젊음을 되돌리는 묘약이 아니다. 성장호르몬이나 DHEA(인체 내 부신에서 생성되는 생식 호르몬 – 옮긴이)를 주입하는 것은 말하면 입 아픈 부작용만 불러올 뿐이며, 운좋은 경우라 해도 운동이 가져다줄 수 있는 '노화 방지' 효과 이상은 기대할 수 없다. '젊게 생각하기'에 관한 값비싼 세미나들도 마찬가지로, '운동'을 하도록 북돋는 일보다 하등 나을 게 없다. 운동이 특별히 팔팔하게 만드는 비법이던가? 아니다. 그냥 실질적 대안일 뿐이다. 물 마시기, 걷기, 스트레칭 등 생활 속의 불로장생약들은 값도 저렴하니 그야말로 금상첨화다. 이것들은 우리 몸이 굳어가는 것을 막아줄 뿐 아니라 노화 방지 주사 때문에 뻣뻣해지는 증상까지도 막아주는 기막힌 처방이다.

늙으면 아픈가, 아프면 늙는가 ··· 노화와 질병

우스갯말로 100세까지 살고 싶으면 99세를 넘기라고 한다. 영 엉터리 말은 아니다. 일단 80세를 넘기면 암에 걸릴 확률이 줄어들기 시작하며, 85세를 넘기면 심장발작을 일으키는 사람도 확실히 감소하니까 말이다. 90세가 되면 건강의 주요 장애요인들은 거의 사라진다. 이쯤에 이르면 경주에서 이긴 것이나 마찬가지다. 나이와 질병이 비례하는 것이 아니라, 몸을 혹사한 것이 질병의 원인이라는 이야기다. 부디 몸을 잘 간수하시라. 그러면 '질병 프리'의 나이를 경험할 기회가 온다.

하버드 의과대학의 토머스 펄스(Thomas Perls)는 100세 이상 사람들을 연구하고 있는데, 대상자들 중 30퍼센트가 넘는 이들이 70대와 똑같은 느낌의 최상의 건강 상태를 유지하고 있다고 한다. 40퍼센트는 좋은 건강 상태, 20퍼센트는 괜찮은 건강 상태이며, 2퍼센트만이 쇠약함을 호소한다는 것이다. 게다가 이들 대부분은 주치의가 없으며 그럴 필요성도 느끼지 않는다고 한다. 펄스는 우리들 모두가 젊은 시절에 질병에 걸리는 일만 피해가면 90세, 100세 이상 건재할 수 있는 유전자를 가진 것이 아닌가 하는 의견을 내놓았다.

노화는 삶의 자연스러운 부분이지 그 자체가 질병이 아니다. 개중에는 질병에 걸리기 쉬운 이도 있고, 노년에 이르기가 어려운 (건강한) 몸 상태를 가진 이도 있기는 하겠지만 말이다. 가장 치명적 질병 세 가지를 꼽으라면 심장혈관질환과 암, 심장발작이 되겠는데, 이것들은 30대에서 60대 연령층에 폭넓게 퍼져 있으며, 유전과는 큰 연관성이 없다. 그러니 부모가 젊은 나이에 어떤 질병으로 돌아가셨다고 해서 자기도 똑같은 질병으로 죽을 운명이라는 섣부른 예단은 하지 말기 바란다. 만일 모종의 유전적 결함이 성인이 된 후 암이나 다른 증상을 일으키는 원인과 긴밀히 연관되어 있다고 해도 그것은 극히 일부이며, 대개는 라이프스타일(식생활, 운동, 유해물질에 대한 노출)이 질병을 부르는 직접적인 요인이다.

사람이 오래 사는 데 가장 큰 장애물은 흡연, 음주, 스카이다이빙 같은 무모한 신체활동, 직장에서 유해 화학물질에 장시간 노출되는 일, 다년간의 고된 노동, 비만 등이다. 이것들만 피하면 건강하게 90세나 100세까지 살 수 있는 기회를 파격적으로 늘릴 수 있다. 여기에 운동과 식생활 요소를 첨가하면 더 이상 좋을 수 없다.

규칙적인 운동은 맥박수를 낮추고, 폐활량을 늘리며, 혈액순환을 개선시켜 질병의 발생을 막아주는 주요 요소를 동시에 강화시킨다. 또 야채와 식이섬유가 풍부한 저지방, 비동물성 단백질 식단은 위에서 이야기한 3대 질병 같은 치명적 질병의 위험을 눈에 띄게 낮춰준다. 갖가지 채소는 우리 몸에 필요한 필수비타민과 미네랄의 알맞은 공급원이 되어주며, 식이섬유는 세포를 강화하고 식사량을 조절하는 데 도움을 준다. 저지방식품은 혈관에 기름기가 쌓이지 않도록 함으로써 심근경색이나 심장발작을 일으키는 원인을 막아준다. 반면에 동물성 단백질(쇠고기와 돼지고기를 섭취한 결과로)이 많이 쌓이면 뼈에서 칼슘이 빠져나가 건드리면 부서지는 상태가 되어버릴 수도 있다. 물론 약간의 육류는 필요하다. 채식주의자들은 약간의 육류를 섭취하는 사람들보다 오래 살지 못한다.

노인성 난청은 노년에 찾아오는 청력의 감퇴를 가리킨다. 귀로 들어오는 음파를 진동시키는 중이(中耳)의 조그만 뼈들이 60세 전후로 눈에 띄게 약해지기 때문이다. 고주파 음조를 듣는 능력은 훨씬 전인 30세 전후부터 감퇴되기도 하며, 저주파 음조는 60세 무렵부터 듣기가 힘들어진다. 더구나 남성은 여성보다 감퇴 속도가 두 배 정도 빠르다. 그러나 이 이야기가 여러분의 귀가 먹통이 되리라고 예언하는 것은 아니다.

청력의 감퇴는 불가피한 것이지만 최대한 보호할 수는 있다. 가장 중요한 포인트는 시끄러운 소음을 피하는 것이다. 청각 전문가에 따르면 지금 아동기에서 청년기에 이르는 젊은 세대는 50세 무렵에 중대한 청력의 문제를 지니게 될 것이라고 한다. 주범은 소음 — 헤드폰, 술집이나 음악 콘서트, 셀 수도 없이 많은 자동차들, 제초기, 낙엽청소기, 그 외 현대 산업사회 어디에나 편재하는 전동 장비들에서 나는 소음들 — 이며, 이 사실은 이미 증명되었다. 의사들은 40대 남자들 대다수가 60대의 청력을 지니고 있다고 발표했으며, 늙기 전에 죽고 싶다고 했던 더후 그룹의 피트 타운센드는 앰프 시대의 개막 이후로 무대에 섰던 숱한 뮤지션들이 그렇게 했듯 지금 두 개의 보청기를 끼고 있다.

눈도 역시 문제가 생긴다. 거의 모든 사람들이 40세 전후로 가까이 있는 사물에 초점을 맞추기 어렵다는 사실을 경험하게 되며, 70세까지는 신문에 있는 조그만 글씨를 쉽게 읽어내지 못한다. 다행인 것은 삶의 질에 지대한 영향을 미치는 시력 문제는 대개 막을 방법이 있다는 점이다. 이때도 건강이 가장 중요한 요소임은 두말할 나위가 없다.

　미국에서는 당뇨병 발생이 계속해서 증가하는 추세에 발맞추어 녹내장과 당뇨병성 망막증 또한 그 비율이 높아지고 있는데, 이것들은 치료하지 않고 내버려두면 젊은 나이에 시력을 상실할 수도 있는 '질병'들이며, 고혈압 역시 눈에 무리를 주어 망막에 있는 모세혈관을 약하게 만들 수 있다. 결국 청력과 마찬가지로 진정한 시력의 약화는 건강상의 문제와 관계가 있는 것이지, 나이 때문이 아니다.

　나이가 들어서 죽는 일은 그야말로 최선이다. 100세까지 산다면 그는 전 생애에 걸쳐 그럭저럭 건강하게 산 사람이다. 100세라고 하니 무슨 마술인가 할 수도 있겠다. 그러나 내게는 114.16세라는 말이 더 마술처럼 들리는데, 이 수치를 시간으로 환산했더니 100만 시간이 나오더라는 이야기.

2150년에 만나요 ··· 길고 짧은 인생

현대의학은 대단하다. 그렇지 않은가? 불쾌한 질병들을 싹 쓸어버렸으니 말이다. 신체조직과 사지를 이식하는 일은 이제 일상사가 되었다. 암도 제거가 가능하다. 신문에는 연일 획기적인 의학의 발전에 관한 보도가 대서특필된다. 그래서 인류의 생명이 엄청나게 늘어났는가? 전혀 그렇지 않다. 이것이야말로 노화에 관한 최대의 오해라 할 수 있는데, 진실을 말하면 우리는 이 이상 오래 살지 못한다. 인간의 생명은 지난 10만 년 동안 불변인 채로, 길어도 120년이라는 수치에 못박힌 채 흘러왔다.

이러한 혼돈의 핵심에는 일정한 시대, 전체 국민의 평균여명(어떤 시기를 기점으로 그후 생존할 수 있는 평균 연수–옮긴이)에 맞추어진 기대수명이라는 단어가 자리하고 있다. 나 자신도 평균 기대수명보다 더 오래 살기를 바라고 있는 형편이니 더 말할 것도 없다. 지금 미국인들의 기대수명은 72세지만 1900년에는 47세였고, 1776년 국가가 세워질 당시로 거슬러올라가면 35세까지 낮아진다. 또 로마시대에는 25세 전후였다고도 한다. 그러나 이 수치는 모두 기만일 수 있다.

그리스의 철학자 소크라테스는 90세 생일 직전에 죽었는데 그나마도 사형을 당한 것이 아니던가. 4세기에 활동했던 초기 기독교 목사들은 90대까지 살았으며, 그 중 성 안토니우스는 105세였다. 미켈란젤로는 89세에 「피에타」를 조각했고, 벤 프랭클린(Ben Franklin, 미국 독립전쟁 시기의 정치가 – 옮긴이)은 84세까지 살았다. 또 조세프 추장과 붉은구름(Red Cloud, 100세에 자동차 충돌로 다리가 부러졌으며 111세에 폐렴으로 사망했다) 추장을 비롯한 몇몇 미국 원주민 추장들도 100세를 넘겨 살았다.

기대수명은 그야말로 평균 수치다. 한 살 전에 사망하는 모든 아기들의 수명, 전쟁에서 목숨을 잃는 모든 젊은이들의 수명, 질병으로 생을 마감한 수많은 이들의 수명을 뭉뚱그려 평균을 낸 것이다. 로마인들은 전쟁을 좋아했기 때문에 기대수명이 형편없이 낮게 나왔던 것이고, 초기 미국에서는 유아 사망이 빈번하여 열 명의 아기 중 아홉이 첫 생일을 넘기지 못할 정도였기 때문이고, 1900년에는 아이나 어른이나, 지금은 정복되어 끽소리도 못하는 갖가지 질병들, 즉 홍역, 소아마비, 천연두, 이질, 각종 수인성 전염병에 너나없이 희생되었기 때문이다.

이런 요소들은 오늘날의 시각으로 보면 전체 기대수명을 턱없이 낮추는 원인이 되기도 하지만, 실제로 로마인들은 스물다섯에 죽지 않았다. 그들 역시 아흔, 여든까지 살기도 했고, 더러는 스물이나 두 살에 죽기도 했다. 평균이라는 것이 이 모두를 아우르다 보니 스물다섯이라는 나이가 산출된 것일 뿐이다.

최고의 유아 사망률과 최저의 기대수명률을 모두 지닌 곳은 중앙아프리카이다. 아프리카 일부에서는 AIDS의 창궐로 기대수명이 스물다섯까지 낮아졌다. 그러나 우간다의 일부 지역에서는 100세를 넘기는 여성들에 대한 뉴스가 심심치 않게 나온다. 이는 동포들을 앗아간 전쟁과 질병을 용케 피한 여성들의 이야기이며, 이 경우 현대의학은 별 상관이 없다.

어쩌면 더 묵시적인 수명 통계치는 일단 성인이 된 이후 사람들이 얼마나 더 오래 살 수 있는가에 대해서일 것이다. 미국에서는 남자 아기의 기대수명이 일흔두살인데, 그 아이가 서른다섯까지 살면 일흔여덟까지는 급작스러운 죽음이 닥치지 않을 것으로 추정할 수 있다. 또한 예순다섯까지 산 다음에는 기대수명이 20년 가까이 길어져 여든둘이 기대수명이 된다. 즉 국가별 기대수명은 개인이 성인이 되고 중년이 되는 시점에 맞추어 평균여명이 새로이 산출되며, 결과적으로 중년 이후의 남은 수명으로 계산하면 전세계 거의 모든 사람들이 예순다섯이 넘으면 10년을 더 살 기회를 얻게 된다는 이야기이다.

전체적으로 볼 때 일본이 기대수명 콘테스트의 일등 국가이며, 그 뒤가 아이슬란드와 프랑스, 스위스, 독일이다. 일본에서도 오키나와가 백세인들의 비율이 가장 높은 곳으로 맹위를 떨치는데, 그 이유는 활동적인 생활방식과 더불어 채소와 쌀, 수산물 및 이따금씩 돼지 볼살 저민 것 등으로 구성된 저칼로리 식단에 있다.

과학자들 중에는 1,800년 전까지는 100살을 넘겨 산 사람이 한 명도 없었다는 말을 하는 이들이 있다. 1,000년 전에는 쉰살을 넘긴 사람이 없었다고도 한다. 물론 사실이 아니다. 나이가 많았던 역사적 인물들의 삶이야 문서로도 입증된 것이고, 손자의 손자를 볼 때까지 산 숱한 '보통 사람' — 농부, 목수, 선원 — 들이 얼마나 많았을지는 짐작하고도 남는다.

또 오늘날에도 사르데냐의 이탈리아 도서 지역과 카프카스의 산악 지역에 사는 주민들 중에는 100살을 거뜬히 넘기는 이들이 적지 않다. 이 사람들이 현대의학의 혜택을 전혀 누리지 않고도 이 정도로 오래 산다면 당연히, 1,000년 전 그들의 조상들도 마찬가지로 장수를 누렸음직하다. 이들의 문화와 생활방식은 1,000년 동안 그다지 크게 변화하지 않았으니 말이다. 그 결과 카프카스의 백세인은 140명당 1명이며, 미국의 백세인은 5,099명당 1명꼴이다(다만 이 보고서 내용이 과장되었을 수 있음을 분명히 말해둔다. 또한 다농 요구르트 광고에 등장하는 노인들이 자신들의 나이를 속인다는 점도 밝혀둔다. 마치 그들이 십대 시절 러시아전쟁에 동원되는 것을 피하려고 그랬던 것처럼, 나중에는 나이 덕택에 유명인사가 되어보려는 욕심에 스무살 정도는 부풀린다는 사실 말이다).

그러면 우리는 몇 살까지나 살 수 있는 것일까? 「창세기」에는 아담과 그의 자손들이 수백 년을 살았다고 되어 있고, 구약성서에 나오는 므두셀라는 969살까지 살았다고 한다. 분명히 이는 속신(俗信)이다. 그러나 재미있는 것은 「창세기」의 하느님께서 악한 사람들이 너무 오래 사는 것에 지쳐서 수명을 120세 이하로 다시 조정했다는 부분인데, 그래서인지 이 나이는 기록으로 남은 최고령 생존자들의 나이와 딱 맞아떨어진다. 그들은 몇몇 여성들이었는데 그 중 고인이 된 프랑스의 잔 클레망이 122세로 최장수 기록 보유자이다.

성경을 한 번 더 끌어들이자면, 「시편」 90편에서 다윗왕이 "우리의 연수가 칠십이요, 강건하면 팔십이라"고 명시한 구절이 있다. 120년은 아니지만 전쟁과 역병이 횡행하는 세상임을 감안하면 70~80년이라는 세월이 그다지 나쁘지 않은 편이라는 생각이 들고, 또 하나는 그 시대에 비해 우리 수명이 획기적으로 길어지지 않았음을 재삼 환기시키는 강력한 예지의 뜻이 아니었나 하는 생각도 든다.

스탠포드 의과대학의 월터 보츠 박사 같은 수명 전문가들은 21세기 이후에는 대부분의 사람이 100살을 넘겨 살 것이라고들 예견한다. 하버드 의과대학의 토마스 펄스 박사는 조금 더 보수적이어서 평균적인 사람들은 여든다섯까지 살 수 있는 유전자를 가졌으며, 행동하기에 따라서는 아흔다섯까지 살 수 있다고 주장한다. 또 어바인 소재 캘리포니아대학의 마이클 로즈(Michael Rose) 박사는 유전학적 변이에 의해 우리 수명이 300살에 이를 것으로 내다보았다. 물론 로즈 박사의 주장을 지지해 줄 만한 증거는 없다. 그러나 300살까지 사는 일을 상상해 보는 일은 자못 즐겁다. 더구나 그 긴 삶이 행복하기까지 하다면야 더 바랄 나위가 없겠다.

20세기 들어 국가의 발달과 함께 기본적인 공중위생과 깨끗한 물을 쓸 수 있는 환경이 실현되면서 기대수명에도 큰 변화를 몰고왔다. 그 결과 기대수명은 50세까지 올라갔다(대부분의 역사에서 기대수명이 35세 정도였던 점을 감안해 보라). 2차 세계대전 후 영유아 사망률이 획기적으로 낮아지면서 일본이 기대수명이 가장 높은 나라의 자리에 올랐고, 세기의 중반에는 항생물질과 백신이 개발되어 기대수명에 15년을 더 얹어주는 역할을 했다. 거기다 1970년대의 수술과 약품이 10년 정도를 추가하여 지금과 같은 기대수명이 되었고, 여기에다 3대 살인 질병, 즉 심근경색, 암, 심장마비의 발생을 줄이면 15년을 추가하기란 어려운 일이 아니다. 그러면 대략 95세까지는 거뜬히 살 것이란 계산이 나온다.

사실 노화 방지의 과학에서 '혁명'이라 할 정도의 발전이 이루어지려면 수명 120세를 뛰어넘어야 한다. 현재 어느 정도 노화 과정을 늦출 수 있을 것으로 기대되는 기술도 개발되고 있고, 유전학 또는 칼로리 제한을 통해 설치류(齧齒類)의 수명 또한 꾸준히 연장되고 있다. 물론 사람과 설치류는 다르지만 과학자들 말로는 적어도 노화를 제어하는 방법은 말할 것도 없고 나이를 어떻게, 왜 먹는가에 대한 이해도 여러모로 이루어져 있는 상태라고 한다.

과학자들에 따르면 불로불사(不老不死)의 영약 따위는 없으며, 대중적인 호르몬요법 등이 사람의 수명을 연장시켜 주지도 않는다고 한다. 호르몬요법으로 더 강해지고 정력이 증강될 수는 있을지라도 언제 어떻게 부작용이 나타날지 모르는 일이므로, 적어도 그런 걱정 없이 믿고 할 수 있는 운동이 훨씬 좋은 방법이라는 것이다.

으깬 사슴뿔이나 인간의 성장호르몬을 투여하는 항산화요법 등 소위 노화방지의학이라 하는 것들과, 장외거래로 유통되는 온갖 손쉬운 요법들은 모두 불량의학이다. 또 인기 있는 건강 관련 서적과 대안적 의학 서클에서 일컫는 소위 '행복한 사고'라든가 '긍정적 생각' 역시 노화를 늦춰주지는 않는다. 만약 젊음을 유지하는 것이 마음 상태에 달려 있는 것이라면 동물들은 노화의 징후를 보이지 않을 것이다. 집에서 기르는 개와 고양이도 사람과 거의 똑같은 방식으로 나이를 먹으니까 말이다.

중매인들이 들으면 좋아할지 모르겠는데, 인간의 연령에 따른 성별 차이는 매우 작아졌다. 사립요양원 같은 곳을 얼핏 둘러보면 여자들이 남자들보다 오래 사는구나 하는 확신이 들 수도 있지만, 이 현상은 생물학적이기보다는 사회적인 영향 때문인 경우가 많다. 이제는 점점 더 많은 여성들이 노동인구에 편입되어 전통적으로 남성이 장악하고 있던 역할을 맡게 되면서 그 대가로 '더 오래 사는 사람'이라는 귀중한 자리를 내놓고 있다.

미국에서는 20년 사이에 남성과 여성의 기대수명 비율이 눈에 띄게 좁아졌고, 몇몇 개발도상국들에서는 이미 남자들이 여자보다 더 오래 사는 경우를 쉽게 볼 수 있다(여자들이 아동기 또는 일생에 걸친 고된 노동으로 사망하기 때문이다). 인구 통계학자들은 21세기에는 남녀 간의 기대수명률이 평준화될 것으로 전망한다. 지금도 매우 고령인 사람들 사이에서는 수명의 평준화가 상당히 뚜렷한데, 미국의 경우 100세를 넘긴 사람들 중 남자는 20퍼센트인 반면 105세 이상에서는 45퍼센트로 비율이 높아진다.

자, 이쯤에서 불멸의 마크 트웨인이 자주 그랬듯 뒤집어 말하기를 해보자. 우리의 장수에 관한 보고서들은 대단히 과장이 많다. 수많은 의사들이 다가올 10년 동안 더욱더 많은 사람들이 100세까지 살 수 있을 것이라 고개를 끄덕이는 사이에, 미국과 그 외의 산업화된 국가에서는 전체 기대수명이 이미 정점에 올라가 버렸다가 심지어 뒷걸음질 칠 수도 있다는 것이다.

왜 이런 걱정을 하는가 하면, 한마디로 말해 대부분의 젊은이들이 건강하지 못하기 때문이다. 너무 잘 먹어서 또는 너무 앉아서만 생활해서 당뇨병, 심장혈관질환, 암, 심장마비의 마수로부터 벗어나기에는 지나치게 과체중이기 때문이다. 이 질병들이야말로 선진국에 깃든 최악의 살인자들이다. 지금도 점점 더 많은 사람들이 한없이 늘어나는 허리둘레로 인해 이들 질병으로 목숨을 잃을 위험이 높아지고 있다.

말하자면 기대수명에 관한 한 미국은 리더가 아니라는 것이다. 미국 인구조사국 국제프로그램센터에 따르면 1996년에 태어난 미국 아기들은 기대수명이 72세였다. 일본이나 싱가포르, 캐나다, 이스라엘, 그리고 대부분의 유럽 국가들보다 최소한 2년이 적다. 물론 러시아는 예외여서 기대수명이 남자의 경우 59세 내외로 뚝 떨어지는 현상을 보이는데, 재미있는 것은 러시아의 기대수명률이 1960년대에는 미국과 비슷한 수준이었다는 사실이다. 한 세대 만에 완전히 달라진 것이다.

러시아인들의 사망 원인 중 1위는 심장혈관질환이며 그 뒤를 사고와 폭력이 바짝 뒤쫓고 있다. 또 감춰진 주범으로 꼽히는 보드카 역시 기대수명률을 줄이는 데 주요한 역할을 하고 있다. 평균적인 러시아인들은 한 해에 4.4갤런(약 16.72리터 - 옮긴이)의 알코올을 소비하는데, 이는 세계 최고 수준이다. 경제적 붕괴와 세계무대에서의 지위 하락도 문제를 심화시켰다.

그러면 미국의 기대수명도 러시아 수준으로 떨어질 것인가? 지방질 음식과 신체활동의 부족이 러시아의 보드카 애호만큼 치명적일 것인가? 물론 미국을 가지고 지나치게 암울한 그림을 그릴 필요는 없다. 다만 분명히 해둘 것은 기대수명이 한 세대 만에 극적으로 개선되거나 악화될 수 있다는 사실이다.

끝없이 끝없이! ··· 수명과 유전

미국의 베이비부머들은 이제 점점 나이를 먹어가고 있다. 머리는 희어지고 눈가에는 주름이 잡혔다. 이들을 상대로 한 노화 방지 제제와 건강 관련 책들은 연중 인기 상한가를 달린다. 절박한 상황에 빠진 이 사람들은 돈도 있고, 국가적으로 기금을 모아 진행하는 의학 연구에 영향력을 행사할 수 있을 만큼의 정치적 식견도 있다. 그런 까닭으로 헛될지언정 장수에 관련된 유전의 연구가 지금 미국 전역의 연구소에서 진행되고 있다.

그래서 과연 장수 유전자를 찾아냈을까? 확신할 수 있는 것은 전혀 없다. 백세인들을 살펴보면 형제자매 중에도 90대 연령의 사람들이 있기는 하다. 그러나 그렇지 않은 사람이 더 많다. 결국 오래 사는 것과 유전은 뚜렷한 상관이 없다는 것이다. 많은 과학자들은 개인의 노화 속도를 일정하게 유지해 주는 모종의 유전자 집단이 조그맣게라도 존재하리라고 믿는다.

논쟁의 여지가 많은 이야기겠지만, 여기서 말하는 노화 지연자들, 즉 슬로에이징 피플(slow-aging people)은 여든에 멋진 외모를 유지하고, 아흔에 마라톤을 하며, 백살에 골프 경기를 하는 사람들일 텐데, 이론에 따르면 이들에게는 제4염색체에 장수 유전자가 존재할 것이라고 한다. 분명히 우리에게는 생명 유지 역할을 하는 유전자가 있으니, 그 중 어떤 이의 것은 좀더 잘 갖추어져 있어서 암과 심장질환에 대항하는 힘이 더 세기도 할 법하다. 또 그런 이들은 날 때부터 노령에 이르는 기회를 더 많이 가졌을 터이다.

그렇다고 남보다 좋은 유전자를 가졌느니 안 가졌느니 하는 부분에 너무 집착할 필요는 없다. 저명한 노화 전문가 레오나드 헤이플리크(Leonard Hayflick)를 비롯한 많은 이들이 입을 모아 말하기를, 장수는 타고난다기보다는 섭생의 문제라는 것이다. 달리 말하면 대부분의 사람들에게 운동과 건강한 식단이 유전적 청사진보다 훨씬 더 쉽게 긴 인생으로 이끄는 통로를 열어준다는 것이다.

헤이플리크는 유전이 노화에 직접적인 영향을 미치지 못한다고 주장한다. 그 이유는 성인이 되고 나면 노화가 저마다 같은 빠르기로 진행되는 것이 아니기 때문이라는 것이다. 반대로 말하면 유아기에서 성적(性的) 완숙기에 이르기까지는 사춘기나 다른 성장의 특징이 개인별로 큰 차이 없이 비슷한 시기에 이루어지며, 유전자는 스물다섯까지의 성장 과정에 이런저런 영향을 미치는 듯 보이지만 그 이후의 노화 과정에는 더 이상 지휘권을 행사하지 않는다는 것이다.

헤이플리크는 이어서 슬로에이징을 촉진하는 유전자는 진화론적 입장에서 볼 때 선택될 수도 없고, 다음 세대로 전해지지도 않는다고 역설했다. 몸이란 것은 오로지 번식과 자손을 돌보는 일에만 관심을 두므로, 100년을 살게 하는 유전자가 있다고 해도 그것이 자손을 퍼뜨리는 유전자에 아무런 이득도 주지 않는다면 굳이 슬로에이징 유전자를 선택해 진화할 이유가 없다는 것이다.

하버드 의과대학의 토머스 펄스는 '뉴잉글랜드 백세인 연구'의 창립자이자 장수 유전자를 탐구하는 과학자이기도 하다. 1997년에 펄스는 전세계의 백세인들과 그들의 형제자매들(Siblings) 중 90세가 넘는 이들을 물색하여 유전적 유사성을 찾아내는 '형제 백세인 연구'를 시작했다. 이를 기반으로 하여 유명한 '덴마크 쌍둥이 연구'를 성공적으로 수행했는데, 그 결과 장수의 요인 중 30퍼센트만이 유전적인 것으로 밝혀졌다. 그러나 덴마크 연구의 대상자들은 80세를 넘겼을 뿐이어서 펄스가 연구하는 매우 고령인 사람들, 즉 90대와 100세를 넘긴 이들과는 다소 거리가 있었다. 이들, 펄스가 이름붙인 매우 고령인 '슈퍼스타들'과 '나이 들어가는 마이클 조던'에게서 어쩌면 유전적 영향의 힌트를 찾을 수 있을지도 모를 일인데 말이다.

2001년 8월에 펄스는 유전자 연구에서 의미 있는 진척 상황을 발표했다. 그와 그의 동료들이 센트라제네틱스라는 상업적 벤처회사를 설립했는데, 회사의 설립 취지는 유전자의 본질을 밝혀내고 백세인들이 그 나이까지 질병과 싸울 수 있는 유전적 이점을 찾아내 모든 사람들에게 나눠줄 수 있는 요법을 개발하는 것이었다. 이름부터 워낙 첨단적이고 미래지향적이어서 성공 예감이 강하게 드는 회사이다.

슬로에이징을 가능케 하는 – 단순히 암이나 심장발작과 싸우는 것만이 아니라 실제로 사람을 오래 살게 하는 – 유전자의 메커니즘을 이해하기 위해서는 세포가 분화할 수 있는 최대한의 횟수를 고려해야 한다. 헤이플릭은 1950년대에 필라델피아의 '위스타 인스티튜트'의 초보 연구자였는데, 시험관에서 배양하는 세포를 관찰하여 배양 세포가 완전히 죽기 전에 일정한 횟수만큼 분화한다는 사실을 알아냈다. 결과적으로 그는 접시에 담긴 인간의 세포가 약 50회 가량 쉬지 않고 분화한 뒤 점차 속도가 줄다가 완전히 분화를 멈춘다는 사실을 밝혀냈으며, 그가 밝혀낸 분화의 최대 횟수를 '헤이플리크 한계'라 부르게 되었다.

쥐 세포의 헤이플리크 한계는 대략 30이며, 쥐의 수명은 수년에 불과하다. 인간 세포의 헤이플리크 한계는 약 70이며, 최장 수명의 기록은 122년이다. 그렇다면 세포의 분화를 정지시키는 근원은 무엇일까? 우리 염색체 위에는 제각기 말단소립이라고 하는 작은 모자가 얹어져 있으며, 세포 분화에 따라 염색체가 복제된 후에 새로 만들어진 한 쌍의 염색체에서도 말단소립이 발견된다. 그런데 자세히 보면 말단소립이 약간 짧아져 있다. 그리고 다시 분화하면 조금 더 짧아지고, 수십 회의 분화 후에는 거의 존재한다고 할 수 없을 정도가 된다. 이때부터는 세포 분화 속도가 현저히 느려지다가 분화를 멈추고 결국에는 죽는다.

과학자들 사이에서는 100살을 넘겨 사는 사람들은 말단소립이 재건되는 특별한 유전자가 있는 게 아닌가 하는 의견들이 나오고 있다. 그러나 이 이론에 대한 평가는 아직 이르다. 그리고 정확한 평가가 나올 때까지는 의사들도 헤이플리크 한계를 늘릴 수 있는 음식이나 행위에 대해서는 뭐라 말할 수 있는 부분이 없다. 또 그게 가능하다고 해도 세포의 생명을 확장하는 것이 곧장 인간의 수명 연장과 연결된다는 사실을 증명할 방법이 없다.

다만 펄스나 다른 연구자들이 공통적으로 인정하는 확실한 사실은, 매우 고령인 사람들의 특질이 유전자 지도나 말단소립의 크기보다는 그들의 태도에 있다는 것이다. 백세인들에게는 삶에 대한 열정이 있다. 그들 대부분은 활동적인 라이프스타일을 지녔으며, 직장 일과 가사, 자질구레한 일거리들을 멈추지 않으며, 심지어는 정치 집회를 따라 여행도 다닌다. 그리고 그들 대부분은 애초부터 건강한 생활을 유지해 나간다. 음식을 절제하며 규칙적으로 운동하는 일을 생활의 필수 임무로 여긴다. 또 자전거를 타고 출퇴근하며, 계단을 걸어서 오르내리고, 전기제품에 의존하기보다는 육체적이고 정신적인 노동을 기꺼이 선택한다.

실제로 100살을 넘겨 산 사람 중에 지나치게 살찐 사람은 없었다. 아, 물론 개중에는 불멸의 존재처럼 보이는 사람도 있고, 그들에게는 음주나 흡연도 수명에 아무런 영향을 미치지 못하는 것 같기도 하다 (실제로 담배회사에서 105세의 시가 흡연자였던 한 덴마크 노인을 기용하려 한 적이 있다. 그러나 그는 "담배, 모든 사람을 죽이는 것은 아닙니다" 는 식의 이미지를 대변하기 싫다는 말로 거절했다).

어찌되었든 삶의 태도가 젊음의 진정한 원천임은 부동의 사실이다. 이것은 심신요법이나 긍정적 사고 따위와는 다른 이야기다. 오히려 백세인들에게서 보편적으로 나타나는 삶의 태도는 부지불식간에 삶 전반에서 분별 있고 건강한 선택을 하게 만들어준다는 이야기다. 그들은 건강하고 활력 있게 지내는 것이 자연스러운 일이라고 생각한다. 그러기 때문에 자신들을 건강하고 활력 있게 지켜줄 일들을 자연스럽게 실천하며 사는 것이다.

| 5장 |

주술사의 귀환

"의학은 가장 훌륭한 예술(art)이다. 그러나 이 일을 행하는 이들의 무지와, 저들 행위자들을 아무 생각 없이 판단해 버리는 사람들 때문에 이제 의술은 모든 예술 중 가장 존중받지 못하는 것이 되어버렸다."

― 히포크라테스(BC 460-400)

상호보완적이거나 대안적인 의학은 많은 시대에 걸쳐 보완적이지도 대안적이지도 못했으며 의학도 아니었다. 그냥 돈 버는 사업일 뿐이었다. 고대의 전통이라고 하는 것들 중에서 몇은 누가 뭐래도 케케묵었다는 사실을 부정할 수 없다. 염소 오줌으로 입을 헹궈내거나 피를 뽑아버리는 일은 정말로 심한 경우다. 그런데도 왜 우리는 사람들 대부분이 질병으로 요절했던 시대와 똑같은 논리에서 태어난 또다른 고대의 치료법과 관습을 그리워하는 걸까?

스트레칭과 운동, 그리고 건강한 식단을 앞세워 큰소리 쳐대는 대체의학(alternative medicine, 병원의 표준화된 치료 이외에 증명되지 않은 비정통적·보조적인 치료 요법 — 옮긴이)의 매력에 계속 놀아날 것인가? 이것들은 대체의학이 아니라 지극히 상식적인 주류 의학이다. 대체의학은 그저 이것들 속으로 사람들을 끌어들일 뿐이다. 거죽을 들추고 그 안을 들여다보면 대체의학은 섬뜩하고 치명적인 것들로 가득 차 있다. 만약 이런 방법들이 실제로 효과가 있다면 그때는 '대체'라는 말을 쓸 필요가 없을 것이다.

나의 요가 강사는 꿀벌의 침에 매우 심각한 신체 반응을 일으킨다. 원래 그는 채식주의자이면서 웬만하면 의학의 힘을 빌리지 않고 천연 허브요법을 써보고 싶어한다. 그런데 맥박이 200회가 넘고 호흡이 곤란한 지경에 이르자 병원 응급실을 찾아 기꺼이 에피네프린 주사를 맞았다. 차나무 오일이나 갖가지 말도 안되

~✦~

는 '대체' 요법을 마다하고. 그리고 그 덕분에 그는 살았다. 이제 그는 에피네프린과 항히스타민 제제를 휴대하고 다니면서, 죽음과 맞닥뜨렸던 순간에 대체의학이 얼마나 무력했는지, 자신이 어떻게 대체의학을 놓아버리게 되었는지에 대해 재미있는 이야기보따리를 풀어놓는다. 이것이 내가 이야기하고자 하는 핵심 내용이다.

전통적인 치료법은 옛날에 치료법이었고, 대체로는 듣지 않는다. 그래서 지금은 폐기된 치료법이다. 무슨 제약회사를 띄워주고자 하는 음모 따위로 치부할 일이 아니다. 그저 고대의, 이국적인 치료법은(기대수명 비율이 낮은 시골에서 주로 선호하는) 유용성 면에서 떨어진다는 이야기다.

중국의 오지에 사는 사람조차도 발기부전에 코뿔소 뿔을 갈아먹는 것보다 비아그라가 더 효과적이라는 걸 안다. 어쩌면 비아그라 덕분에 코뿔소는 멸절의 운명을 피할 수 있게 되었는지도 모르겠다. 이제 숱한 대체의학의 발상지인 중국과 인도 정부에서도 기대수명을 늘리기 위한 노력의 일환으로 전통적 치료 방법을 몰아내려 노력 중이다. 그들은 매일 국제연합에서 이를 위해 싸운다.

아픈 사람들에게 백신과 효과적인 약품을 제공할 일이지, 백단향이 나는 초를 줄 일은 아니다. 오늘날 대체의학의 주 소비자들은 서구인들이다. 수세대 전에 사람들의 삶이 얼마나 힘들었던가를 새까맣게 잊어버린.

떨치기 힘든
자력의 매혹 … 자석과 건강

자기요법은 200년 전 이 명백한 사기가 밝혀지기 전까지 프랑스와 오스트리아에서 그랬듯 지금 미국을 매혹시키고 있다. 치료용 자석의 자력이 약하다는 점을 생각하면, 그 매력이 그토록 강한 것은 아이러니가 아닐 수 없다.

치료용 자석은 물체를 꿰뚫을 만큼 강하지 않은 것이 특징이다. 사람의 피부는 말할 것도 없다. 물리학자인 로버트 파크는 사람의 피부를 통과하지 못하는 약한 자력을 환기시키며 자기요법은 '동종요법'(인체에 질병과 비슷한 증상을 유발시켜 치료하는 방법 – 옮긴이)의 하나라고 비꼬기도 했다. 나 역시 자기요법에서 동종요법과 비슷한 또다른 특징을 하나 찾아내고는 혼자서 웃었는데, 그건 바로 '자석이 저렴하지 않다'는 사실이었다. 미국인들 중에서도 가장 부유한 사람들이 엄청난 돈을 자석에 갖다 바친 첫번째 부류이다. 언젠가 나는 샌프란시스코에 있는 '어부의 부두'라는 민속품 가게에서 냉장고에 붙이는 자석을 5달러에 파는 것을 보고 비싸다고 화를 낸 적이 있다. 그런데 의료용 자석은 100달러를 호가한다.

자기요법은 단순한 오류에 기반을 두고 있다. 철분이 풍부한 혈액이 자석에 끌리고, 이를 통해 혈액순환이 원활해진다는 것. 혈중 철분은 헤모글로빈 분자 속에 갇혀 있으며, 헤모글로빈은 실제로는 자석을 살짝 튕겨낸다. 물론 하루 종일 몸 어딘가에 자석을 부착하면 그 부분이 미세하게 붉어지는 현상이 나타나기는 한다. 그러나 그것은 자석이 피부 쪽으로 피를 끌어당겨서가 아니다. 단지 쇠 팔찌를 차고 있음으로써 피부에 가해지는 무게와 스트레스 때문일 뿐이다.

만약에 혈 세포가 자석에 끌리면, 자기공명영상 장치인 MRI 검사는 사람을 즉시 죽이고 말 것이다. MRI는 몸속의 부드러운 조직을 영상화하는 기술로, 강력한 자력을 발생시킨다. 미래 사회의 무엇인 것처럼 보이는 커다랗고 흰 기계에 누워 있는 환자가 중앙 터널로 스르르 밀려들어가는 모습을 본 적이 있을 것이다. 또 2001년에 어느 꼬마가 MRI를 찍다가 목숨을 잃은 가슴아픈 이야기도 들어보았을 것이다. 쇠로 된 소화기가 안전하지 못한 채로 놓여 있다가 MRI의 자기장에 노출되었고, 이 20파운드짜리 쇳덩이가 방을 가로질러 날아가 MRI 스캔을 하고 있던 어린아이의 머리에 부딪친 것이다. 이렇듯 자석이 혈액의 흐름에 영향을 미친다면, 그 힘이 소화기를 무시무시한 힘으로 끌어당겨 미사일처럼 날아가게 함으로써 몸속의 섬세한 정맥을 파열시켜 버릴 수도 있다는 이야기다.

백 번 양보하여 자석이 혈행에 영향을 미칠 수 있다고 해도 문제는 또 있다. 의료용으로 파는 자석을 뉴에이지 숍에서 구입해 사용해 보면 그 힘이 너무 약해서 자력이 피부를 통과하지 못한다는 것을 발견할 수 있다. 이는 간단한 실험으로 쉽게 알 수 있는 사실이다. 거기서 사온 자석으로 얇은 셔츠를 냉장고에 고정시켜 보라. 아마 불가능할 것이다. 그런데 우리 피부는 셔츠보다도 두꺼우니 더 말할 필요도 없다. 또 벨크로 상표의 팔찌로 종이클립 하나만 들어올려 보라. 그것도 안될 것이다.

그럼 도대체 사람의 몸에 미치는 자석의 힘은 어디에서 찾을 수 있을까? 일부 자기요법 치료사들은 자석이 기(氣)를, 즉 중국에서 유래된 생체 에너지의 흐름을 개선시켜 준다고 호언장담한다. 기는 혈액의 움직임을 조정하는데, 치료사들은 단지 이 점에 기대어 요행을 바라는 것일 뿐이다. 만일 기가 혈행에 작용한다면 우리는 마침내 오랜 시간 후, 그토록 추상적이던 개념인 기를 측정하는 방법을 찾은 셈이된다. 내가 몇 년 동안 인터뷰했던 진지한 중국인 기 치료사들, 즉 기공 마스터들은 모두가 서구의 자기요법을 희한한 것으로 치부하고 멀리한다.

그럼에도 불구하고 스포츠 세계는 온통 자석에 빠져 있다. 자석 신발이 100달러가 넘는 가격으로 골프 프로 숍에서 팔린다. 이 아이디어는, 자석이 혈액을 발쪽으로 끌어당겨 혈행을 개선시켜 주므로 골프장을 도는 골프 카트를 타고 6마일을 운행하는 힘든 여정의 피로를 풀어준다는 데서 비롯되었다. 마이애미 돌핀스의 쿼터백이었던 댄 마리노는 자석 덕분에 발목 골절이 빨리 치유되었다고 주장한다. 스포츠 트레이너들은 운동선수들에게 자석 팔찌를 권한다. 신체 구석구석의 근육의 피로를 풀어주고, 골절을 치유하며, 그렇지 않으면 속도를 회복하기 위해서라며. 미국의 연간 치료용 자석 판매액은 2억 달러에서 5억 달러 사이로 추산된다. 1990년 수백만 달러였던 데서 급신장을 거듭한 결과이다.

물론 병원에 비치된 펄스(pulse, 매우 짧은 시간만 흐르는 전류 – 옮긴이) 전자석 자기장은 치유 속도가 느린 골절을 효과적으로 처치할 수 있다. 비록 이 펄스가 벨크로 팔찌에 있는 냉장고 자석이 아니라 복잡한 전자 장치에서 오는 것이기는 해도 말이다.

자기요법 산업에서 환영할 만한 단 하나의 긍정적인 연구는, 텍사스에 있는 베일러 의과대학에서 만성 무릎관절 통증에 시달리는 사람들을 대상으로 실시한 소규모의 실험이다. 연구 결과 위약 그룹에 비해 자석을 착용한 그룹에서 증상이 약간 더 개선된다고 느끼는 경향이 있는 것으로 나타났다. 단, 연구자 자신들은 이것이 단순히 자석에 대한 이슈가 더 넓게, 더 확실히 연구할 만한 가치가 있는지 알아보고자 한 예비조사였음을 밝혔다. 그 외 다른 연구들은 그저 이 연구를 따라한 것으로서 신체에 부착하는 자석이 치료에 아무런 효과가 없음을 밝혀냈을 따름이었다.

동종요법이 몇몇 의학 전문가들 사이에서 온건한 인기를 누린 데 반해 자기요법은 자매격인 수정요법과 더불어 그 인기가 가히 폭발적이다. 그러나 자기요법이나 수정요법을 지지하는 의학 전문가들 중에 존경할 만한 인물이 나올지는 의문이다.

『자기요법 실제 가이드』의 저자인 피터 로즈(Peter Rose)는 이 책에서 "아틀란티스의 사라진 왕국에서는 필요한 에너지의 대부분을 수정의 힘을 이용해 조달했다"고 썼는데, 다만 그 힘이 도시를 물 위로 띄울 만큼은 안되었나 보다.

미국연방거래위원회는 결국 1999년에 이들의 건강 관련 주장들 일부에 제제를 가하기로 했다. 텍사스의 '자기치료 테크놀러지스'는 자신들의 제품이 암, HIV, 당뇨, 관절염과 수십 가지의 병증 치료에 효과가 있다는 주장을 철회해야 했고, 뉴욕의 '통증은 이제 그만(Pain Stops Here!)'은 자사의 자석이 감염증과 조직 및 순환기 질병, 근육과 관절 문제, 그리고 이질의 치유에 도움이 된다고 했던 주장을 더 이상 계속하지 못하게 되었다.

자기치료의 역사는 자석의 발견만큼이나 오래되었다. 인정하건대, 자기력은 신비한 힘처럼 보인다. 사실 자석은 기차까지 공중 부양시킬 수 있는 가공할 힘을 지니고 있으니까. 어쩌면 여러분들도 자기력이 실제로 인체에 영향을 미칠 만큼 강력하다고 생각할 수 있다. 만약 그렇다고 해도, 상점에서 파는 치료용 자석은 인체의 어떤 부위를 바꿀 만한 힘을 전혀 지니고 있지 않다.

빈의 프란츠 메스메르(Franz Mesmer)는 자기치료로 대중을 우롱한 최초의 돌팔이 중 한 명이었다(최면 또는 매료의 뜻을 지닌 'mesmerize'가 이 사람의 이름에서 유래했다). 벤저민 프랭클린(Benjamin Franklin)이 1770년 말에 파리에서 전자기장에 관한 실험을 해보이는 동안 메스메르는 과학적 권위의 뒷받침을 받았다고 한껏 떠들어댔다. 결국 프랭클린은 메스메르를 조사하는 위원회를 조직하여 그가 사기꾼임을 밝혔고, 메스메르는 도시 밖으로 쫓겨났다. 요즘은 브룩스톤에서 자기치료 장치들이 판매되는데, 이 상점은 공상과학소설을 연상케 하는 재미있고 이국적인 물건들을 취급하는 곳이다.

흔들고, 흔들고, 희석하라 ··· 동종요법의 망상

동종요법(인체에 질병과 비슷한 증상을 유발시켜 치료하는 방법 – 옮긴이)은 두 가지의 기본적인 원리를 이용한다. "독은 독으로 제거한다"와 "희석이 최고의 방법"이라는 것이다. 내가 놀란 것은 동종요법이 소위 잘사는 사람들이나 많이 배운 사람들 사이에서 인기만발이라는 점이었다.

언젠가 크고 북적거리는 건강식품 및 동종요법 상점을 방문한 적이 있는데, 이 상점은 세계에서 가장 유수한 대학 중 하나가 자리한 본고장 케임브리지의 하버드 스퀘어에서도 부동산의 알짜배기 위치에 자리잡고 있었다(하버드대학도 근처에 있다). 도대체 매우 학구적인 학생들과 교수들, 화이트컬러의 전문직 종사자들이 대부분일 것이 분명한 이 가게의 단골손님들이 동종요법의 원리를 어떻게 이해하고 있는 건지 의아할 지경이었다.

독은 독으로 제거한다는 건 이런 것이다. 유아들의 발진을 덩굴옻나무 희석요법으로 치료하고, 열이 나면 오히려 사람의 몸을 데워주는 약초와 뿌리로 다스리며, 몸이 뻣뻣해지면 뱀의 독을 쓴다. 동종요

5장 주술사의 귀환 241

법의 아버지는 독일의 사무엘 하네만(Samuel Hahnemann)이다. 사람의 몸에 특별한 증상을 나타내는 천연물질과, 증상별로 치료 효과가 있는 천연물질들을 판별해 기록하는 일로 18세기의 마지막을 보낸 사람이다. "독은 독으로 다스린다"는 관념에 관한 하네만의 처방은, 건강한 사람들에게 말라리아의 치료약인 키니네를 먹였을 때 말라리아와 비슷한 증상을 일으킨다는 것으로 대표된다. 그렇게 하여 사이비의학이 탄생하게 되었다.

"독은 독으로 다스린다"는 말처럼 비논리적인 것이 또 있다면, 이런 식으로 처방한 처치가 효과가 있다는 점 정도일 것이다. 그나마 희석이라는 부분에 이르러서는 동종요법도 나름대로 현실의 경계선을 넘나든다. 하네만은 이를 '극미량의 법칙'이라 부르지만 나는 '희석의 망상'이라 부르겠다. 하네만이 발견한 바에 따르면 동종요법은 희석되었을 때 최선의 효과를 낸다는 것인데, 그렇다면 결과적으로는 이 처방이 매우 유독하므로 투여량을 최소화해야만 부작용을 줄일 수 있다는 뜻이 된다.

하네만은 약물들을 너무나 희석시킨 나머지 약물이라고는 해도 사실은 물이나 마찬가지였다. 그래도 물은 동시대의 다른 어처구니없는 처방들, 사혈이나 비소, 수은과 몇몇 효과 없는 전통적 처방에 비하면 그나마 나은 편이라고 할 수 있다. 동종요법이 대중적 인기를 얻은 것은 우선 무해한데다, 심리적인 믿음이 주는 위약효과, 그리고 환자 자신의 자연치유능력 때문에 때때로 정말 낫는 것처럼 보였기 때문이다. 그러나 100년쯤 후, 첫째는 지속적인 치료 효과를 보이지 않았다는 것, 둘째는 자신들이 돈을 내고 설탕물을 샀다는 것을 깨닫기 시작하면서 급격히 위축되었다.

동종요법이 되살아난 것은 1930년대였다. 미국 상원의원이자 동종요법사인 로열 코플랜드(Royal Copeland)가 1938년의 식품, 의약 및 화장품 법령의 규제에서 동종요법을 면제하는 조항을 첨가함에 따라 이 요법은 안전성을 입증할 필요가 없어졌던 것이다. 이후로는 식은 죽 먹기였을 것이다. 결국 약이라고 하는 것이 물이었으니까. 불행히도 코플랜드 조항은 1964년 개정까지 살아남았으며, 이후의 개정에서는 모든 요법이 효과를 입증해야 한다는 것으로 바뀌었다. 그럼에도 불구하고 이제 동종요법은 독일에서는 주류 의학으로 자리잡고 있으며, 청량음료를 통해 설탕을 섭취하는 것만으로는 부족한 미국인들 사이에서도 상당한 위력을 행사하고 있다.

그러면 희석이 무슨 뜻이냐고? 동종요법의 약병을 살펴보면 예외 없이 희석 비율이 적힌 라벨을 발견할 수 있다. 그 중에는 30x라고 된 것도 있을 텐데, x는 10이라는 뜻이다. 30x 솔루션이라면 무슨 말인가. 물이나 알코올 10의 분량에 대해 1만큼의 약물 원액 분량에서 시작하는데, 이것을 섞은 뒤 섞은 것 1에 대해 10의 액체를 다시 섞는다. 그리고 또 섞은 것 1에 대해 10의 액체를 섞고, 이러기를 30회 되풀이한다.

이 공식에 따르게 되면 원료 약물은 설탕물의 10^{30}분의 1이 포함되게 되는데, 거듭제곱을 치우고 쉽게 풀어써 보면 이렇다. 1,000,000,000,000,000,000,000,000,000,000분의 1. 이쯤 되면 어떤 약물이든 희석 가능한 수치를 넘어서는 것이라고 봐야 할 것이다. 이를 두고 물리학자이자 『부두교 과학』의 냉소적 저자인 로버트 파크는 원료 약물 분자 하나를 먹으려면 희석액 7,874갤런을 마셔야 하는 꼴이라고 비꼬기도 했다.

사태는 더 나빠진다. 내가 찾아가 보았던 건강식품 상점에는 예외 없이 30c를 요구하는 약물이 진열되어 있었는데, 이것은 약물 1에 대해 설탕물 100의 비율을 의미하는 것으로서, 역시나 1대 100의 비율로 30회 희석해야 한다는 뜻이다. 즉 원액의 비율이 설탕물 100^{30}분의 1 내지 10^{60}분의 1인 셈이다. 원하는 사람들은 각자 0을 죽 이어서 써 보기 바란다. 로버트 파크 식으로 계산하면, 전 우주는 약 10^{80}개의 원자로 이루어져 있으므로 이 희석액으로 몸속에 약물 분자 하나를 넣으려면 태양계 전체를 들이켜야 할 수도 있다. 게다가 다른 솔루션 중에는 100c가 있는데, 이 정도가 되면 우리 우주에서는 수용할 재주가 없다. 사실 24x가 초과되면 무엇이 되었든 실제로는 존재 자체가 불가능하다고 봐야 한다.

동종요법의 초기 추종자들은 희석 용량의 개념을 불문하고 그저 약물을 묽게 하고 또 묽게 했다. 희석 용량이란 주어진 액체의 분량에 포함되는 약물 분자 하나의 양을 의미한다. 그러나 지금은 아보가드로의 법칙(Avogadro's law, 일정한 온도 및 압력하에서 모든 기체는 같은 부피 속에 같은 수의 분자를 갖는다는 법칙 – 옮긴이) 덕택에 주어진 물질 속에 포함된 분자의 수를 계산할 수 있게 되었고, 동종요법사들도 자신들이 제시하는 비율이 희석 용량을 초과한다는 사실을 이해하고 있다. 이해하되 신경쓰지 않을 뿐이다. 즉 그들도 자신들이 만드는 약 속에 아무런 약도 들어 있지 않다는 것을 인정하는 단계에 이르렀다는 것이다.

다만 그들이 제시하는 물은 한때 약물이었던 어떤 것의 분자가 들어 있었다는 기억을 지니고 있으며, 이 기억은 동종요법의 치료제가 액체이거나 정제의 형태로 유지되다가 용액이 몸속에서 분해되어 없어지는 순간까지 몸에 남는다는 것이다.

더 안 좋은 것은, 동종요법의 열렬한 옹호자인 프랑스인 자크 벤베니스트(Jacques Benveniste)가 이 문제의 약물 공식을 전기적으로 포착하여 디지털 방식으로 저장했다가 인터넷을 통해 전달하고 다운로드할 수 있다고 주장한 것이다. 물론 설탕물을 먹고 죽을 사람이 없으니 이런 일들이 그리 나쁠 것은 없다. 미국국립보건원의 책임자인 웨인 조나스(Wayne B. Jonas)까지 가세하여 이 기구에 대체의학 사무국까지 만들지만 않았더라도 말이다(이 사무국은 조나스가 개입하고서 '상호보완적'이라는 단어를 덧붙여 센터로 바뀌었다).

미국국립보건원 책임자가 이런 관념에 진지하게 몰입한다는 것은 놀랍고도 무서운 일이다. 덕분에 조나스는 근 4년 동안이나 대체의학에 관한 연구에 지갑 끈을 풀었으니 말이다. 이 '워터 메모리'의 논리는 모든 물이 다 치료 효과가 있다는 말이나 다름없다. 예를 들어 다이옥신은 발암물질인데, 공공 음용수 공급 체계에서 다이옥신을 제거하면 다이옥신의 기억이 남으며, 고도로 희석된 다이옥신의 농도로 다이옥신을 다스린다는 식이다. 이처럼 만약 주어진 약의 기억을 물이 지니고 있다면 이것은 완전히 새로운 물리적 현상이다.

동종요법의 신봉자들은 이제 물리학자들조차 제대로 이해하지 못하는 아원자 입자와 기괴한 양자의 힘 및 현상의 세상을 향해 가고 있다. 어쩌면 그들 말처럼 문제의 기억이 그 세상에 갇혀 있는지도 모를 일이다. 이것은 대체의학 샤먼들 사이에서는 흔한 과학적 테크닉이다. 그들은 지적으로 들리는 현대적 과학 이론을 동원하여 자신들의 비법을 소개한다. 그러나 거기에는 어떠한 논리적 귀결도 없다. 양자의 파동은 아원자 입자가 사물을 들고나는 원인이 되며, 이런 원리로 사람이 벽을 통과해 지나다닐 수도 있다고 하는 허황된 이야기만 있다. 조나스 자신은 카오스 이론이 동종요법 효과를 설명해 줄 수 있을 거라는 글을 쓰기도 했다.

만약에 동종요법이 효과가 있다면, 옹호자들 사이에서도 논란이 일

수 있다. 결국 그들은, 통상적인 치료의 메커니즘이 설명될 수 없는 것과 마찬가지로 동종요법이 어떻게 해서 효과를 보이는지에 대해 그 누구도 설명할 수 없으리라는 사실을 인정한다. 맞는 말이다. 그러나 메커니즘의 설명은 그렇다 치더라도 동종요법의 치료 효과를 시연해 보이는 일은 쉬워야 함에도 불구하고 여전히 어렵다.

조나스는 1996년 제니퍼 제이콥스(Jennifer Jacobs)와 함께 저술한 『동종요법 치료 완벽 가이드』에서 이 문제에 대해 훌륭하게 개괄했다. "최근까지도 연구소에서나 환자를 상대로 해서나 동종요법에 대한 연구가 매우 드물었다. 이 요법을 이용하는 의사들조차도 환자를 돌보느라 바빠서 연구에는 그다지 관심을 두지 않았다"라는 대목이 특히 그렇다. 아마 그 고상한 분들은 희석 작업에 열을 올리느라 미처 연구할 시간이 없었을 것이다.

이 책에서 조나스는 주요한 동종요법 관련 연구를 통해 이 요법이 단순한 위약보다 더 효과적이라는 사실이 입증되었다고 말한다. 그런데 책을 읽어보면 연구자들은 위약 1번과 위약 2번 중 어느 것이 더 효과적인가라는 단순한 측정을 했을 뿐이며, 보고서의 저자들은 '대다수'라는 단어의 정의에 대단히 관대하다. 부정적인 동종요법 연구들은 부각시키지 않았고, 공동 저자인 제이콥스의 연구를 포함하여 긍정적인 연구들을 살펴보면 여지없이 의문의 여지가 있다.

제이콥스의 연구는 이 책의 하이라이트로서, 니카라과에서 만성설사병 환자들에 대한 동종요법 처치의 사례를 연구하여 1994년 『소아과학지』에 실은 것을 말한다. 책에 따르면 신뢰할 수 없는 진단 체계('치료'라는 말이 몇몇 뭉근한 배변을 의미하는 말로 주관적으로 사용되고 있었다) 때문에 평가절하되는 면이 있지만 효과가 눈에 보이는 것은 사실이라고 한다. 그러나 그는 시간이 지나면 차차 낫는다든가 충분한 수분의 섭취가 설사 증세의 개선에 도움이 된다는 점을 간과하고 있었다.

오늘날, 출간된 모든 동종요법 연구들을 비교하는 메타해석학 보고서들은 예외 없이 『유럽약리학회지』에 쿠체라트(Cucherat)와 몇몇 연구자가 공동으로 발표한 2000년 보고서의 관점을 지니고 있다. 거기에는 이렇게 쓰여 있다. "동종요법 처방이 단순한 위약보다 더 효과 있다는 몇몇 증거들이 있다. 그러나 실험 방법의 질이 낮기 때문에 이 증거의 강도 또한 덩달아 낮다. 높은 수준의 방법론은 낮은 수준의 연구들에 비해 부정적이기 쉽다." 다른 말로 하면 연구 수준이 높을수록 동종요법이 그저 위약에 지나지 않음을 보여준다는 것이다.

일례로 동물 연구는, 동물들이 설탕물에 특별한 감동을 받을 만큼 똑똑하지 않으므로 동종요법에 전혀 도움이 되지 않는다. 그런데 도대체 왜 우리가 동종요법과 위약을 자꾸만 비교하면서 속을 끓여야 되는 걸까? 동종요법의 처방들은 변통을 개선시키거나 콧물을 멈추게 하는 정도의 가장 가볍고 단순하며 안전한 화학적 혼합물과도 비교될 수 없다. 알레르기나 안질 등의 문제에 관한 한 동종요법은 꽤 봐줄 만하다. 그러나 홍역 같은 심각한 질병을 동종요법으로 치유하는 것은 도저히 봐줄 수가 없다.

이 외에 동종요법에 대한 인기 있는 옹호론은 ― "신비한 세계"라든가 "물의 기억은 우리의 보잘것없는 이해 너머에 있다"는 이야기들과 별개로 ― 고도로 희석된 물질이 인체에 효과를 미칠 수 있다는 것이다. 말도 안되는 소리다. 도대체 우리가 물속의 화학적 오염물질들을 걸러서 10억분의 1, 1조분의 1 수준으로 낮춰 마시는 이유가 뭐란 말인가? 고도의 희석이란 가공할 만한 희석과는 다르며, 동종요법은 후자라고 할 수 있다. 이 모든 비논리적인 가정과 조악한 연구는 원래

의도와는 달리 아마도 조나스에게 여러모로 좋을 일이 없을 것이다.

2001년에 『국제역학회지』(전염병학)에 게재된 보고서에서 조나스와 그 동료들은 이렇게 썼다. "보완적인 요법의 실험은 종종 방법론에서 취약점을 지니고 있다. 취약점의 유형은 도처에 개입되어 있어 상당히 다양하다." 이것이야말로 동종요법 연구들이 어떻게 이루어지는가를 조사하는 보고서의 추상성을 보여주는 최종 결론이다. 이 부분에서 그는 나름대로 정직했던 셈이다.

동종요법은 보통 사람들을 화학자처럼 만들어주니까 우선 재미있다. 약을 액체와 섞어서 희석하고, 또 희석하고, 또 희석하고. 그런 다음 흔든다. 흔들고, 또 흔들고, 희석하고, 흔들고, 흔들고, 흔들고, 희석한다. 그렇게 자기가 주술사라도 된 듯 스스로 치료약을 조제하므로 위약효과가 배가된다. 희한한 것은 동종요법이, 지난날 떠돌이 약장수가 그랬듯 무지렁이 농부들을 봉으로 여기는 뱀 기름 치료약이 아니라는 것이다. 오히려 학력이 높은 사람들, 고소득자들이 동종요법의 매력에 끌려든다. 셰이크, 셰이크, 셰이크!

마법의 치료법? ... 아유르베다의 실체

'사랑의 여름'(Summer of Love, 1967년 샌프란시스코를 중심으로 일어난 히피 정신의 음악운동 – 옮긴이) 이후 30여 년, 미국은 다시 한 번 구루(guru, 힌두교의 교사, 정신적 지도자 – 옮긴이)에 빠져들고 있다. 아유르베다는 거의 잊혀진 고대 힌두교 치료 기술의 현대적 화신으로, 약초 혼합물과 젊어지는 법을 일러주는 세미나에 수천 달러씩을 쓰는 부유한 서구인들을 대대적으로 끌어들이고 있다.

아유르베다의 가장 좋은 점은 채식과 요가, 이완을 진작시키는 건강한 라이프스타일을 제시해 준다는 것이다. 가장 나쁜 점은 점성학, 보석요법, 심령요법, 진언, 체액에 관한 엉터리 과학을 기반으로 가짜 치료를 제공하는 수백만 달러 규모의 사업이라는 것이다. 여기에는 사기와 순진함이 한데 어울려 있다.

몇 달 동안 비틀즈의 구루였다고 하여 유명해진 마하리시 마헤시 요기(Maharishi Mahesh Yogi)는 1980년에 초월명상법의 분파로서의 현대 아유르베다 운동에 불을 붙인 사람이다. 다행히 비틀즈는 금세 미몽에서 깨어났지만 이 운동은 다양한 형태로 계속 분화해 나가는 중이다. 뉴멕시코의 알부케르케에 있는 아유르베다연구소 소장인 바산트 라드(Vasant Lad)는 약초와 정유, 향료와 별점을 중심으로 하는 아유르베다의 브랜드를 만들었다. 『사람은 늙지 않는다, 지치지 않는 정신 — 노화에 대한 양자 치료법』 같은 베스트셀러 저자인 디파크 초프라(Deepak Chopra)는 '마인드-바디 치료'라고 스스로 이름붙인, '긍정적인 사고를 강조하는 활동'을 전개한다.

다른 대체의학 옹호자들처럼, 아유르베다의 많은 교사들 역시 자신들이 생각하기에 건강과 질병의 예방에 필수적이다 싶은 상품들을 판매한다. 예를 들어, 청빈한 구루와는 거리가 먼 마하리시는 유기농 식품과 정유, 미약, 서적과 여러 관련 물건들을 파는 상업적 웹사이트(www.maharishi.co.uk)를 꾸준히 운영하고 있다.

초프라는 서구에서 교육받은 의사이면서 뉴잉글랜드 메모리얼 병원 원장을 역임한 이력을 지니고서 1990년대 말까지 강연 한 건당 2만 5,000달러의 수입을 벌어들였다. 수많은 강연과 그에 따른 비디오들이 웹사이트를 통해 팔려나갔고, 뉴에이지 상점들은 그 중에서도 상류층 사람들을 겨냥해 아유르베다가 심지어 골프 경기까지 이길 수 있게 해준다고 주장했다. 아유르베다의 교사들은 이들을 상대로 치유 불가능한 병을 스스로 떨쳐버린 환자들에 관해 셀 수도 없을 만큼 많은 증거를 제공해 보인다.

도대체 아유르베다가 무엇이기에 20피트 거리의 퍼트를 성공하게 도와준다는 말인가? 아유르베다의 핵심 개념은 몸이 세 개의 "더 이상 축소할 수 없는 생리적 원칙들," 즉 바타, 피타, 카파로 정의된다는 것이다. 고대 유럽의 4체액론이나 극동의 철학인 음과 양처럼, 이 세 가지 아유르베다의 힘이 조화를 이루면(물론 의학적으로는 아무 의미가 없다) 건강이 지켜진다는 것이다. 예를 들어 균형을 잃은 바타는 변비,

관절염 및 서로 상관없어 보이는 많은 증상을 일으킬 수 있다고 한다.

아유르베다 실천자들은 사람들의 맥박을 통해 각자에게 맞는 바타, 피타, 카파의 수치를 정하며, 올바른 식이와 약초 섭생, 주문을 처방해 줌으로써 몸을 정상으로 되돌린다고 한다. 감기도 원래 바이러스에 의한 것이 아니라 불균형에서 오는 것이며, 암 역시 오염물질에 의해서가 아니라 불균형에서 초래된 것이란다. 네 가지 힘을 균형 있게 배치하면 몸이 치유되는 이유가 거기에 있다며.

워싱턴 주 소재 미국 아유르베다 과학 학교장인 비렌더 소디(Virender Sodhi)는 이를 가리켜 "질병은 우리 생리 내에서 자연의 영(靈)이 그 자신의 힘에 의해 이동하는 흐름이 단절된 결과이다. 우리가 자연의 법칙을 거스르고 이 단절의 결과를 스스로 적절히 제거하지 못할 때 질병이 발생한다"고 말했다. 또 천체의 정렬도 그 못지않게 중요하다고 한다. 바산트 라드에 따르면 "각각의 천체는 특정한 몸의 조직과 연결되어 있다. 붉은 화성은 혈액과 간에 연결되어 있다"고 한다. 금성, 즉 비너스는 아니나 다를까 성적인 장애와 연결되어 있다. 세균 이론과 어찌나 닮아 있는지!

이들 전문가들에 의해 퍼뜨려진 것처럼 아유르베다 신봉자 그룹에 들면 인류가 질병의 원인을 도통 몰랐던 때로 거슬러올라가는 여행을 할 수 있다. 주술사의 시대로 되돌아가는 것이다. 저들의 주장이 어떻든 아유르베다 치료사들은 당뇨병이나 궤양, 간경변 등을 맥박을 재어 진단할 수 없다. 그들은 손목에서 열다섯 가지의 각기 다른 맥박의 유형을 탐지하며, 그것들은 저마다 신체의 여섯 군데의 장기와 상응한다고 한다. 그러나 이 전통적인 치료사들은 희한하게도 과학적 장치 옆에서는 정확한 진단을 내리지 못한다.

'과학적 설명이 불가능한 주장에 대한 과학 조사위원회'가 1998년 중국을 방문했을 당시에 몇몇 테스트를 실시했는데, 치료사들은 동전을 던져 양자택일하는 식의 수준을 벗어나지 못했다. 오래전 주술사들이 했던 수준에서 한 발도 나아가지 못한 것이다. 그들은 오로지 다른 진단을 내릴 수 있는 장치가 하나도 없을 때에만 100퍼센트 확실한 진단을 내릴 수 있는 사람들로 보였다(진지한 아유르베다 치료사들이라면 흔히 말하듯이, 이들이 정밀하게 제어된 환경에서 끊임없이 실패하는 이유는 이런 장치가 환자와 정신적으로 연결되는 능력을 훼손시키는 시험 과정이기 때문이란다).

그들이 어쩌다 정확한 진단을 내렸을 경우도 있다. 그러나 '균형의 회복'이라는 알 수 없는 개념이 질병을 치유해 주지는 않는다. 균형 회복이 좋은 것이라고 가정한다 해도 그걸 점성학과 버무려진 이상야릇한 약초와 향료의 콤비 속에서 다시 얻어내야 한다.

아유르베다식 치료는 20세기에 성취된 현대의학에 대한 도전이다. 개인적으로 이 방법을 이용해 보는 일은 그리 나쁘지 않지만 아이들에게는 안 될 일이다. 유행성 이하선염이나 홍역 같은 감염성 질병에 대해서도 아유르베다의 처방이 있는데, 인도 아이들을 포함하여 수세기 동안 전세계의 수많은 아이들을 사지로 몰아넣은 이 질병들을 지금은 어렵지 않게 치료할 수 있음에도 불구하고 저들의 방법을 쓰는 것은 말도 안된다. 아유르베다는 겉핥기식으로 접근하면 무시무시하고 위험할 수 있는 치료법이다.

아유르베다의 라이프스타일에서는 얼핏 보면 중용과 절제를 강조한다. 너무 많이 먹지 말라. 이 말에는 아무런 해로움이 들어 있지 않으며 오히려 훌륭한 충고라고 할 수 있다. 또 아유르베다는 긍정적 사고를 진작시킨다. 이 역시 훌륭하다. 긍정적 태도가 아픈 사람의 기분을 낫게 하고, 치료를 수월하게 이끈다는 점은 분명하다. 그러나 과학적 연구를 통해 긍정적인 생각이 병의 예방이나 치료에 효과가 있다거나, 우울한 사람들에게서 암의 발병률이 훨씬 높다는 사실이 증명된 사례는 한 건도 없다.

게다가 좀더 깊이 들여다보면 아유르베다는 아로마테라피와 약초요법을 지원한다는 사실을 알 수 있는데, 이 요법들은 건강에 아무런 도움이 되지 않거나, 카바카바(kava kava, 폴리네시아산 식물 및 그 뿌리 - 옮긴이) 같은 것들처럼 오히려 치명적일 수 있는 처방으로 가득 차 있음을 다시 한 번 이야기해 둔다.

약초와 균류를 혼합한 아유르베다 식 약초 처방의 정확한 재료와 혼합 비율은 여전히 거래상의 비밀로 남아 있다. 이 단계에서 더 깊이 들어가, 아유르베다 식 치료에 관한 책을 한번 들여다보면 꺼림칙한 실체를 발견할 수 있다. 바로 동물의 똥과 오줌을 재료로 사용한다는 사실이다. 그게 뭐가 문제냐고? 이런 것들이 세균이나 미생물의 개념이 없던 까마득한 과거에 쓰였던 고대의 방식이라는 점이 문제다.

전형적인 아유르베다 식의 백내장에 대한 처방을 한번 보자. 이를 닦고 혀의 백태를 긁어내 물이 담긴 컵에다 뱉은 후, 그 혼합물로 눈을 씻어내는 것이다. 『미국의학협회지』에 보고된 것처럼 아유르베다의 치료법은 환각, 불안, 우울, 불면, 위장장애의 원인이 될 수 있다. 보석의 원석과 기도문을 포함한 비교적 안전한 치료법은 만트라 또는 야그야로 불리는 힌두교 의식의 형식 정도이나 그것들은 수천 달러의 비용이 든다.

아유르베다의 진창에 무릎까지 빠진 아유르베다 옹호자들을 보자. 조지타운대학의 제임스 박사, 상호보완 및 대체의학 백악관위원회 의장 같은 사람들이, 작고한 바그완 쉬리 라즈니쉬의 추종자들이거나 지지자들이다. 라즈니쉬는 수백만 달러의 재산가이자 사교의 구루이다. 그의 추종자들은 앤틸로프와 오리건 지역의 식당에서 배설물 세균으로 음식을 고의적으로 오염시켜 주민들을 병들게 했다. 그럼으로써 해당 지역의 선거에서 사교를 몰아내는 법안에 투표하지 못하게 하려 했다. 이 사건이 있은 후 라즈니쉬는 미국에서 강제 추방되었다.

번지르르한 뉴에이지 건강 잡지에 실린 아유르베다 기사에는 이 정도의 상세한 이야기가 실리지 않는다. 반대로 아유르베다가 상당히 흥미롭고 정교하다는 기사와, 명상이나 긍정적 사고, 약초가 어떻게 병을 치료할 수 있는지 설명하기 위해 양자물리학의 개념을 짜넣는 식의 기사를 쓴다. 물론 양자물리학과 아유르베다 사이에 진짜 관련은 없다. 양자는 싸구려 공상과학영화에서 그러듯 사람들이 똑똑한 척하고 싶을 때 쓰는 말이다. "알파 양자 방어막을 올려라. 행성이 강력한 감마 포스를 방사하고 있다."

아유르베다의 세계에서 양자 치료의 요지는, 우리 몸이 셀 수 없이 많은 원자로 구성되어 있기 때문에 무한한 에너지 공급이 이루어진다는 것이다(핵융합을 생각해 보라). 몸의 기관 역시 특정한 방식으로 진동하는 원자로 이루어져 있으며, 질병은 원자들이 불규칙하게 진동할 때 바타, 피타, 카파의 불균형으로서 나타나는 것이라고 한다. 또한 마음은 원자 에너지를 해방시킴으로써 노화의 과정을 되돌릴 수 있다고도 한다.

물리학자라면 이것이 모두 난센스라고 말할 것이다. 그럼에도 마음이 신체의 질병을 치료할 수 있다는 미지의 관념은 대단히 인기가 있어서 마술사들은 물론 숟가락 구부리기의 유리 겔러조차도 건강 서적 『마인드 메디신(Mind Medicine)』을 저술했을 정도이다. 저명한 대체의학의 지지자인 앤드류 웨일(Andrew Weil)이 이 책의 머리말을 썼는데, 이 일은 엉터리가 난무하는 이 분야에서 여러 해 동안 그나마 그를 이성의 보루로 여겼던 건강 공동체 집단들과 멀어지는 계기가 되어버렸다.

아유르베다의 옹호자들은, 통상적인 의약품과 백신, 수술로 죽는 사람들이 끊이지 않는 데 비해 자신들의 치료법이 직접적인 원인이 되어 사망한 사람은 없지 않느냐고 반론할 것이다. 이 어리석은 논리는 적절한 치료를 하지 않아서 홍역 내지는 만성설사 등의 대단치 않은 질병으로 목숨을 잃은 수없이 많은 사람들, 특히 인도의 어린이들을 간과하고서 하는 소리다.

일단 아유르베다의 지지자들을 믿기 시작하면 동시에 명상을 통해 공중부양이나 독심술, 예언, 면죄, 전쟁의 종식 등을 할 수 있다거나 노래, 소똥, 타액으로 병을 치유한다고 주장하기 십상인 사람들도 믿게 된다. 아유르베다는 시간을 고대로 거슬러올라가 내동댕이치는 억지춘향의 마법적 치료법인데, 그럼에도 서구인 추종자들의 대부분이 고학력이라는 점은 심히 당황스럽다.

이제 인도는 아유르베다를 멀리하고, 대신에 백신과 물 관련 위생 시설에 집중하는 분위기다. 인도에서는 극빈층 사람들만이 여전히 아유르베다에 매달리고 있다. 반면에 세계에서 가장 부유한 나라의 국민들만이 아유르베다에 몰입한다. 가장 중요한 사실은 이들 뉴에이지 건강 선생님들 중 단 한 사람도 평균수명 이상으로 살지 못했다는 점이다. 어쩌면 아이러니는, 아유르베다의 힘이 아니라 우리 모두를 지배하는 이해 불가능한 에너지일지도 모른다.

웃기는 냄새가 난다 ··· 아로마테라피 치료법

　냄새의 위력은 실로 대단하다. 오줌과 음식찌꺼기의 냄새는 소요를 유발시킬 수 있으며, 시트로넬라(향수비자나무의 일종. 볏과 식물-옮긴이) 냄새는 벌레까지 쫓아낸다. 그러나 아로마가 질병도 치료할 수 있느냐 하면, 그건 절대로 아니다. 여기서부터 아로마테라피는 정도를 벗어나기 시작한다. 치료라는 관점에서 볼 때 냄새는 단지 긴장을 이완시키는 데 도움을 줄 수 있을 뿐이다.

　아로마테라피의 문제 중 하나는 수많은 아로마테라피스트들이 입증하듯 그 범위가 너무 넓다는 것이다. 면도용 크림, 립스틱, 아이 마스크(안약을 적서 눈을 덮는 것-옮긴이), 양초, 문지르는 정유(精油), 태우는 정유, 마시는 정유…… 이런 것들이 모두 아로마테라피에 속한다. 마리화나를 피우는 것도 기술적인 면에서 보면 아로마테라피라고 할 수 있다.

　또다른 문제는 적은 비용으로 일주일도 안되는 단기간에 아로마테라피스트 증명서를 얻을 수 있다는 점이다. 이런 식으로 기준이 낮으면 숱한 엉터리들이 스스로를 아로마테라피스트로 자처하게 만드는 결과를 낳는다. 증명서를 가진 아로마테라피스트 중에는 일반적인 과학 상식은 물론 향과 관련된 과학에 관한 개념 자체가 없는 이들도 있다. 그들은 그저 일종의 거래 레시피라고 할 수 있는 증명서를 가지고 이거니 저거니 하는 아로마들을 모아서 파는 일만 한다.

아로마테라피에서 첫번째로 주목할 일은 정유나 향유들이 기대만큼의 효과를 보이지 않는다는 사실이다. 예를 들어 환기 내지 각성의 효능이 있다고 알려진 페퍼민트, 재스민, 일랑일랑의 정유가 일으키는 환기 효과는 실제로는 시원한 물 한 잔과 전혀 다를 것이 없다. 그냥 사람들이 이미 예상하고 있는 냄새, 이미 알고 있는 효능이 이제 효과가 있을 것이라는 마음을 불러일으키는 것에 지나지 않는다. 라벤더의 냄새 또한 그런 상태가 되기를 원하는 사람의 마음에 기대어 흥분을 유발하거나 몸을 이완 상태로 이끈다.

아로마테라피의 이상야릇한 전제는 정유가 해당 식물의 영(靈)이거나 혼(魂)이라는 것이다. 대체의학 전체가 바탕으로 삼고 있는 음과 양(중세 유럽의 4체액론도)의 통상적인 테마이기도 한, 신체의 균형을 회복시켜 주는 정신적인 물질에 대한 이야기다. 아로마테라피의 '기호 주의'는 식물의 생김새와 냄새가 의학적 효능을 일러준다는 뜻이다. 생김새에 의미를 담고 있는 식물이란 예를 들어 제비꽃은 온화해 보이므로 제비꽃 정유에는 진정 효과가 있다는 식이다. 마치 동종요법에서 뱀의 독이 사람을 마비시키므로 뻣뻣한 어깨를 풀어준다는 주장을 연상시킨다.

또 여기에는 동굴 거주인 시대의 논리도 들어 있다. "태양이 불을 만든다. 나도 불을 만든다. 나는 태양이다." 아로마테라피의 논리도 마찬가지다. 진짜로 검증이나 입증되는 것이 아니라 그저 그렇지 않을까 하는 '정서'를 이끌어내는 것이다. 이런 견지에서 백단은 자신감을 북돋워주며, 페퍼민트는 부정적인 에너지를 제거해 주고, 파출리는 평화에 대한 갈망을 불러일으킨다고 한다. 이러한 파출리가 중동 지역에서 야생으로 자라는 것은 희한한 일이다.

아로마 속의 화학물질이 코와 폐에 어떤 영향을 미치며 어떤 식으로 인체의 분자 생성을 촉발하는지에 대한 과학적 연구는 많지 않다. 아로마테라피 전문지에서는 "x, y 및 z 등등의 정유는 이런저런 효능을 지니고 있다. 그녀에 따르면 a, b와 c도 같은 증상에 쓰일 수 있다고 한다"는 식의 말이 자주 등장하는데, 이 말이 사실이라고 주장할 만한 과학 실험에 대해서는 절대로 이야기하지 않는다.

사실 실험을 하자고 들면 어려울 것도 없다. 사람들을 두 그룹으로 나누어 한 그룹은 담배 연기를 마시게 하고, 다른 그룹은 다른 걸 들이마시게 하면 된다. 왜 이렇게 쉬운 실험을 하지 않는 걸까? 그건 아로마테라피스트들이 한두 주일 동안 공부한 지식으로는 이런 생각을 해내지 못하기 때문이다. 그들은 과학적 작용 원리에 대해 아무런 개념이 없다. 아로마테라피 관련 서적이나 전문지를 잡히는 대로 한번 들춰보라. 생략과 누락이 판을 친다. 『본질적 아로마테라피』와 『에센셜 오일』(정유)이 좋은 예이다.

이 두 권의 책과 비슷한 다른 책들에서 발견할 수 있는 것은 과학이 아니라 과학처럼 느껴지는 무엇이다. 책의 앞부분은 대체로 식물의 라틴어 이름과 임상적인 설명이 기술되어 있고 역사에 대한 기술이 뒤를 잇는다. 식물의 정유는 중세 때부터 이렇게 저렇게 이용되어 왔다는 내용이다. 아메리카 원주민은 그걸 x와 y를 치료하는 데 썼고 등등. 이때부터 독자들은 왠지 그 정유가 꽤 괜찮을 거라고 생각하기 시작한다.

고른 책이 아로마테라피 서적 중에서 '나은' 부류라면 다음으로 나올 내용은 성분이나 재료다. 아마도 십중팔구는 일정 퍼센티지의 알코올과 에스테르, 한 번도 들어본 적 없는 몇몇 재료들, 그리고 한두 종류의 비타민일 것이다. 그런 다음에는 사용법이 나온다. 몇 방울을 덜어서 태우거나 본인이 괴롭다고 느끼는 부위에다 떨어뜨린 후 문질러라. 마지막에 읽게 되는 내용은 정유가 줄 수 있는 부가적인 이점들이다. 대개는 천식이나 컴퓨터로 인한 안질환, 손목관절 증후군 등 현대에 새로 나타난 질환에 대한 이야기들이다.

그러나 이 정유가 위에서 언급한 불편감을 치료하는 데 효과적이었다는 실험에 관한 구체적인 이야기는 어디에도 없다. 책에 쓰여 있는 것은 오로지 대역병이 자신들을 나쁜 방식으로 쳐다보는 누군가에 의해 야기되었다고 생각했던 미신적인 중세 유럽인들의 증언뿐이다. 이따금 나오는 "과학자들의 말에 따르면" 또는 "연구자들이 보여준 바로는"이란 대목은, 그저 리스트에 있는 다른 99퍼센트가 절대적으로 아무런 과학적 근거가 없다는 사실을 암시하는 반증일 따름이다.

아로마테라피에 더 깊이 들어갈수록 배우게 되는 것은 포푸리 향에 매혹당한 비과학적인 사람들의 달콤한 세상이다. 아로마테라피 관련 서적들은 거의 대부분 의학적 트레이닝을 받지 않은 여성들에 의해 쓰여졌다. 남자들은 아로마테라피라는 것을 맥주를 마시거나 운동을 하는 것, 아내가 같이 하자고 해서 하는 것쯤으로 여겨 별 생각이나 혼란을 느끼지 않는다. 게다가 정유와 마사지, 양초와 부드러운 음악까지 있으니, 그들에게 아로마테라피는 섹스어필로까지 느껴지기도 한다.

아로마테라피가 농지거리의 대상일 필요는 없다. 정유 중에는 피부나 혀를 통해 인체에 효과를 미치는 것들도 분명히 있다. 비록 그 종류나 효능이 약초요법보다도 적기는 하지만. 증기 마찰은 비강(鼻

腔)을 틔워주지만 증기액체의학보다 아로마테라피가 덜하다. 마리화나는 분명 마음의 평안을 가져다주는 향이며, 일부 화학물질의 증기는 사람을 죽일 수도 있다. 이처럼 코는 화학물질이 몸으로 들어갈 수 있게 해주는 합법적 통로이다. 그러나 오늘날 횡행하는 아로마테라피는 아로마가 호흡기를 통해 의학을 전달한다는 사실을 고려하지 않는다. 아로마테라피스트들이 신경쓰는 것은 오로지 예쁜 냄새, 즉 향기를 내뿜는 일이다.

가장 큰 미스터리는 왜 미국인들이 아로마테라피 요법을 믿기로 했으면서 다른 건 선택하지 않는가 하는 것이다. 아로마테라피스트들은 수세기 전에 했던 것처럼 구루병 환자들에게 영원(蠑蚖, 양서류의 일종 – 옮긴이)의 눈알을 팔 수는 없다. 그런 종류는 건강을 염려하는 미국인들이 진지하게 받아들이기에는 너무 바보스럽다. 그러면서 부정적인 에너지를 제거하고 조화를 회복하기 위해서 페퍼민트를 태운다. 똑같은 속신(俗信)이 두 가지 요법의 뒤에 공히 자리잡고 있음에도 불구하고.

결국 아로마테라피는, 아로마테라피스트들이 단순한 이야깃거리, 에너지의 흐름, 조화와 균형, 미신의 왕국에서 스스로 길을 잃어버린 채, 실험을 거친 안전한 처방과 치료 체계도 세우지 못하고 여전히 값싼 사이비과학으로 남아 있다.

신선한
산소 주세요 ··· 산소, 숨 막히는 유행

냄새로 가득한 아로마테라피의 세상에서 순수한 산소의 세상으로 넘어가보자. 산소, 즉 O_2를 여분으로 마시는 것은 특별하고도 새로운 건강 트렌드이다. 사람들은 산소 원자가 용해되어 있는 생수나 10분 동안 비싼 산소를 들이마실 수 있게 하는 산소 바에 돈을 치르고 나서 순수한 혹은 순수에 가까운(우리가 공기를 통해 마시는 20퍼센트의 산소와 대비하여) 산소를 몸속에 받아들인다.

배우이자 대마초의 열성팬인 우디 해럴슨은 할리우드에 산소 바를 개업했다. 나는 여러분이 무슨 생각을 하는지 알고 있다. "우디 해럴슨! 「내추럴 본 킬러(Natural Born Killers)」에서 대머리로 나와 사람들을 많이 죽였던 배우. 그 배우 너무 좋아. 그 사람이라면 틀림없이 호흡기관에 대해서도 한두 개쯤은 알고 있을 거야." 그야 각자 믿거나 말거나이지만, 우디가 이 부분에 대해 많이 안다고는 결코 생각되지 않는다.

우리에게 필요한 것은 여분의 산소 공급을 웃기는 일이라고 치부해 버리는 것이다. 병원에서 죽어가는 환자들은 폐가 제 기능을 하지 못하므로 마지막 수단으로서 점진적으로 산소 공급량을 늘려주는 것일 뿐이다. 산소의 과잉 공급은 위험할 수 있으므로 의사들은 환자들에게 장시간 산소 공급을 지시하지 않는다. 산소는 혈액에 독으로 작용할 수 있다. 또 폐기종, 만성기관지염이 있는 성인들은 순수한 산소를 처리하지 못하는데, 그것은 덩달아 이산화탄소가 과잉 발생하는 원인이 되기 때문이다.

폐 기능이 약해서 혈액으로 충분히 산소를 전달받지 못해 별도로 산소를 공급받는 조산아들은 산소 농도가 너무 높으면 스티비 원더처럼 조산아망막증이라는 질병에 걸려 눈이 멀 수도 있다. 또한 산소는 산화 과정을 통해 내부로부터 몸을 녹슬게 하여 끝내 죽게 만들 수도 있다. 사람의 몸은, 산소 20퍼센트, 질소 75퍼센트, 기타 5퍼센트의 여러 기체가 성글게 어울린 우리 대기에 아주 잘 맞춰져 있다. 폐를 통과하는 혈액 세포는 거의 97퍼센트 가량 헤모글로빈과 결합된 분자상 산소로 흠뻑 적셔지다시피 한다. 이 이상의 산소는 무용지물이다.

산소가 고농도로 용해되어 있는 물, 즉 과산화수소수를 마신다고 해서 목구멍이나 위를 통해 산소가 전달되지는 않는다. 그건 생리적으로, 또 물리적으로 불가능하다. 과산화수소수는 대단한 사기극에 지나지 않으며, 산소 바에 가서 1분 동안 산소를 들이마시는 데 1달러를 내는 것 또한 한마디로 바보 같은 일이다.

브레스 사(Breathe, Inc.)는 산소 바를 열어 한 재산 벌기를 원하는 사람들에게 산소발생기를 파는 몇몇 회사 중 하나다. 이 회사는 여러 가지 상상을 가능하게 하는 "흡입해도 좋습니다(It's o.k. to inhale)"라는 문구를 상표등록해 두었다. 상상할 수 있듯이 산소를 파는 일은 쉬운 노릇이 아니다. 사실 브레스 사는 이미 브로슈어에다 산소 바를 개설할 잠재 고객들이 소비자나 투자자들에게서 들을 수 있는 난처한 질문에 대한 대처 방안을 제시해 두고 있다.

질문은 대개 이런 것이다. "순수한 산소를 마시면 위험한가요?" 대답, "대부분의 의사들과 최근 미국허파협회의 지도자들은 코에 꽂는 캐뉼러(환부에 꽂아 액을 빼내거나 약을 넣는 데 쓰는 금속관 – 옮긴이)를 통해 짧은 기간(60분을 넘지 않는) 동안 산소를 흡입하는 것은 위험하지 않을 것이라고 말합니다. 산소는 장시간(몇 시간 이상) 노출시에만 폐를 자극하여 상하게 합니다." 그러나 이는 만약 산소의 흡입이 어떤 경우에라도 유해할 수 있다면 구태여 왜 그걸 들이마셔야 하는가 하는 질문을 이끌어낼 수밖에 없다.

산소 바에서 손님들은 코와 입을 덮을 조그만 마스크를 주문한다. 이 마스크는 산소 탱크와 호스로 연결되어 있다. 손님 서른 명이 다 차고 지불이 끝나면 '흡흡'이 시작된다. 언제나처럼 증인들이 있다. 순수한 산소를 호흡하면 인체의 공동(空洞)을 깨끗이 해주어 한결 몸이 정화된 느낌이 들며, 정신이 맑아지고, 호흡하기가 수월해지며, 두통도 가시고 어쩌고저쩌고…….

이것들 중 어느 하나도 증명된 것은 없다. 운동선수들은 벤치에 앉아 깊은 숨을 천천히 들이쉬는 것만으로도 그 정도 효과는 본다. 정말로 더 명쾌한 사고를 하고 싶고 두통을 해소하고 싶다면, 유행을 따라 비싼 산소 바에 가는 바보짓을 멈추기 바란다. 시끄럽고 공허한 팝뮤직을 들으며 마스크 쓰고 숨쉬는 어리석은 행동을 말이다.

과산화수소수 사업은 노골적으로 사람들을 기만했으며, 결국 미국 연방거래위원회가 단호한 단속에 들어갔다. 처음에는 1온스에 10달러 하는 비타민 O가 대상이었다. 몇 년 전 비타민 O의 판매사 중 하나인 로즈 크리크 헬스 프로덕트 사가 『USA 투데이』에 게재한 전면 광고가 문제가 되었다. 비타민 O가 "증류된 물과 소듐염화물에 용해되면 산소 분자를 안정화시킨다"는 내용이었다. 광고에는 대체의학과 뱀 기름의 세상에서 이미 우리에게 익숙한 저들 증언도 포함되어 있었다. 에너지 증강, 집중력 강화, 감기와 독감으로부터의 해방 등등.

또한 이 광고는 산소 판매자들 사이에서 흔히 쓰는 전략도 끌어다 썼다. 수천 년 전 지구에는 보다 많은 산소가 있었으나 대기오염 때문에 많이 줄어들었다는 이야기가 그것이다. 이쯤에서 말았어도 나왔을 텐데 광고는 결국 경계선을 넘어간다. 우주비행사들이 우주공간에서 건강을 유지하기 위해 산소를 물에 용해시키는 기술을 이용했다고 쓴 대목이 딱 걸리고 만 것이다. 연방거래위원회는 로즈 크리크와, 마찬가지로 터무니없는 건강 관련 주장을 내세운 제2판매원, 스태프 오브 라이프 사를 각기 관할법원에 고소했다. 법정은 이들 회사들에게 허위광고 금지를 명했다.

그런가 하면 과산화수소수를 스포츠음료로 판매하는 회사도 나타났다. 이들의 주장은 자사의 물이 인체 기관으로 산소를 되돌려보내 다시금 절정기의 몸 상태를 구가할 수 있게 한다는 것이었다. 스마트 워터 사의 주장은 보통 물보다 600퍼센트 더 용존산소(dissolved oxygen, 물 또는 용액 속에 녹아 있는 분자 상태의 산소 – 옮긴이)가 많다고 광고된 '밀레니엄 옥시젠 쿨러 팩'으로 대변된다. 물론 대부분의 용존산소는 실온과 실내 기압에 노출되면 거품이 되어 날아가버리는데, 왜 이들 회사는 말도 안되는 물리학으로 사람들을 현혹시키는 것일까?

다 그만두고, 사람들은 산소를 삼켜서 빨아들일 수가 없는 존재이다. 물고기도 그런 재주는 못 부린다. 아가미를 통해 물을 걸러서 산소를 섭취할 뿐이다. 차라리 그냥 한번 깊게 숨을 들이쉬면 산소가 든 물을 마시는 것보다 훨씬 더 많은 산소를 받아들일 수 있다. 미국물리학회 로버트 파크의 말로는 체내 산소를 1퍼센트 끌어올리려면 25초마다 과산화수소수 1리터씩을 마셔야 할 거라고 한다. 그것도 소변을 보지 않는다는 가정하에서. 만약 여러분의 친구가 그래도 여전히 과산화수소수에 이로운 산소가 들어 있을 거라고 확신한다면, 차라리 그 속에 잠겨 있으라고 권해보기 바란다. 내 생각에 그는 물 속에서도 숨을 쉴 수 있는 사람이지 싶으니까 말이다.

어떻게 하면 기업까지 나서서 그런 상품을 팔아먹을 수 있을까? 1994년에 발효된 건강보조식품 및 건강 관련 교육 법안에서는 '천연(natural)' 제품은 안전성과 효능을 실험해 보일 필요가 없다고 명시되어 있다. 따라서 미국식품의약국은 이들 제품이 진열대 위에 오른 뒤 건강상의 문제를 일으키기 시작해야만 시장에서 해당 제품을 철수시킬 수 있다. 그런데 비타민 O는 소금물이다. 자존심과 지갑에만 피해를 줄 뿐 몸에 심각한 문제를 일으키지는 않는다. 그러니 과장, 허위 광고를 감시하여 그에 따른 고소를 진행해야 하는 미국식품의약국의 책임은 더 막중해졌다.

산소 세상에서 호기심의 대상이 되는 또 한 가지가 있으니 바로 오존, 즉 O_3이다. 과학 단체들 사이에서는 살아 있는 사람의 혈액에 오존 가스를 주입함으로써 암이나 AIDS를 치료할 수 있는가에 대한 생생한 토론이 열리고 있다. 이 중 암의 경우는 암세포가 산소 농도가 낮은 환경에서 증식한다는 잘못된 관념에 바탕을 두고 있다. 그래서 오존을 들이부어서 암세포를 질식시킨다는 것이다. 이 이론은 틀린 것이고, 따라서 치료법도 무용지물이다. 비록 과격한 암 환자들이 음모론까지 들먹이며 오존테라피를 옹호하고 나서기는 했지만 말이다. 이들은 전세계의 정부들이 이 저렴한 오존테라피를 병원과 제약회사의 이익을 생각해 주느라 주류로 인정하지 않는다고 믿고 있다. 이들의 주장에 따르면 오존은 그야말로 만병통치약이다. 물론 오존이 수도 공급 체계의 세균을 죽일 수 있기는 하지만, 이 가스 자체가 인체에 그다지 도움이 되지는 않는데 말이다.

오존은 생체 밖에서 혹은 시험관 안에서 HIV, 즉 AIDS 바이러스를 죽일 수 있다. 그럼 생체 안에서, 즉 사람의 몸 안에서도 같은 작용을 할까? 슬프지만 대답은 아니오이다. 지금도 의사들은 이 싸고도 간단한 오존으로 AIDS를 치료할 방법을 찾아보려고 열심히 연구 중이다. 독일 의사들은 대대적으로 이와 관련된 연구에 매진하고 있다. 오존 아이디어는 그렇게 억지스럽지 않다. 다만 나로서는 지나친 기대는 금물이라는 의견을 덧붙이고 싶을 뿐이다.

묵주 기도
효과 ··· 접촉요법, 기공, 그리고 파룬궁

2001년 여름에 나는 『워싱턴포스트』의 건강 담당 편집자에게서 난처한 원고를 부탁받았다. 파룬궁이 건강에 어떤 이로움을 줄 수 있을지에 관한 기사를 써달라는 것이었다. 파룬궁은 중국에서 금지된 영적 운동인 파룬다파(法輪大法)를 따르는 다섯 가지 수련법, 또는 그 수련 집단을 말한다. 중국 정부를 포함한 많은 이들은 이 집단을 사교(邪敎)로 규정하고 있다.

신문사 측의 요구는 이들의 수련법 그 자체를 취재하면서 절대로 정치적인 쪽으로는 접근하지 말라는 것이었다. 있는 그대로 묘사하고 객관성을 유지하되, 독자로 하여금 파룬궁에 들어가고 싶은 욕구를 불러일으키면 안된다고 했다. 이게 정말로 사교면 어떻게 하지? 이런 내 두려움은 금세 훨씬 더 큰 우려로 바뀌었다. 즉 대학에 재직하는 연구자들이 미국국립보건원의 자금 지원을 받아서 마법을 연구하는 일에 점점 쏠리고 있다는 사실에 관한 걱정이었다. 심지어 백악관위원회의 상보적이며 대체 가능한 의학정책 분과에 소속된 한 기공(氣功, 단전호흡 – 옮긴이) 전문가는 샌프란시스코에서 독일까지 전화로

5장 주술사의 귀환 **267**

생각을 전달함으로써 원격치료를 해오고 있다고 말했다.

파룬궁을 취재하려니 먼저 기공이란 것을 알아야 했다. 기공은 3,000년 전 중국의 치료술이 현대화된 것으로 태극권과 침술까지 아우르는 개념이다. 수백만 명의 중국인들이 해뜰 무렵 바깥으로 나가 기공을 수련한다. 이 유행은 1950년대에 시작되었고, 당시 창설된 공산당은 이에 대해 별 신경을 쓰지 않았다.

수련은 느리고 우아한 몸짓으로 이루어졌고, 마치 절제된 유연체조처럼 보이기도 했다. 태극권은 기공의 무도 형태이며, 침술은 바늘을 사용하는 기공의 다른 형태이다. 발상 자체는 태극권을 수련하거나 바늘을 이용하여 몸의 일정 부위를 자극함으로써 기(氣) — 일종의 생체 에너지 — 의 흐름을 바꾸어 몸에서 기를 가장 필요로 하는 지점으로 보내준다는 것이다. 이 부분에 대해서는 뒤에 좀더 이야기하겠다.

파룬궁은 1992년 중국에서 리훙즈(李洪志, 파룬궁 창시자-옮긴이)에 의해 바람몰이로 개발된 기공이다. 나는 신문사의 요구대로 파룬궁에 대해 이야기해 줄 수 있는 건강 전문가를 찾아보았으나 그런 인물은 없었고, 내가 찾아낸 인물에게서 들을 수 있었던 내용은 오로지 기공에 관한 것이었다.

기공은 의학 분야에서 자리를 잡은 치료 방법이다. 1990년 이래 미국국립보건원은 신경장애나 관절염, 그리고 몇몇 가벼운 질병으로 고생하는 사람들을 위해 기공 수련의 효과를 알아보는 작은 연구들을 지원해 주고 있다. 미국국립노화연구소(NIA)의 지원을 받은 어느 연구에서는 태극권을 수련한 후로 70세 이상의 노인들이 근력이 강화되고 낙상의 위험이 절반으로 줄어들었다는 결과가 보고되기도 했다. 이 외에도 많은 연구들이 진행 중이다. 침술 역시 메스꺼움과 통증을 어느 정도 누그러뜨리는 것으로 인정받고 있다.

어느 연구자는 지금 당장 과학은, 기공이 어떤 효과를 보이느냐가 아니고 과연 효과가 있을까 하는 부분에 관심이 있다고 말한다. 그러기 위한 연구는 간단하다. 그룹 A는 기공을 수련하게 하고 그룹 B는 수련을 안하게 한 후 여섯 달쯤 뒤에 얼마나 달라졌는지 살펴보면 된다. 어쩌면 더 나이가 많고 허약하거나 무기력한 사람들일수록 LA에서 유행하는 '스텝 - 에어로빅 - 킥복싱' 같은 복잡하고 힘이 많이 드는 운동보다는 태극권처럼 집중을 요하며 온후한 수련을 함으로써 훨씬 더 큰 혜택을 입을 수도 있을 것이다.

중용적인 기공은 투쟁 혹은 도피 반응의 반대 개념인 이완 반응을 이끌어낼 수 있다. 기공에 의해 심신이 이완되면 신진대사와 심장박동이 낮아져 질병에 대한 저항력을 높일 수 있다. 마치 묵주 기도와도 같은 효과인 셈이다. 투쟁 혹은 도피 반응이란 어두운 거리에서 칼 든 사람과 마주쳤을 때 심장박동이 빨라지고 몸이 즉각적인 위험에 대비하는 상태를 말한다. 이 반응은 매우 필요한 것이기는 하지만 이런 상태가 자주 반복되기를 바라는 사람은 없다. 이런 종류의 스트레스는 질병을 촉진하기 때문이다. 만약 태극권, 침술과 중용 등 내적인 기공으로 알려진 것들이 유용하다면 그건 부드러운 움직임 또는 이완 반응 때문인 경우가 많다. 마법과는 상관없다는 말이다.

이에 비해 외적 기공은 마법적인 요소가 강하다. 여기에는 치료사가 환자의 몸을 만지거나 몇 인치 떨어진 지점에 손을 가만히 멈추고 있는 접촉요법이 포함되어 있다. 특히 미국의 사무실에서 유럽으로까지 치료의 기운을 보낸다고 하는 원격요법은 극단적인 경우다. 합법적 교육을 마친 기공 마스터라면, 그가 중국인이든 미국인이든, 외적 기공이 중국의 속신에서 뻗어나왔음을 부정하지 않는다.

외적 기공은 불교의 승려들이 2,000년 전 오랜 명상 후 어느 날 손에서 강한 온기가 발산되는 느낌을 경험한 것에서 비롯되었다. 이 온기는 증강된 혈액의 흐름이 손으로 전달된 것으로, 명상 중에 몸이 이완 상태로 들어가 따뜻한 혈액을 지속적으로 유지함으로써 생체기관을 감싸준다고 한다. 보통 사람들의 눈으로 보면 승려의 따뜻해진 손이 병자를 치료해 줄 것처럼 느낄 수도 있다. 게다가 따뜻한 손길은 위경련을 진정시키는 기분좋은 느낌을 주기도 하니까.

중국 무술영화를 보면 주인공들의 무공이 과장되어 있음을 쉽게 알 수 있다. 무인들은 지붕 위로 뛰어오르고 몇 차례 공중돌기를 하며 동시에 표창을 여러 개 날리면서 또 동시에 「콰이강의 다리」를 휘파람으로 불기도 한다. 접촉요법은 이런 식의 남성성의 표상이다. 무공이 최고조에 이른 승려는 급기야 손을 댈 필요도 없이 열기를 전달할 수 있게 되고, 6피트 거리에서도 사람을 치유하는 능력을 선보인다. 이런 최고 수준의 접촉요법을 간절히 바라는 아픈 대중들은 아무리 먼 곳일지라도 자신을 치료해 줄 수 있는 승려들을 찾아다니게 된다. 이렇게 해서 사이비과학이 탄생하게 되는 것이다.

미국국립보건원의 상보 및 대체의학 국립센터(NCCAM)는 접촉요법이 효과가 있는지 어떤지를 알아보는 연구에 돈을 대고 있다. 물론 이런 식으로 존재하는 모든 형태의 대체의학을 실험해 보는 일은 목적 면에서 고귀하다고 할 수 있지만 일정한 바운더리로 제한할 필요가 있어 보인다. 물리학의 법칙에 명백히 어긋나는 부분을 제외한다든지, 혹은 외적 기공을 빼고 내적 기공으로 제한하는 식으로.

NCCAM에서 자금을 지원하는 연구 중에는 미시건에 있는 연구자들이 상처를 치료하는 접촉요법의 가능한 혜택들을 모니터링하는 것이 있는데, 그 방법이란 것이 부정적인 에너지를 몰아내고 긍정적인 에너지를 주입한다는 것이다. 그나마 실제 접촉을 하지 않는다고 하니 다행이라 생각된다. 상처에 손을 대면 상처가 감염될 확률이 엄청나게 높아질 테니 말이다. 그런데 이들 연구자들은 왜 아무도 『미국의학협회지(JAMA)』를 읽어보지 않는 걸까?

몇 년 전에 아홉살 소녀 에밀리 로사가 4학년 과학 수업시간에 제출하려고 21명의 접촉요법 치료사들을 대상으로 에밀리 자신의 손에 '에너지를 전달할 수 있는 사람'이 있는지 살펴보는 실험을 고안한 일이 있었다. 치료사들은 그저 에밀리의 손 위에 자기 손을 고정시킨 후 온기를 전달하기만 하면 되었다. 280번의 시도가 이루어졌고 성공률은 반반 확률도 안되는 44퍼센트였다. 로사의 실험은 매우 적절한 것으로 판단되어 『미국의학협회지』에 게재되었고, 이 아이는 전문 의학잡지에 논문이 실린 최연소 과학자가 되었다.

시절이 하수상하니, 권위 있는 대학들까지 궁한 처지가 되어 자금을 끌어들이는 데 혈안이 될 수밖에 없는 처지가 되었다. 그러나 학교가 할 수 있는 일에는 무엇이 있을까? 그러던 차에 뉴스에서 NCCAM의 예산이 1990년 200만 달러이던 것에서 2002년에는 1,000만 달러로 늘어났다는 소식이 전해졌고, 너나없이 군침을 흘리기 시작했다. 어쩌면 연구자들은 스스로에게 이런 질문을 했을 법도 하다. '우리 정도면 A그룹에게 행복한 생각을 하게 하고 B그룹에게는 부정적인 생각을 하라는 식의 쉬운 연구 하나쯤은 일도 아닌데 말이야. 그러면 돈이 들어오지 않는가.' 그러니 우리 대중들로서는 그저 NCCAM의 예산이, 승마(black cohosh)가 폐경기의 열감을 다스리는 데 쓰일 수 있음을 밝히는 연구처럼, 그나마 뭔가 적절하고 전망이 보이는 곳에 투자되기를 바라는 일밖에는 달리 할 수 있는 일이 없다.

파룬궁 기사를 쓰기 위해 몇 사람을 만나고 난 후 한 가지 의문이 생겼다. NCCAM의 자금으로 연구를 하는 어느 연구자가, 사람들이 어떻게 하여 조화 내지 기공의 감을 잃어버렸는지 설명해 준 일이 있는데, 그가 예로 든 것은 고양이는 여전히 훌륭한 기공을 지니고 있다는 것이었다. 기공 때문에 고양이는 높이 뛰어오르거나 높은 곳에서 떨어지고도 안전하다는 이야기였다(고양이는 내부 장기가 흉곽으로 감싸여 있기 때문이며, 사람은 모든 것이 제각기 매달려 있는 형태이다. 게다가 고양이 중에서도 사람에게 안식처와 먹이를 제공받지 못하고 서구 의학의 혜택을 받지 못하는 야생 고양이는 수명이 기껏 3~4년밖에 안된다).

백악관위원회 건강분과에 소속된 또다른 연구자인 에피 초우(Effie Chow)는 자기가 만나보지도 못한 원거리의 환자를 원격치료한 일이 있다고 했다. 그녀는 또 앉은뱅이를 일어나 걷게 한 적도 있으며, 목이 부러져 전신마비가 되었던 「슈퍼맨」의 스타 크리스토퍼 리브 역시 자신의 접근을 막지만 않았더라면 충분히 도움을 줄 수 있었을 거라고 장담했다. 왜 하필 크리스토퍼 리브에게는 원격치료를 하지 않은 걸까?

파룬궁이 가장 문제가 되는 것은 접촉요법, 심리치료, 원격치료 및 기공의 가장 바보스러운 면과 관련을 맺고 있다는 점이다. 요점은 치료의 시행자들이 파룬이라고 불리는 황금빛 실체를 연마하여 몸을 치료한다는 것인데, 치료를 통해 전달된 파룬은 사람 몸의 중심에 4차원으로 존재하며, 끊임없이 회전하면서 평행 우주의 먼 지역으로부터 에너지를 흡수한다고 한다. 파룬궁의 창시자인 리홍즈는 지금 뉴욕의 퀸스에 망명하여 살면서 데이비드 카퍼필드에게 일련의 파룬궁을 전수해 주어 그가 실제로 벽을 통과해 지나가는 마법을 할 수 있도록 도와주고 있다고 전해진다.

이런 사실은 그가 쓴 엄청난 베스트셀러에 있는 내용이다. 리홍즈와 다른 파룬궁 마스터들이 여러분에게 파룬을 전해주면 여러분들은 그것을 계속해서 돌리고, 회전이 계속되는 동안에는 만사형통이라는 것. 즉 태극권이나 여타 기공과 달리 파룬궁 에너지는 멀고 먼 외계로부터 온다는 것이다. 기공은 단순히 호흡, 운동, 집중을 통해 에너지를 재분배함으로써 몸 안에서 에너지를 연마한다.

파룬궁은 다섯 가지의 명상적인 수련 동작으로 구성되어 있다. 네 가지는 선 자세이고, 한 가지는 앉은 자세이다. 이런 수련이 건강에 이로움을 줄 수 있을까? 당연히 파룬궁 수련자들은 그렇게 믿고 있다. 이들은 암의 완화에서부터 만성설사에 이르기까지 모든 것을 소리높여 선전한다. 비록 수련을 보완하는 '심성'이라는 개념이 있어서 도덕적인 부분까지 연마하지 않으면 아무런 효과가 없다는 단서를 달고는 있다. 말하자면 심성은 파룬궁을 기공과 구별하게 하는 중요한 특징이다.

파룬궁에서 의도하는 혜택은 늦은 밤에 텔레비전에 나오는 사람들의 증언과 비슷하다. 베이징에서 화이트컬러로 일하다 은퇴한 어떤 이는 파룬궁이 자신의 피부 알레르기와 만성설사를 치료해 주었다고 말했다(그는 이 말 끝에 우스갯소리로 자기가 심성 테스트에서 떨어졌다는 말을 덧붙였다). 한 중국인 여자는 파룬궁 덕분에 수술 중에 제거됐던 뼈가 재생됐다고도 했다. 그러나 이런 식의 치료는 불량의학으로 이끌 수 있는 잘못된 믿음을 심어주게 되므로 매우 위험하다.

파룬궁 같은 수련 단체는 과학적으로 증명되지 않은 건강 관련 주장을 끊임없이 만들어내면서 엉터리 치료의 영역으로 쉽사리 들어간다. 여기에는 일반 의학보다 훨씬 높은 성공률로 마비환자를 일으키고 암을 치료하는 접촉요법과, 바다 건너 먼 곳의 환자를 치료하기 위해 기운을 보내는 원격요법, 200살이 넘도록 건강하게 살아가는 방법들, 즉 파룬궁의 일반적인 측면이 모두 포함된다.

그러다 보면 일부 열렬한 파룬궁 치료사들은 심한 병에 걸려도 병원 치료를 거부하는 단계로까지 빠져든다. 창시자인 리훙즈는 파룬궁의 치료사들이 제대로 파룬궁을 연마하기만 한다면 절대로 병에 걸리지 않는다고 잘라 말하면서, 병원 치료를 받는다는 것은 파룬에 대한 믿음이 결여되어 있다는 뜻이므로 질병으로 시험을 받는다고 말한다. 지금 중국 정부가 파룬궁을 엄격하게 단속하는 행위는 비판받을 만하지만, 지나치게 정치적인 탄압으로 해석하면 안되는 이유가 여기에 있다. 파룬궁은, 자기들이 영적으로 치료될 것이라는 생각으로 스스로를 단련하는 초자연적인 믿음의 단체이다.

    NCCAM의 자금이 파룬궁 연구에 투자될 것인가? 그러지 않을 이유가 없다. 사람들은 미국국립보건원 캠퍼스에서 파룬궁을 수련하게 될 테고, NCCAM은 온갖 것에 돈을 댈 것이다. 여러분이 미국국립보건원 관계자라고 생각해 보자. 연구 지원을 신청한 연구자들은 아예 사이비 과학자들이거나, 과학자로서의 신분은 확실하지만 아무런 효과가 없을 것을 뻔히 알면서도 순전히 자금을 지원받기 위해 소위 전통의학 연구를 하겠다고 나선 자들이다. 자, 무엇을 기준으로 지원의 가부를 결정하겠는가?

    지금 당장은 물리학의 법칙을 무시하고 모든 요법이 다 연구되고 말 것처럼 보인다. 연구자들이 근거 없는 요법으로부터 10 혹은 20퍼센트의 긍정적인 효과를 찾아낸다고 해도 그건 대개 위약효과임을 알면서도 말이다. 그럼 다음번엔 뭘까? 위약효과를 하나의 요법으로 인정하는 것? 혹시 지금 그 모든 것들이 대중을 접촉요법이 상처를 더 빨리 아물게 해준다고 생각하도록 잘못 이끄는 것은 아닐까? NCCAM의 재원으로 실시되는 모든 요법의 실험으로부터 무엇이 튀어나올지, 걱정이다.

허브는 천연이잖아요! ··· 대체의학으로서의 약초

마침내 우리는 '대체(alternative)'라는 말이 지니는 의미의 본질에 이르렀다. 허브(Herb), 즉 약용식물은 질병과 일상의 아픔, 고통의 치유에 관한 위대한 약속이다. 적어도 미국 내 약국에서 파는 약품의 4분의 1은 식물에서 재료를 얻는다. 아스피린은 버드나무 껍질에서 발견되는 성분의 인조합성 버전이다. 약초의 유일한 문제는 우리가 어떤 것이 어느 상황에 좋은지, 더 정확하게는 적절한 양이 어느 정도인지를 완전히 이해하지 못한다는 것이다. 그리고 진짜 불리한 점은 미국식품의약국에서 약용식물에 대한 규제를 하지 않는다는 것이다. 따라서 라벨에 쓰여 있는 것과, 실제 정제에 들어간 성분이 꼭 일치할 필요가 없다.

퍼듀대학에서 생약학과 천연약물제조학의 명예교수로 재직 중인 베로 타일러(Verro Tyler)는 약용식물에 관해 무엇을, 언제, 어떻게 이용할 것인가에 관한 통찰력 있는 책을 저술했다. 바로 『정직한 초본서(The Honest Herbal)』라는 책인데 1999년에 4쇄를 찍었고 수년 내에 최근 미국국립보건원이 지원하는 식물 약제 연구 결과를 첨가하여 중

보판이 나올 것으로 예상된다. 타일러는 간을 돕는 것으로 오랫동안 여겨져 온 밀크 엉겅퀴가 실제로 간염과 간경변에 대항해 간을 돕는 과정을 의학적으로 연구한 결과를 보여주고 있다. 밀크 엉겅퀴는, 광대버섯을 먹어 맹독에 중독된 환자들을 95퍼센트의 성공률로 치료한다. 이쯤 되면 의학이지 대체요법이 아니다. 유럽에서는 밀크 엉겅퀴 같은 약용식물에 관한 용법과 순도를 확실하게 규제한다.

타일러는 또한 약용식물 분야가 훈련받지 않은 약초상, 아로마테라피스트, 점성술사 그리고 얼마나 위험한지에 대한 아무런 언질도 없이 맹목적으로 약초요법을 추천하는 뉴에이지 치료사들에 의해 훼손되고 있다고 설명한다. 타일러의 의학적 참고서는, 허풍 외에는 들어 있지 않은 번지르르한 약용식물 가이드와 경쟁하느라 곤욕을 치렀다. 이들 현대의 약초상들은 증명되지 않은 효과를 큰소리로 주장하는 데 일가견이 있다.

세인트존스워트(St. John's wort, 측막태좌목 물레나물과의 여러해살이풀 – 옮긴이)는 정말로 가벼운 우울증을 치료할 수 있을까? 아마 그렇지 않을 것이다. 톱야자(Saw Palmetto, 톱날 모양의 잎을 가진 야자나무의 일종 – 옮긴이)는 정말로 전립선암을 예방할 수 있을까? 아마 아닐 것이다. 은행은 정말로 기억력을 진작시킬 수 있을까? 십중팔구는 그렇지 않을 것이다. 미국국립보건원의 상보 및 대체의학 국립센터(NCCAM)에서는 이런 주장들을 열심히 연구하고 있는데, 이 센터의 연구 목적은 미국인들이 이 식물들을 맹목적으로 소비할 것에 대비해 최소한 적절한 용법을 지키면 그것들이 안전하고 효과 있으며 쓸모 있다는 증거를 확보하고자 하는 것이다.

그 결과 몇몇 승자들이 나타나기도 했다. 승마(black cohosh)는 약초상들의 말처럼 폐경기의 열감과 다른 제 증상들을 다스리는 데 일반

의약품과 비슷한 정도로, 혹은 훨씬 더 큰 효과를 발휘했다. 그런가 하면 당연히 패자들도 있었다. 파란노루삼(blue cohosh)은 전통적인 치료사들이 깜짝 놀랄 결과를 보였는데, 생리통에 아무런 효과가 없을뿐더러 다소 독이 되기까지 하는 것으로 나타났다. 승마는 상당히 많은 증상을 다스린다고 알려져 왔는데, 그 중에는 아메리칸 인디언 부족들 사이에서 전해 내려온, 뱀에 물린 독을 풀어준다는 이야기도 있다. 그러나 열감을 진정시켜 주는 것 외에 다른 이야기들은 모두 사실이 아니다.

천연 허브들이 위험할 수 있음을 보여주는 일은 전혀 어렵지 않다. 덩굴옻나무(Poison ivy)는 천연이지만 피부에 바르는 용도로는 쓸 수 없다. 버섯은 천연이지만 반 정도의 종류는 사람을 죽일 수도 있다. 겨우살이, 나래지치, 디기탈리스를 포함하여 일반적인 약초들도 마찬가지다. 이것들은 모두가 알맞게 먹는다고 해도 치명적일 수 있으며, 각 정제 안에 얼마만큼의 성분이 들어 있는지도 알 수가 없다. 따라서 약초가 천연이니까 안전하다는 주장은 명백히 잘못이다. 스트리크닌이나 아마톡신 같은 최고의 맹독들도 식물에서 추출된 것이다.

또 식물 중에는 알레르기 반응을 일으키는 것들이 많다. 가장 대표적인 것이 카밀레, 에치네시아, 피퍼퓨(화란국화) 등으로서, 두드러기쑥, 국화, 데이지와 다른 국화과의 꽃에 알레르기를 일으키는 사람들에게 역시 알레르기를 일으킨다. 그런데 미국식품의약국이 이들 약초로 만든 약제들을 규제하지 않으므로 약병에 주의하라는 표시조차 없는 경우가 많다.

겉만 번지르르한 허브 제제에는 쓸 수 없는 재료, 아무런 약효가 들어 있지 않은 식물의 부위, 오염된 재료가 들어 있거나 심지어 약초라고는 전혀 들어 있지 않은 것들이 허다하다. 그리고 그 사실을 일반인이 알기란 불가능하다. 간혹 'www.ConsumerLab.com' 등과 같이 사재(私財)를 들여 만든 기관에서 정기적으로 허브 상품들을 시험하여 등급을 매기고 그 결과를 목록으로 만들어 발행하기는 한다(이렇게 하면 등급을 매기지 않은 상품은 목록에 넣지 않음으로써 소송을 피할 수 있다). 물론 사적으로 운영하는 품질관리가 진정한 의미의 객관적 품질관리라고 하기는 힘들지만 그나마 우리로서는 이들이 추천하는 상품을 믿고 살 수밖에 없으며, 그것으로 이들은 사설 품질관리 운영에 드는 비용을 보상받는 셈이다.

이 제3의 기관들이 약병에 0.5퍼센트라고 기재한 허브 제제는 실제로는 0퍼센트이거나, 0.001퍼센트 혹은 99퍼센트 들어 있기도 하다. 물론 이런 것들이 순전히 사기라는 것은 아니고, 제조업체의 빈약한 품질관리 시스템 때문인 경우도 상당히 많다. 아시아에서 온 몇몇 허브 상품에 수은 같은 유해 중금속이 들어 있는 경우도 이에 해당한다. 라벨에 수은이 들어 있다고 표기되어 있지 않으므로, 중국어를 안다 해도 그 사실을 알 수는 없다.

어떻게 해서 일이 이런 지경이 되었을까? 원인 파악을 위해 1994년의 식이보충제 및 건강법으로 거슬러올라가 보자. 이 법에서는 허브 제제를 약이 아니라 식품으로 간주하고 제조업자들에게 일반적인 안전성만을 요구하고 있다. 미국식품의약국은 해당 허브가 안전하지 않다는 이야기가 나온다든가, 혹은 약품 흉내를 내는 문구를 삽입하지 않는 한 개입하지 않는다. 이 법이 바뀌지 않는다면 제조업자들은 허브 제제의 재료를 밝히고 재료에 관한 설명만 하면 무사통과다.

물론 이 법 덕택에 허브 제제의 병에서 일정 질병에 대한 치료, 처치, 완화, 예방 등의 단어가 사라지기는 했다. 덕분에 제조업자는 한데 어울려 투스텝으로 빙글빙글 도는 허브게임에서 어떻게 하든 자신의 제품을 묘사할 적절한 단어를 찾느라 진땀을 빼는 상황이 되었다. 결국 은행나무는 "알츠하이머병을 치료한다"는 말 대신 "정신적 각성을 증진한다"는 말로 라벨을 바꿔 달았다. 또 CF에서는 60대 연령의 보기 좋은 노인이 등장하여 기억력 상실이 두렵고 그에 대비하고 싶다는 말을 한다. 영락없이 알츠하이머를 암시하는 것이다. 은행나무는 알츠하이머 증세를 완화시키기는커녕 '정신적 각성'을 증진시킨다는 것조차 증명된 바 없다.

약품 제조업체는 결코 그런 식의 비껴가기를 할 수 없다. 우리의 60대 은행나무 아저씨는 심장발작을 예방하기 위해 아스피린을 복용하고 계실까? 그러지 않기를 바란다. 왜냐하면 은행나무는 아스피린 또는 다른 혈전 용해제와 마찬가지로 핏덩어리가 생기는 걸 방지하는 역할을 하므로, 같은 종류의 약을 이중으로 먹게 되면 내출혈 및 뇌졸중의 위험이 오히려 높아지기 때문이다. 그리고 다시 말하지만 대다수의 소비자는 이 사실을 알지 못한다.

이제 몇몇 업체에서는 허브를 곧장 식품과 음료수에다 집어넣는다. 미국인들은 허브가 위험할 수 있음도 모를뿐더러 사탕이라도 되는 듯 여기고 있다. 설탕이 첨가된 각종 차와 청량음료, 생수, 스낵바를 사면서 수십 종의 허브 제제를 함께 구입하는 것이다. 이것들이야말로 베로 타일러와 몇몇 진지한 약초학자들이 움찔하는 바로 그 태도이다. 미국인들이 의학에 접근하는 잘못된 태도를 극단적으로 보여 주는 예라고나 할까.

미국인들은 허브나 비타민이 좋다는 말을 들으면 곧장 나가서 최고로 농축된 제제를 엄청나게 사들고 돌아와 가뜩이나 질병을 부르는 미국식 식단에다 끼워넣는다. 예를 들어 최근 녹차가 유방암을 막아 줄지도 모른다는 연구 결과가 발표된 일이 있었다. 연구자들은 비록 유방암 예방에 관한 부분이 증명된 것은 아니지만 해로울 것이 하등 없으니 먹어두면 건강에 이로울 수 있다고 덧붙이면서 미국인들은 녹차를 좀더 먹을 필요가 있다고 했다. 그런데 이것은 연구자들이 해줄 수 있는 최악의 권고가 되었다.

미국인은 일본인처럼 녹차를 즐겨 마시지 않는다. 일본인들은 녹차 그 자체를 마신다. 미국인들은 녹차 맛을 좋아하지 않는다. 너무 떫기 때문이다. 결국 미국인들이 마시는 것은 녹차 음료이다. 물에 녹차 추출물을 첨가하고 설탕이나 소금까지 넣은, 애초에 미국인들을 건강하지 못하게 만든 것과 똑같은 정크푸드를 한 가지 더 먹게 되는 셈이다.

인삼 음료도 마찬가지다. 시중에 파는 인삼 음료는 그냥 설탕-나트륨 물일 뿐이며, 그나마 운좋은 경우에만 인삼이 아주 조금 들어 있다. 실제로 인삼은 음료수에 넣기에는 너무 비싸다(4년 동안 자란 뿌리에만 유효 성분이 들어 있으니 그럴밖에). 마찬가지로, 스트레스를 완화시켜 준다는 허브인 카바카바를 초콜릿 바에 집어넣으면 무엇이 좋다는 걸까? 식용 약초의 유행은 단순히 먹을 때의 기분은 좋지만 결국 건강하지 못한 먹거리 문화를 부추길 뿐이다.

불량의학과 불량 허브에 관한 책치고 마무리 부분에서 블루선트(Bloussant) 제품을 언급하지 않는 경우는 없다. 블루선트의 제조사인 웰퀘스트 인터내셔널에 따르면 "가슴 골짜기가 깊고 단단하며 풍만한" 가슴을 원하는 대중의 영원한 바람을 위해 "성형수술을 하지 않고도 가능한 대안"이라고 한다. 이 제품은 십대 소녀들을 겨냥하므로 광고도 『세븐틴』 같은 잡지에 4분의 1 페이지 크기로 하며, 케이블 TV 광고도 병행한다.

블루선트는 당귀, 승마, 회향, 톱야자 등을 혼합한 것이다. 각각의 재료가 얼마나 들어 있는지는 짐작만 할 수 있을 뿐이다. 왜냐하면 법적으로 제조업체가 싫으면 그 정보를 노출시킬 필요가 없기 때문이다. 그나저나 이것들이 어떻게 해서 효과를 발휘한다는 것일까?

잡지 광고에 실린 대로라면, 블루선트는 "인체의 성장 프로세스를 일깨워, 실질적으로 유방 내의 세포 내 물질을 자극한다"고 한다. "당신의 자신감 수준이 급상승합니다! 지금까지 우리는 작은 가슴인 채로 살아가거나, 패드를 사용하거나, 아니면 매우 비싸고 위험한 수술을 참고 견디는 것만 선택할 수 있었습니다." 웰퀘스트 사가 젊은 여성들의 건강과 자신감을 위해 애쓰는 것을 알리기에는 참 좋은 문구다. 자, 이것이 310억 달러 건강보조식품 산업의 현실이다.

요점은, 허브가 다른 모든 것과 마찬가지로 화학물질로 이루어져 있다는 사실이다. 어떤 화학물질은 인간에게 매우 안전하고, 또 어떤 것들은 매우 위험하다. 이것들을 사람이 만드느냐, 자연이 만드느냐는 그리 중요한 문제가 아니다. 자연에서 만들어진 화학물질이 제약회사 연구실에서 만들어진 것보다 더 안전하다는 논리는 성립되지 않는다. 시험을 거치지 않은 허브를 섭취하는 것이나 시험을 거치지 않은 약제를 섭취하는 것 사이에는 아무런 차이도 없다. 더욱이 약이란 오로지 몸속에서 무엇인가로 바뀌어야만 효과를 발휘하는 것이지, 그 자체가 약효를 지닌 것은 아니다. 결론적으로 말하자면 약이란 것은 규정을 초과하면 인체에 해가 될 수 있는 화학물질이라는 것이다.

고무적인 자극 ••• 백신의 진정한 위험

백신 주사의 공포는 비극적이다. 모든 백신은 얼마간의 위험을 동반하게 마련이다. 백신을 맞은 아이들이 고열로 고생하거나 독감 비슷한 증상을 나타내는 것이 수천 명 중의 한 명꼴이니 비교적 위험도가 높다고 할 수 있다. 이것은 알레르기 반응의 일종이다. 그러나 백신 때문에 성장하면서 심각한 질병을 앓다가 죽거나, 뇌손상을 입거나, 혹은 사지가 마비되는 일은 수백만 명 중의 한 명꼴도 안되니까 그럴 위험성은 정말로 거의 없다. 물론 거의 없다는 것이 전혀 없다는 뜻은 아니므로 아이에게 백신을 맞히려고 하는 부모들에게는 그 역시 엄청난 압박이 될 수 있다.

'고무적인 자극'(A Shot in the Arm, 팔에 맞는 주사라는 뜻과 이중으로 쓰임―옮긴이) 백신이란, 사람 몸에 침입하여 질병을 일으키는 바이러스를 죽인 것 혹은 힘을 약화시킨 것을 말한다. 이 정도의 비실비실한 바이러스라면 인체가 쉽게 공략할 수 있으며, 동시에 면역체계에서는 바이러스의 생김새를 기억해 두었다가 나중에 진짜로 생생한 바이러스가 침입했을 때 그에 대항해 싸울 수 있는 내부적·생물학적 무기를 갖추는 것이다. 이것이 이름하여 면역이다.

바이러스는 세균보다 10 내지 100배 정도 작은, 가장 단순한 형태의 생물이다(탄저균 같은 세균도 질병의 원인이 되지만 대개는 항생제로 치료가 된다. 우리가 백신이라고 하는 것은 주로 바이러스 감염에 적용하는 말이다). 바이러스는 단백질과 단순화된 버전의 DNA로만 구성되어 있고 번식과 확산을 위해서는 다른 생체 세포, 바로 '우리들 것'을 필요로 한다. 감기와 독감은 바이러스가 그 원인이다. AIDS, 디프테리아, 소아마비, 천연두, 수두, 백일해, 파상풍, 홍역, 유행성이하선염, 풍진 외 여러 질병도 마찬가지다. 인류의 태동기로부터 21세기에 이르기까지 숱한 사람들이 바이러스 감염으로 목숨을 잃었다.

백신 접종은 바이러스를 내몰 수 있는 유일한 방법이다. 천연두와 소아마비는 이제 세상에서 거의 자취를 감췄다. 누구나 면역이 되어 있어서 살 곳이 없어졌기 때문이다. 이를 가리켜 군중면역이라고 한다. 한 세대나 두 세대 정도만 대다수 사람들이 면역된 채로 지나가면 바이러스는 대개 사라진다. 세균과 달리 바이러스는 이로운 점이라고는 하나도 없고 해만 끼치므로 바이러스의 멸절은 무조건 좋은 일이다.

지금은 거의 자취를 감춘 소아마비 같은 질병에 대해 부모가 자식들의 백신 접종을 거부한다고 해도 면역되지 않은 그 아이가 소아마비에 걸릴 확률은 아주 희박하다. 미국이나 캐나다에서 소아마비는 찾아보기 힘든 질병이 되었으므로 아이가 소아마비 바이러스와 마주칠 일이 없는 것이다. 그래도 아이를 데리고 뉴욕처럼 인종의 도가니 같은 도시로 여행을 가면 소아마비 바이러스와 만날 확률이 상당히 높아진다. 카리브해 연안에서는 1980년대에 소아마비 창궐을 겪었고, 아이티와 도미니카공화국에서는 2002년에 비교적 소규모의 소아마비 창궐이 있었다. 그렇다면 그곳에 살았거나 다녀온 적이 있는 사람은 누구나 잠재적인 보균자가 될 수 있다. 세상은 점점 좁아지고 있고, 지구 반대편에 사는 사람끼리 만나서 병을 주고받을 가능성은 점점 커지고 있다.

그러므로 소아마비 백신 접종을 거부하는 일의 진정한 문제점은 소아마비의 재앙을 일소하려는 세계의 노력을 무시하는 이기성에 있다. 홍역, 유행성이하선염, 풍진처럼 훨씬 더 일반적인 질병들에 대해 아이들의 백신 접종을 거부하는 어리석음은 그보다 더 심각하다. 해마다 백신 접종을 하지 않은 아이들 수천 명이 바이러스에 감염되어 사망하거나, 앓고 나서도 뇌손상을 입은 채로 살아간다. 세계보건기구 추산으로는 아프가니스탄에서만 매년 3만 5,000명이 홍역으로 숨진다고 한다. 이것이 백신 없는 세상의 모습이다.

안티백신의 어두운 세계는 아래에서 소개할 '사실들'로 단단히 무장한 채, 교육 수준이 높고 자연을 사랑하는 유형의 사람들과 백신을 거부하는 몇몇 미신 추종자들이 함께 형성하고 있다. 이 미신의 몇몇 포교자들은 불운하게도 자녀가 백신으로 해를 입은 부모들이다. 또 다른 이들은, CIA가 인구수를 임의로 통제하고 있으며 수돗물에 불소를 넣는 것은 공산주의자들의 계획이라는 식의 생각에 사로잡힌 음모론자들이다. 이들이 가장 목청을 높였던 홍역, 유행성이하선염, 풍진, 즉 MMR 백신이 자폐증을 일으킨다는 이야기는 한때 신문지상을 화려하게 장식했으나 전혀 사실무근임이 증명되었다. 그 외 다른 주장들은 바이러스에 대한 폭넓은 무지의 소산이거나 혹은 단순한 거짓말이었다.

MMR이 자폐증의 원인이라는 공포는 1998년 앤드류 웨이크필드(Andrew Wakefield)가 권위 있는 영국의 의학 전문지 『랜싯』에 연구 결과를 발표하면서 촉발되었다. 웨이크필드는 누구를 겁주려 한 것이 아니었고, 단순히 자폐증과 위장장애의 발생이 생후 첫 해 동안 주로 맞게 되는 MMR 백신의 접종 시기와 맞아떨어진다는 데이터를 발표한 것이었다.

과학적으로 이런 식의 상관관계는 별 의미가 없음에도 불구하고(생물학적 메커니즘, 동물실험, 인간에 대한 확실한 통계치 등이 전무했으므로) 이 연구 결과는 센세이션을 일으켰으며, 많이 배우고 돈 많으며 소위 자연친화적인 사람들은 야단법석을 연출했다. 한 연구자가 동료들끼리의 경쟁적 연구 차원에서 대수롭지 않게 관찰한 결과를 가지고 어이없게도 자폐증의 공포가 확산되었고, 애꿎은 어린아이들만 MMR 백신의 사각지대에 놓이게 된 것이다. 홍역, 유행성이하선염, 풍진은 발병이 비교적 흔한 질병으로 아기들의 목숨을 빼앗거나 영구적인 학습장애를 남기게 되는데도 말이다.

웨이크필드의 연구는 충분히 흥미로우며, 추가적으로 연구해 볼 가치가 있다. 그리고 실제로 많은 연구가 잇따랐다. 독립적이며 비정부적인 그룹으로서 가장 뛰어난 미국 의학 연구자들로 구성된 미국의학연구소(IOM)에서도 후속 연구를 계속했으며, 몇 년 뒤 자폐증과 MMR 백신 사이에는 아무런 관계가 없다는 최종 연구 결과를 발표했다.

자, MMR 백신이 소개된 것은 1963년 후반이었고(이후 홍역의 발생은 해마다 줄어들어 50만 건이던 발생 건수가 2000년에는 500건을 기록했다), 그 기간 동안 자폐증의 발생이 증가한 것은 사실이다. 그러나 자폐증 진단이 내려지는 시기가 아이의 발달 단계에서 MMR 백신을 맞을 수 있을 정도로 성숙한 시기와 맞아떨어졌을 뿐이다. 자폐증은 태어나기 전에 이미 시작되는 경우가 대부분이고, 출생 이후에는 거의 발생하지 않는 병이다. IOM에서는 자폐증이 태내에서의 질병과 면역체계의 이상을 포함하여 유전적·환경적 요인이 합쳐져서 생기는 질병으로서, MMR 백신과는 아무 상관이 없다고 발표했다.

그러나 MMR 이슈는 2002년 초, 영국 수상 토니 블레어가 대중을 향해 자신의 새로 태어난 아기가 분명히 백신을 맞았다고 확인하고, 백신의 중요성과 안전성을 국민들에게 강변하면서 또 한 번 세간의 주목을 받았다. 그는 자신이 백신을 믿지 않아 아이에게 백신을 안 맞힌다는 항간의 소문을 일축했지만, JABS(정의, 각성과 기본적인 지원) 같은, 백신에 의해 피해를 입은 아이들을 지원하는 영국의 단체들은 MMR 백신이 위험하며 불필요하다는 기존의 입장을 꿋꿋이 고수하고 있다.

SIDS라고도 하는 유아돌연사증후군 역시 여러 유아 예방접종과 꼭 같은 시기에 발생하는 것처럼 보인다. 이에 관해서는 폭넓고 깊은 연구가 숱하게 이루어졌으며, 결론적으로 둘 사이에 아무런 인과관계가 없는 것으로 밝혀졌다. 슬픔에 찬 부모들에게는 물론 뭔가 연관성이 있으리라는 확신이 들 법도 하다. 한 엄마가 있고, 그녀는 자기 아기에게 생후 첫 해에 거쳐야 하는 여러 예방접종과 각종 테스트를 모두 받게 했는데, 아무 문제없이 건강해 보이던 이 무고한 영혼이 잠자다가 갑자기 죽어버렸다면, 당연히 그녀로서는 비난할 대상이 필요할 수밖에 없을 것이다.

이제 음모론에 대해 살펴보자. 이들의 주장 중 대표적인 것은 소아마비가 자연히 사라진다는 것이다. 소아마비 백신을 수십만 명에게 맞히는 행위야말로 이 병이 지구상에 지금껏 남아 있는 유일한 이유라는 것이다. 실제로 소아마비 발병률은 조나스 솔크(Jonas Salk)가 1950년대 후반 처음으로 두 가지 주요 소아마비 백신을 소개할 때까지 꾸준히 줄어들고 있었다. 그러나 줄어든 이유는 공중보건운동의 승리로 인한 깨끗한 물과 개인위생의 개선 때문이었다.

소아마비는 배설물을 통해 옮겨진다. 이 병이 얼마나 쉽사리 전염되는지를 알면 기절초풍할지도 모른다. 위생관리를 철저히 하면 그나마 적잖이 도움이 되기는 하지만 가장 일반적인 전염 장소가 수영장이라고 하면 이해가 될까? 확실한 것은 백신이야말로 소아마비를 세상에서 거의 자취를 감추게 만든 일등공신이라는 사실이다. 그러나 최근 소아마비 발생이 해마다 조금씩 늘어나고 있다.

안티백신주의자들에 따르면 백신이 도입된 이후 발병률이 5에서 500퍼센트 증가했다고 한다. 1950년대에는 정말로 지방에 따라 발병률이 여기저기서 불쑥불쑥 뛰기도 했다. 그럴 수밖에 없었다. 만약 어느 해 조그만 마을에서 한 사람이 소아마비에 걸렸는데 이듬해에는 5명에게서 소아마비가 나타났으면 그야말로 500퍼센트인 것이 맞으니까 말이다. 혹은 그 마을 사람들이 백신을 맞지 않았으면 훨씬 더 많은 사람들이 소아마비에 걸릴 수 있고, 그렇게 되면 수치는 그야말로 천정부지로 뛰었을 것이다.

이 논란의 부록은 경구 소아마비 백신 — 솔크의 죽은 바이러스를 주사하는 방법과 비교하여 앨버트 사빈(Albert Sabin)이 개발한, 힘을 약하게 한 살아 있는 바이러스를 입에 넣어주는 백신 — 이 1960년대에 수백 명의 학생들을 감염시켰다는 이야기다. 이에 대해서는 누구도 답변할 말을 찾지 못한다. 소아마비 백신은 이런 식으로 늘 판매에 난항을 겪어왔다.

1950년대와 1960년대로 되돌아가 자기 아이들이 살아 있는 소아마비 바이러스를 마셨다고 확신하는 회의적인 부모들을 상상해 보라. 결국 소아마비 백신은 법적으로 금지되었다. 국민의 건강을 위태롭게 한다는 비난이 의회에서까지도 빗발쳤다. 따라서 군중면역이라는 개

넘이 없던 시절의 소아마비 사건은 경구용 백신과 주사용 백신을 연이어 패퇴시키는 것으로 끝났다. 50년 후에야 소아마비 백신은 승리의 왕관을 썼지만, 그 중에서도 초기의 나날은 나름대로 정당성을 갖춘 갖가지 공포로 가득 채워져 있었다.

경구용 백신으로 인한 소아마비 발병은 2,400만 명 중 한 명꼴이다. 이들 불행한 희생자들은 면역체계의 이상을 지닌 유아들과 한 번도 면역을 경험해 보지 못한 몇몇 성인들이다. 그럼에도 미국에서는 경구용 백신 대신에 더 안전하고, 효과가 높으면서, 비활동적인 소아마비 백신(eIPV)을 도입했다. 지금도 개발도상국에서는 무고한 어린 생명을 해치는 살인자라고 의사들에게 누명을 씌우기도 한다. 더 위험해 보이는 경구용 백신을 썼다는 것이다. 그러나 이는 해마다 수백만 명의 목숨을 구하는 이들 고귀한 영혼들을 모욕하는 일이다.

사하라 이남 아프리카 같은 지역에서는 살아 있는 백신이 효과가 더 좋다. 건강 전문가들이 그곳에 있는 모든 사람들에게 백신을 접종해 줄 수 없고, 소아마비 바이러스처럼(또한 죽은 백신과는 다른) 힘을 뺀 살아 있는 백신이 한 사람에게서 다른 사람에게로 전파되면 면역이 되지 않은 이들까지 보호하는 역할을 하기 때문이다.

일부 안티백신주의자들은 백신이 질병 자체보다 더 위험하고, 백신 접종과 질병이 줄어드는 것 사이에는 아무런 연관이 없으며, 도대체 백신이 무슨 수로 효과를 낸다는 거냐며 목청을 높인다. 이 모든 주장은 이미 거짓으로 증명되었다. 저들은 백일해 백신의 '부작용'이 2,000명 중 한 명꼴로 흔히 발생하는 데 반해, 백일해로 '사망'할 위험은 100만 명 중 한 명에 불과하다고 역설한다. 그러나 이 두 수치가 나타내는 의미는 완전히 다르다. 2,000명 중 한 명이라는 수치는 그리 심하지 않거나 적어도 치명적이지는 않은 상태를 대변하는 것이며,

백신 때문에 목숨을 잃을 확률은 100만 분의 1보다도 훨씬 낮기 때문이다.

 백신을 맞지 않아서 백일해에 걸려 죽는 일의 위험이 별 것 아닌 것처럼 보이는 것은 주변 사람들 모두가 이 백신을 맞아서 질병이 퍼뜨려지지 않았기 때문이다. 백일해가 창궐한 시골에 놀러갔다가 그 지방 사람과 접촉하거나 그가 쓰던 물건을 만진 후 돌아와 보라. 십중팔구는 백일해에 걸려 심각하게 앓게 될 것이다.

 백일해 백신은 공통의 목표였다. 유럽의 여러 연구에서는 백일해로 인한 사망이, 예방주사 접종 비율이 나라마다 다른 것과 무관하게 유럽 전역에 걸쳐 낮아졌다는 사실을 발견해 냈다. 바로 다수의 면역이 지니는 힘 때문이다. 백신 주사를 맞은 많은 사람들이 면역성을 지니지 않은 이들을 보호하는 역할을 하는 것이다. 즉 백신을 맞은 사람들이 압도적으로 많기 때문에 실제로 질병을 옮기는 이들의 수는 극히 적은 것이다.

 그러나 영국은 예방주사의 기준을 낮추기로 결정했다. 돈을 좀 아끼고(안티백신주의자들이 거론하기 좋아하는 납세자의 돈), 백일해 접종 예산도 삭감하기로 했다. 1974년, 백신 접종률은 떨어졌고, 1978년까지 10만 건 이상의 백일해가 발병하고 36명이 사망하는 사태가 벌어졌다. 스웨덴과 일본에서도 같은 일을 겪었다.

 원인 결과 관계가 확실한지 모르겠다고? 미국질병통제예방센터에 따르면 소련연방의 붕괴와 더불어 디프테리아 백신 접종이 중단되자, 1989년 839건이던 이 병의 발생이 1994년에는 5만 건으로 늘어났고, 그 중 1,700명이 사망했다고 한다. 그 여파로 디프테리아는 유럽과 미국 전역으로 확산되었다. 이렇듯 면역 사업의 중단은 거듭거듭 질병의 리바이벌로 대가를 치렀다. 물론 이런 일들의 이면에서는 백신의 성공 스토리도 이어졌다. 1990년에 Hib(b형 헤모필루스 인플루엔자, 뇌수막염이나 패혈증, 폐렴, 후두염, 관절염 등을 일으키는 인플루엔자 - 옮긴이) 백신이 도입된 이래로 미국에서 Hib의 발병률이 99퍼센트 감소한 것이 그런 예이다.

불행히도 안티백신주의자들의 주장을 보면, 백신이 아직 없던 시절에 얼마나 많은 일가족이 한꺼번에 전염병으로 죽었으며, 얼마나 많은 부모들이 열 자식 중 일곱을 장성하기 전에 잃고 가슴아프게 살았는지를 다 잊어버린 것 같다.

내가 지금껏 늘어놓은 이야기가 여러분에게 백신의 중요성을 제대로 전달하지 못했다면 면역활동연합(Immunization Action Coalition)의 홈페이지 'www.immunize.org'를 방문해 보기 바란다. 간단히 백신 접종만으로 충분히 예방할 수 있었을 질병으로 자녀가 고통받고 있거나 목숨을 잃은 부모들의 절절한 이야기가 소개되어 있다.

| 6장 |

위험한 연구

"약을 먹고자 하는 욕구는 사람을 다른 동물과 구별짓는 가장 위대한 특성일지도 모른다."
― 윌리엄 오슬러 경(1849-1919)

리스크과학(리스크라는 개념을 과학적으로 다룸으로써 최적의 균형 상태를 규명하려는 과학 — 옮긴이) 연구자들 사이에서 전해 내려오는 조크(내지 좌절)가 있다. 바로 "위험도가 높은 활동을 마구 해대는 사람들이 왜 자잘한 위험들에는 식은땀을 흘리며 벌벌 떠는지 이유를 모르겠다"는 것이다.

이런 예는 허다하다. 우리는 스키나 스노보드를 타고, 익스트림스포츠(extreme sports, 극한 상황을 체험하고자 하는 모험 스포츠 — 옮긴이)도 즐기지만 해마다 여섯 명 정도가 생우유로 만든 유럽산 치즈를 먹고 사망했다는 이유로 이 식품의 유통을 금지하는 법을 통과시킨다. 또 우리는 환경보호 단체들이 나서서 식품에 함유된, 암을 유발한다고 알려진 살충제 성분의 수치를 낮추는 일에 목소리를 높여주었으면 하고 바란다. 하지만 정작 해마다 수천 명의 아이들이 총격이나 사고로, 심지어는 계획적인 의도로 목숨을 잃는 일에 대해서는 아무 말도 하지 않는다.

폐질환의 위험을 최소화할 수 있도록 공기가 청정해지기를 바라면서 대부분의 나라에서 적어도 25퍼센트가 넘는 사람들이 담배를 피운다. 살충제 때문에 죽는 일(100만 명 중 한 명꼴)에는 야단법석을 떨고, 차를 몰고 가다 죽는 일(100명 중 한 명꼴)은 대수롭지 않다. 심장질환, 발작, 당뇨병과 많은 암의 4분의 3이 식이와 운동으로 조절하면 아예 피할 수 있거나 수십 년 정도 발병을 늦출 수 있는 것들임에도 말이다.

독성의
치명적인 복수 ... 함량이 독을 만든다

　모든 것에는 독성이 있다. 사실이다. 물조차도 독성이 있다. 물이 지나치면 사람을 죽일 수도 있다. 그것을 익사라고 한다. 독성이란 것은 함량의 문제다. 무엇이든 — 소금, 오렌지, 다이옥신 등등 — 지나치면 해가 될 수 있다는 것이다. 독물학이란 안전한 수준을 결정하기 위한 학문이다.

　산업은 다이옥신, 벤젠, 염화비닐과 같은 치명적인 용제와 부산물들을 만들어낸다. 우리는 이런 화학물질들을 독극물이라고 부른다. 그러나 일정 수준에서만 그렇다. 벤젠 분자 하나가 물 분자 10억 개 중에 섞여 있으면 그건 무독하다. 아니, 완전히 무해하다. 100만 개 중 하나라면 또 모르겠지만. 벤젠이 에틸알코올(술), 염화나트륨(소금)보다 더 유독하고 유해한 것은 사실이다.

　벤젠은 에틸알코올에 비하면 100만 배쯤 더 독성이 강하다. 그럼에도 벤젠중독으로 목숨을 잃는 사람과 알코올중독으로 목숨을 잃는 사람의 수는 비교가 되지 않을 정도다. 도대체 어느 것을 더 위험한 화학물질로 보아야 할까? 16세기 스위스의 의사이면서 독물학의 아버지인 파라셀수스(Paracelsus)는 "함량이 독을 만든다"고 했다.

독물학자의 과제는 얼마만큼이 과량이냐를 판단하는 것이며, 그것이 관건이다. 이들은 설치류를 대상으로 일련의 실험을 진행하고 그 결과로 안전 수준을 결정한다. 치사량과 치사량에 가까운 함량, 원래 상태로 되돌릴 수 있는 양을 살피고, 해당 물질이 암이나 마비, 신경 손상 또는 다른 문제를 일으킬 수 있는지도 관찰하고, 그것들의 최종 상태, 즉 체외로 배설되는지, 혹은 지방이나 뼈세포에 저장되는지도 살펴서 기록한다. 또 과민증과 저민증, 즉 감수성 저하를 참작하기도 하고, 각각의 수치를 통해 체중, 노출률, 노출 진로, 기대수명 등을 추정해 보기, 의학용(고위험이 허용되는) 및 산업용(고위험성에 난색을 표하는)으로서의 화학물질의 필요성 평가하기 등도 수행한다.

복잡하다고? 지금부터 그린피스와 열렬한 환경 단체들에서 안전한 수준이란 없다고 핏대를 세우는데도 산업체에서 왜 종종 다이옥신이 아침식사 대용 시리얼에 첨가되어도 안전한 것처럼 행동하는지 알아보기로 하자.

이 문제는 오로지 동물과 세포 데이터를 어떻게 이해하느냐에 달려 있는데, 이들 연구가 그때그때 다르다는 것이 문제다. 예를 들어 사람들은 100만분의 몇 정도의 구리는 섭취를 하더라도 쉽게 내성을 갖는데, 이 수치는 조류(藻類)에게는 치명적이다(그러면서 조류 역시 번식할 때 10억 분의 몇 정도의 구리를 필요로 한다). 그러나 구리의 독성에 관한 동물 연구에서는 인체가 처리할 수 있는 양에 대한 언급이 거의 없다.

다이옥신은 동물의 발암물질로 알려져 있다. 체중 1킬로그램 당 몇 마이크로그램(100만 분의 1그램 – 옮긴이), 즉 건포도 무게의 10억 분의 1에 해당하는 양만으로도 실험대상인 기니피그(모르모트)의 절반을 죽게 할 수 있을 정도이다. 비교하자면, 니코틴 1밀리그램(1,000마이크로그램) 또는 DDT(방역용·농업용 살충제-옮긴이) 100밀리그램으로 많은 쥐를 죽일 수 있다. 그러니 다이옥신의 악명이 높을 수밖에. 사람한테도 해로우냐고? 물론이다. 양이 많다면. 그럼 우리 주변에서 발견되는 수치는 어떨까? 육류와 벤 앤드 제리 아이스크림을 포함한 유제품에 들어 있는 다이옥신 정도라면? 그건 대답하기 복잡한 문제다.

미국환경보호국은 아직 '사람에게 암을 유발하는 물질'로 다이옥신을 분류할 만한 근거 자료를 지니고 있지 않다. 덕분에 다이옥신은 '사람에게 암을 유발할 가능성이 있는 물질'로 불린다. 사실 태양이 다이옥신보다 더 많은 암의 원인이 되고 있는 점을 생각하면 흔히 말하듯 다이옥신이 '지금까지 알려진, 사람에게 가장 유독한 물질'이라는 주장을 지지하기는 좀 그렇다. 보툴리누스 식중독을 일으키는 보툴리누스균이 분자 대 분자로 비교하면 다이옥신보다 적어도 100배는 더 유독하다. 헴록(미나릿과의 독초 또는 그것에서 뽑은 독약-옮긴이)이나 복어의 독도 마찬가지다. 또한 우리가 알고 있듯 '맹독'으로 분류된 모든 화학물질을 합친 것보다 더 많은 인명 피해를 내는 것은 알코올이다.

그렇다고 유독물질이라는 혐의를 쓰고 있는 다이옥신을 무턱대고 무죄방면할 수는 없는 노릇이다. 다이옥신의 문제는 두 가지 배경을 지니고 있기 때문이다. 첫째, 이 물질이 사방에서 어슬렁거린다는 점이다. 다이옥신은 대부분 플라스틱이나 쓰레기를 태울 때, 산불이 나거나 자동차의 배기관에서 발생한다. 그리고 쉽사리 공기 중이나 흙 속에서 분해되지 않고 풀밭 사이사이에 그대로 잔존한다. 소가 이 풀을 먹으므로 결국 소의 지방세포에 축적되고, 쇠고기와 우유에도 축적된 다이옥신이 함유된다.

벤 앤드 제리 아이스크림처럼 지방 성분이 풍부할수록 다이옥신의 양도 많아진다. 그런데 사람들은 지방을 맛있어한다. 결국 사람들은 몇 년 전에 태워 없앴던 쓰레기에서 나온 다이옥신을, 쇠고기와 우유를 섭취하면서 몸 안에 받아들이고, 그걸 자신의 지방세포에 축적해 나가는 것이다. 비록 소량씩이기는 하나 꾸준히 몸에 축적되므로 체내 잔존량은 점점 늘어난다.

다이옥신의 두 번째 문제는 암을 유발하느냐 아니냐의 논란을 떠나서 이 화학물질이 여러 가지 건강 및 환경 문제의 원인으로 떠오르고 있다는 것이다. 어류, 양서류, 파충류들의 ― 그레이트레이크 지역의 개구리에서부터 에버글레이즈의 악어까지 ― 불충분한 생식기 발달이나 혹은 성이 바뀐 것처럼 보이는 것이 다이옥신에 의한 수질오염 때문으로 여겨지고 있다. 이 데이터는 최종 결론이 나지는 않았지만 충분히 개연성 있는 경고로 받아들일 만하다(확인되지는 않았지만 다이옥신이 남성의 정자 수를 감소시키고, 고환암과 여성의 유방암을 일으킨다는 두려움이 일고 있다).

독물학자들 사이에서 이 정보에 대한 연구가 활발히 진행 중이다. 다이옥신으로 암이 발생한다는 사실에 대한 확신은 아직 없지만, 소량의 구리 축적으로 조류가 죽어버리는 것으로 보아 인간도 다이옥신의 다량 축적으로 고통받을 가능성은 충분하다고 인정하는 추세다. 독물학자들은 다이옥신의 축적 경로와 감소 루트를 찾아보았으며, 식품에 축적되어 인체로 들어올 때 감소율이 제로라는 사실을 밝혀냈다. 다음으로는 다이옥신의 불가피성을 검토해 보았다. 대부분의 다이옥신의 원천인 플라스틱은 필요불가결하며, 다음으로 주요한 다이옥신의 원천인 표백종이는 그렇게 필수적이지 않다고 결론내렸다. 독물학자들은 최종 보고서를 미국환경보호국에 건넸고, 이곳에서는 다음과 같은 결정을 내렸다.

"알코올, 비소, 석면처럼 인체의 발암물질로 규정할 수는 없지만, 2002년부터 산업체에 대해 1980년에 비해 90퍼센트 이상 다이옥신 배출량을 줄이도록 권고하기로 했다." 이에 따라 시의 폐기물 소각로에서는 1980년대에 연간 18파운드를 내보냈던 것에서 2분의 1온스로 다이옥신 배출량이 줄어들었고, 의료용 폐기물 소각에서는 5파운드의 다이옥신 배출에서 4분의 1온스로 양을 줄였다. 덕분에 다이옥신의 체내 축적량은 극적으로 줄어들었다. 이제, 역동적으로 활동하며 가치없는 괴롭히기 전략으로 미국환경보호국의 결정에 영향력을 행사하는 그린피스에서는 곧 엄청난 종이를 소비해 대는 사회 전체에 대해서와 마찬가지로 종이 공장과도 전면전을 벌일 태세이다.

미국환경보호국은 식품의 살충제 잔류량에 대해서는 아직까지 크게 신경을 쓰고 있지 않다. 잔류량이 미량이기 때문이다. 그러나 살충제의 유독성을 무시할 수는 없다. 대부분의 살충제는 씻으면 없어지며, 껍질을 벗겨 조리하는 과정에서 잔류하는 양으로는 다이옥신처럼 인체에 크게 해를 입히지는 않는다.

살충제의 중요성은 다이옥신과는 크게 비교되는 것이, 살충제를 뿌리지 않고서는 식품을 저렴하고 풍성하게 재배하기가 어렵기 때문에 논란으로 삼기가 더 까다롭다는 점이다. 더구나 몇몇 조리 식품은 잔류 살충제보다 더 위험한 천연 발암물질을 함유하고 있다. 바삭바삭한 질감을 주는 검정 착색료나 메기 또는 스테이크의 훈연은 살충제나 소량의 다이옥신보다 훨씬 더 치명적으로 인체에 암을 유발하는 것으로 알려져 있다.

일반적으로 독극물로 이야기되는 구리는 생명 유지에 필수적인 물질이기도 하다. 또 셀레늄은 다양한 토양에서 발견되는 미량 광물질로, 이들 토양에서 자라는 밀 같은 식물들에도 포함되어 있다. 셀레늄을 일일 20마이크로그램 미만으로 너무 적게 섭취하면 갑상선 이상 및 심장 확대와 심장기능의 부전에 의한 케샨병을 일으킬 수 있다. 케샨병은 토양 내에 셀레늄이 원래 적게 함유된 중국과 러시아에서 주로 발병한다. 그런데 이 셀레늄은 다른 영양소와 달리 이용 폭이 매우 좁으며, 다량 섭취시(실제로는 일일 1,000마이크로그램 정도의 소량일 수도 있다) 엄청난 장기 이상을 일으킬 수 있기 때문에 쉽사리 이 정도 수치에 근접하는 셀레늄 보조식품은 잘 살펴보고 먹어야 한다.

네브래스카와 다코타, 중부 캐나다에서 재배되는 밀에는 자연적으로 셀레늄이 풍부하다는 것도 알아두기 바란다. 1장에서도 언급했지만 비타민 A, C, E와 셀레늄 등의 영양소들은 모두 건강에 필수적이지만 다량 섭취시에는 독이 될 수 있음을 잊지 말라. 두통이 날 때 아스피린 한 알을 먹으면 아픔을 가시게 하지만 한 병을 다 먹으면 죽는 것과 마찬가지다.

핵심 포인트는 이렇다. 지구상에 있는 모든 물질은 일정량에서는 독이 될 수 있다. 그러나 안전한 양이라는 것이 존재하며, 어떤 독이든 일정 함량 이하로 섭취할 때는 인체에 아무런 영향을 미치지 않는다. 또한 살아가기 위해 불가피한 이유로 반드시 섭취하게 되는 안전 섭취량이라는 것이 존재한다. 예를 들면, 세균 제거용으로 음용수에 투여하는 염소를 빼버리면 얼마나 많은 사람들이 죽음에 이르겠는가? 해마다 수천, 수만 명이 될 것이다.

그 누구도 독물학이 정확한 학문이라고 주장하지는 않는다. 아인슈타인이 뉴턴 물리학이 정확하지 않다는 것을 증명한 일을 보라. 뉴턴 물리학은 행성의 공전과 다른 많은 매력적인 사실을 판단할 수 있게 한 멋진 학문인데도 말이다. 독물학과 친해지다 보면 뭐가 좋고 뭐가 나쁜지에 대한 생각이 느슨해질 수밖에 없다. 불행히도 기업체들이 이 정확하지 못한 학문 뒤에 숨거나, 정부가 국민들을 보호하는 일에 현명하게 처신하지 못하거나 게을리 할 때가 있는 것이 바로 이런 이유이다. 대표적인 것이 석면에 관한 사례이다.

건강 전문가들은 수십 년 동안 섬유성 석면 광물질의 사용에 관한 광고를 금지시키려고 노력했다. 기업체는 사실을 숨겼고, 건강 관련 연구를 검열하여 삭제해 가면서, 법정에서는 딱 잘라 거짓을 증언했다. 마치 담배회사들이 그랬던 것처럼.

저널리스트인 셸던 램턴(Sheldon Rampton)과 존 스토버(John Stauber)가 2001년에 낸 책 『우리를 믿으세요, 우린 전문가예요!(Trust Us, We're Experts!)』에서 언급했듯, 석면을 캐고 제조하는 일에 관련된 회사들은 '부인(否認) 및 비난하기' 게임을 했다. 이 게임의 룰은 이렇다. 일단 석면이 작업자들에게 해로울 수 있음을 인정한다. 그러나 종류나 노출 정도에 따라 달라질 수 있음을 피력한다. 다음으로 석면에 노출되어도 암이 아니라 호흡기 문제를 일으킬 수 있다는 쪽으로 문제를 돌린다.

이 일은 석면을 금지시키는 것이 관련 산업과 미국을 불구로 만들 수 있다는 징징거림에서 정점에 달했다. 되돌아보면 몇몇 기업이 석면섬유가 자사의 작업자들에게 얼마나 해로운지를 알면서도 그들을 보호하는 어떠한 조치도 취하지 않았음이 분명해진다. 연구 보고서들은 의회에다 석면이 젊은 작업자들에게 20대, 30대, 40대 연령에서 규폐증과 폐암을 일으키지 않는다는 사실을 교묘히 보여주었지만, 의학계의 연구자들이라면 누구나 폐암이 20년 동안의 잠복기를 거쳐, 오랫동안 노출되었던 나이 많은 작업자들(검사를 받지 않은)에게서만 불운한 영향력을 드러낸다는 사실을 알고 있다.

똑같은 슬픈 이야기가 납과 다른 산업 유해물질에 대해서도 회자되고 있다. 가솔린에서 납을 제거하게 된 일은, 세상에서 가장 큰 두 개의 산업회사인 정유회사와 자동차회사를 상대로 얻어낸 기념비적인 승리였다. 또다시 부인하기에 이어 납이 나쁘기는 하지만 '그렇게까지' 치명적이지는 않다는 주장이 뒤따랐고, 관련 산업과 미국의 미래에 대한 우려의 목소리가 높아졌다.

지금은 염소회사가 지난날 다른 산업이 했던 것과 같은 행동을 보이고 있다. 몬샌토 사의 오래된 모토 "화학물질 없이는 삶 자체가 불가능합니다"라는 말은, 지금에 와서는 "이것이 약에 절은 당신의 뇌입니다" 광고처럼 실패하여 웃기게 돼버릴 것 같은 불길한 징조가 보인다. 기업 측은, 염소는 치명적이지 않다, 연구에서도 결론이 나온 것은 없다, 위험성이 과장되어 있다고 이야기한다. 미국의 장래가 위협받고 있다고도 한다. 이 모든 것은 사실일 수도 있다. 그러나 많은 기업들이 부인과 덮기의 선례를 보여준 이상 그린피스와 여러 환경단체들, 보건 단체들의 우려도 분명 타당성이 있다. 어쩌면 미국환경보호국이 다이옥신 배출을 줄이기로 한 것은 이런 선례들 때문에 모종의 선제공격을 한 것일지도 모른다.

사실 일반 대중이 산업유해물질로부터 상대적으로 안전해 보인다고 해서 작업자들까지 그렇다고 단정할 수는 없다. 염화비닐이나 다이옥신 등, 많이 노출되면 그 즉시 혹은 영구적인 피부 발진을 일으킬 수 있는 산업유해물질로부터 작업자들이 보호를 받기 시작한 것은 불과 수십 년밖에 되지 않았다. 그 전까지 석탄산업체는 석탄을 캐내는 작업이 얼마나 해로운지 알면서도 작업자들에게 보호장구 지급을 거부해 왔었다. 대부분의 우라늄 광부들 역시 전혀 보호나 보상을 받지 못했다. 납과 수은, 주석, 비소와 니켈 등도 모두 미국 건국 이래 1960년대까지 작업자들이 아무런 보호장구 없이 높은 함량에 정기적으로 노출되어 온 일반 원소이다.

이후 미국 산업은 멕시코와 중앙아메리카에서 이주해 온, 노동조합에 가입하지 않은 캘리포니아와 텍사스 대평원의 농장 작업자들이 살충제를 뿌리면서 그 위험성에 노출되었지만 그 외에는 거의 모든 분야에서 개선을 거듭해 왔다. 그러나 불행히도 개발도상국의 미국 기업들에서는 아무것도 달라지지 않았다. 작업자들은 환기시설은 고사하고 보호복조차 지급받지 못한다. 미국 밖에서 사업하는 것이 더 싸게 먹히는 이유가 다른 데 있는 것이 아니다.

그렇다. 먹는 물에는 염소가 들어 있고, 아이스크림에는 다이옥신이 들어 있으며, 주유기에는 벤젠이 들어 있다. 그것들은 일정 수준 이상일 때 독성을 지닌다. 그러나 그것들이 진정한 독성의 위험을 발휘하는 것은 일반 대중보다는 보호장구 없이 일하는 관련 작업자들이다.

오늘은 나쁘고
내일은 좋다? ··· 일관성 없는 건강 연구

우리는 건강에 관한 최근의 연구가 틀릴 수도 있음에 익숙해져야 한다. 몇 달만 지나면 이전의 연구와 반대되는 결과들이 쏟아져나오기 때문이다. 달걀이 몸에 나쁘다고 했다가 금세 좋다고 한다. 폐경기가 지난 50에서 65세 사이의 아시아계 여성이라면 월요일에 낳은 흰 달걀보다 금요일에 낳은 갈색 달걀이 더 낫다고도 한다. 늘 이런 식이다. 도대체 누가 이런 연구들을 지휘하는 걸까? 왜 그들은 힘을 합쳐서 연구를 하지 않는 걸까?

이처럼 각종 연구들이 해를 거듭할수록 서로 상반되는 결과를 내놓는 이유는 크게 네 가지다. 첫째는 선입견이다. 이는 때로 과학자들이 지니는 무의식적 합의이거나 관심 있는 단체에서 결과가 멋져 보이도록 연구를 교묘하게 매만지는 것일 수도 있다.

두 번째 이유는 연구의 깊이이다. 대개 좀더 통계적으로 건전한 결과를 산출해 내는 큰 연구들은 돈이 많이 들어가는데, 규모가 클수록 제대로 수행되지 못할 때가 있다. 마찬가지로 보건과 경제가 시급히 걸린 문제일 때 '살충제 사용이 암을 유발할 위험에 대한 20년 걸리는 연구' 등이 늘 길고 포괄적으로 진행되지 못할 수 있다. 그리하여 신속하고 돈이 덜 드는 연구로 대체되거나 다양한 깊이의, 결과에 따라 타깃 역시 다변화되는 연구가 이루어진다.

세 번째 이유는 연구가 보도되거나 해석되는 방식이다. 신문은 전체 발견에 대해 보도할 수 있으나 사람들이 헤드라인만 읽으면 의학적 발견의 진실을 파악하지 못할 수 있다.

네 번째 이유는 사람들이, 심지어 의사들까지도 자주 잊어버린다는 것이다. 세상에나, 사람들의 몸이 얼마나 복잡한지를 말이다.

건강 연구들은 최종 결론을 의미하는 것이 아니다. 또 전문지에 실리는 평가가 연구의 최종 결론을 확인해 주는 것도 아니다. 건강 전문지 리뷰의 편집자와 배심원들이 확인해 주는 것은 단순히 그 연구가 과학적으로 비교적 건전하게 수행되었다는 것 정도다. 물론 의사들은 이 정도만이라도 기꺼이 받아들일 수 있겠지만. 이들 연구의 목적은 몇몇 실마리를 건질 수 있는 식견을 얻고자 하는 것이다. 전문지에 실린 보고서는 연구의 결과, 물질 또는 행동 X가 Z퍼센트의 사람들 또는 쥐에게 Y의 효과를 미쳤음을 나타내는 것일 따름이다. X가 Y의 원인이 된다고 단정지을 수 있는 연구는 극히 적다. 또한 분명한 결과가 나와도 신문에서 설명하기가 쉽지 않다.

예를 들어 쥐를 대상으로 실험한 결과 카페인이 콜레스테롤 수치와 관련된 어떤 혈중 화학물질의 수치를 올린다고 밝혀졌으며, 이는 순환기질환으로 연결될 수 있다는 사실을 기사화할 때 헤드라인은 이렇다. "커피가 심장발작의 원인이 될 수 있다." 연구의 복잡한 부분은 대개 헤드라인과 앞의 몇 문단 외의 부분으로 떠넘겨진다. 이것이 과학전문기자의 무식함이나 게으름의 소치 때문은 아니다. 그들 나름대로는 대중에게 요지를 쉽게 설명하려고 애쓰는 것이다.

관심 있는 사람들은 뒤에 이어지는 자세한 기사를 읽음으로써 이 연구가 사람이 아닌 쥐를 대상으로 했다는 것, 커피가 아니라 카페인을 대상으로 했다는 것, 심장발작이 아니라 순환기질환이라는 것을 알아내면 된다. 또한 의사들이 카페인에 이어 본격적으로 커피 연구도 하게 되리라는 결론쯤은 어렵지 않게 알아낼 수 있다.

그렇게 몇 달이 지나면 이번에는 커피가 심장에 좋다는 기사가 나오게 될지도 모른다. 이 역시 쥐를 대상으로 한 실험과 같은 결과일 수 있겠지만, 이번에는 오로지 사람들이 커피를 마시는 일에 대해서만 조사한 결과이다. 어쩌면 이번에는 매일 석 잔의 커피를 두 주일 동안 마시게 하고 저녁마다 피를 약간씩 뽑아서 검사한 것과, 비슷한 체형과 활동을 하는 다른 사람들에게는 커피를 주지 않고 검사한 것이다. 두 주일이 지나면 첫번째 그룹은 콜레스테롤 수치를 낮춰주는 화학물질의 함량이 다소 높아졌음이 밝혀지고, 이를 통해 조그마하나마 통계적으로 유의미한, 모종의 화학물질 증가에 대해 장황한 이야기가 나올 수 있다. 그것이 체내 콜레스테롤 수치를 낮춘다고 하니, 결국 헤드라인은 "커피가 심장에 좋다"는 것으로 뽑히게 될 것이다.

두 번째 연구에 참여한 연구자들은 첫번째 팀이 수행한 연구 결과를 읽고서 이런 얘기를 했을 수도 있다. "우리는 더 나은 연구를 진행할 수 있어." 아니면 과학 세미나 같은 데서 앞선 팀의 연구에 대해 들었을 수도 있는데, 이들의 연구 결과가 저널에 실릴 때쯤에는 이미 두 번째 팀의 연구도 완료되었을 수 있다. 과학적 연구의 과정이란 이런 것이다. 다른 팀의 깊이와 약점으로부터 배워 한층 분투하고, 더 나은 결과를 활자화하는 것이다. 연구자들의 재직권과 장래의 자금 확보를 담보해 주는 경력이 여기에 달려 있다.

어느 연구도 확실한 결론을 내리지는 못한다. 그저 심장발작의 '지표를 암시하는 지표'에 대한 이야기를 할 뿐이다. 연구들이 모이면 모종의 결론이 내려질 수도 있겠지만, 정작 연구자들에게 연구란 맛보이기 같은 것이다. 물을 시험하여 시간, 노력, 돈을 들일 만한 것인가 알아본 다음 커피 소비와 순환기질환에 관한 더 방대한 연구의 토대를 마련하는 것이다.

이쯤 되면, 연구자들은 모종의 메커니즘을 수립한다. 커피를 마시는 것은 건막류(엄지발가락 안쪽의 염증 – 옮긴이), 단순포진, 또는 대머리와는 분명히 연관성이 없고, 여기에는 어떤 메커니즘도 없다. 그러나 커피 속의 무언가 — 카페인일 수도 있고 아닐 수도 있다 — 가 체내의 화학물질과 상호반응하여 혈액의 흐름에 변화를 일으킨다는 사실은 찾아낸 상태이니, 이후 사람을 대상으로 하는 작은 연구들이 잇따른다(어쨌거나 커피는 독극물이 아니므로 더 이상 쥐에게 스타벅스에서 날라다놓은 카페라테를 주입시킬 필요가 없다).

이 새로운 연구들은 일제히 앞선 쥐 연구를 부정하고, 커피가 콜레스테롤을 낮추는 데 도움이 되는 화학물질의 수치를 높인다는 사실을 밝힌다. 이렇게 새로운 연구 결과가 연이어 발표되면 우리는 신문에서 "커피가 심장에 좋다"는 기사를 읽게 되는 것이다.

자, 이제 커다란 연구가 시작될 준비가 다 되었다. 연구자들은 5년에 걸쳐 5,000명의 성인 피실험자를 동원하여 커피 음용자가 비음용자에 비해 심장마비를 일으킬 확률이 실제로 낮은가 알아보는 실험을 하고자 한다. 미국국립보건원에서 자금을 대줄까? 그런데 이번에는 힘들다는 답변이 돌아온다. 할 수 없이 연구자들은 커피회사에서 돈을 받아 연구를 진행한다. 연구 보고가 아주 살짝 편향적인 느낌을 띠게 될 수도 있겠다. 일단 보자.

5년 후 우리는 커피를 마시지 않은 사람들에게서 심장마비 발병률이 더 낮았다는 사실을 접하게 된다. 신문의 헤드라인에는 이렇게 씌어 있다. "커피 마시면 심장마비의 위험성이 매우 높아져." 이것이 연구에서 찾아낸 결과이다. 그럼 그게 사실일까? 여전히 '커피'가 위험의 원인인지는 알 수 없는 노릇이다. 사람의 몸은 너무 복잡하기 때문에 커피가 좋거나, 나쁘거나, 혹은 전혀 아무런 영향을 미치지 않을 수도 있기 때문이다.

연구자들은 스스로 연구 결과가 어디서 기인한 것인지를 되물어보아야 할 것이다. 혹시 커피 비음용자들이 운동을 더 많이 했거나, 혹은 녹차를 많이 마셨는데 그것이 심장마비를 막아준 것은 아니었는지. 아니면 커피 음용자들이 담배를 피운 것은 아닌지, 또 스트레스를 상대적으로 많이 받은 것은 아닌지, 그도 아니면 회사 일이 많아서 늦게까지 일하느라 커피를 지나치게 많이 마신 것은 아닌지.

경쟁이라도 하듯, 과학자로서의 태도가 몸에 밴 연구자들은 첫번째 연구에서 결과에 영향을 미쳤을지 모르는 모든 요소들(운동, 스트레스, 녹차, 식이 등)을 통제한 상태로 이 연구를 거듭해야겠다는 압박감을 가지게 된다. 시간이 지나고, 더 많은 연구가 이루어진다. 선입견이 개입할 여지는 더 많아지지만, 결국 통계적으로 진실에 근접하는 결과치가 얻어진다.

각각의 이어지는 연구에서 우리 문외한들은 결과의 요점을 굵은 활자체를 통해 얻을 수밖에 없다. 칭찬이건 비난이건. 신문과 잡지는 비웃음을 사는 가운데서도 어쨌거나 이런 연구가 정말로 하고자 하는 이야기를 제공해 준다. 꼼꼼하게 다 읽어주기만 한다면 연구 결과를 알고 싶어하는 사람들에게 건강 정보를 제공하는 가장 알맞은 원천이 되어준다. 그리고 공들여 작성한 세밀한 연구 과정과 결과를 다 읽어주는 독자는 이들 미디어로서도 당연히 환영이다. 인쇄매체와 달리

텔레비전 뉴스는 시간 제약 때문에 연구 전체가 몇 장면으로만 소개되기가 십상이다. 시간을 재어보면 10초를 넘기기가 어렵다는 걸 알 수 있다. 이 사람들은 간결하게 만드는 일에는 명수지만 과학적인 부분에까지는 신경을 쓰지 못한다.

자, 그럼 커피가 심장발작의 원인인지 다시 한 번 생각해 보자. 미안하지만 나로서도 알 수가 없다. 커피 연구는 아직도 끝나지 않았다. 이 역시도 과학의 본질이다. 하나의 연구가 다른 연구들의 필요성을 불러일으키고, 사람들을 지속적으로 고용하기 위해 더 많은 재원을 필요로 한다. 동종요법 연구는 이런 면에서 타의 추종을 불허한다. 약이 하나 있는데, 그건 그냥 물이다. 연구자들은 물이 질병에 어떤 영향을 미치는지 일제히 실험하기 시작한다. 동종요법을 위약효과와 견주어 생각해 보기도 한다. 그러니 결론이 날 리가 없다. 결국 위약효과와 위약효과를 비교해 보는 것에 다름아니니 말이다. 때때로 동종요법이 좋아 보이기도 하고, 또 때로는 다른 위약이 더 좋아 보이기도 한다. 그래서 모든 동종요법 연구에는 항상 추가적인 연구가 필요하다는 결론만 존재한다.

커피업계는 커피와 건강에 관한 연구를 조작했다는 이유로 고발당한 적이 한 번도 없다. 그들은 밴더필트대학 커피연구소를 실질적으로 지원하고 있으며, 연구자들은 분명 정직하게 연구를 수행할 것이다. 이에 비하면 다른 업계는 그다지 정직하지 않은 것 같다는 느낌이 든다. 마치 담배업계처럼. 이들은 부정적인 연구를 은폐하고 흡연이 해롭지 않다는 사실을 보여주는 연구에만 자금 지원 및 출판을 도왔다. 폐암이 발병하는 데 20년이 걸린다는 사실을 잘 알고 있던 그들로서는 담배를 피우는 20대 청년이 담배를 피우지 않는 20대 청년에 비해 아무런 차이도 없이 건강하거나, 또 그만큼 건강하지 않다는 사실을 자유자재로 보여줄 수 있었다.

끝내 담배산업에 결정타를 먹인 것은 담배가 이렇게 횡행하기 전에는 폐암이란 것이 찾아보기가 힘들 정도로 드물었다는 사실이다. 1950년대 중반까지 미국인들은 담배를 피우고 싶은 만큼 피우고도 충분히 오래 살았다. 따라서 담배업계는 부인 모드, 데이터 조작 모드를 거쳐 거짓말 모드로 잘도 바꿔왔다.

앞글에서 말한 것처럼 석면업계도 같은 길을 걸었다. 석면업계라고 했지만 쓰임새가 1,000가지가 넘는 이 섬유질의 광물을 이용하는 광산업체, 제조업체, 자동차업체와 정유회사까지 합세한 느슨한 동맹이었다. 석면가루를 들이마시면 조그만 섬유질들이 폐 깊숙이 파고들어 만성폐렴의 일종인 석면침착증을 일으키거나 폐 조직을 딱딱하게 만들어버리는데, 이들 업계에서는 석면의 해악을 알면서도 고의로 연구를 조작하여 석면침착증을 일으키지 않는 일부 사람들의 사례를 들취냈다. 그리하여 선입견을 가지지 않은 의과대학의 연구에서는 석면이 나쁘다고 했고, 선입견이 개입된 산업자금 지원을 받은 연구팀에서는 문제없다고 말했다. 신문의 헤드라인은 이리 갔다 저리 갔다 했고, 대중들은 무엇이 어떤지를 전혀 알 방법이 없었다.

염소업계 역시 다이옥신 연구를 가지고 똑같은 게임을 하고 있다는 말이 나오고 있다. 어떤 이는 다이옥신이 안전하다고 하고, 다른 이는 사탄의 땀보다도 더 치명적인 물질이라고 말한다. 시간이 흘러야 밝혀질 일이다.

때때로 만 명 이상의 사람들이 개입되어 있는 수많은 연구가 건강에 미치는 영향은 너무나 복잡해서 간단히 단정짓기가 어렵다. 얼핏 듣기에는 아주 간단하다. 그룹 A의 사람들에게는 베타카로틴을 주고, 그룹 B에게는 주지 않은 채 5년 후에 어떤 일이 일어나는지를 살펴보면 끝이다. 아니면 되돌아보면 된다. 암이나 심장병 환자들 중 5년 동안 비타민을 투여하거나 안하거나 한 사람들을 구분지어 5년 동안의 변화를 되짚어가는 것이다. 이것이 소위 유행병학이다.

그러나 5년이 과연 충분한 기간일까? 어떤 이들은 암과 심장질환을 진짜로 방지하려면 평생 동안 비타민 보충제를 먹어야 한다고 말한다. 게다가 이걸 증명하는 일에 만 명으로 족할까? 만약 영향을 주는 요소가 아주 사소하거나 혹은 다른 인자들(스트레스, 운동, 다이어트, 헬스케어 서비스, 정신적인 태도, 가족의 협조 등등)로 인해 희석된다면? 그때는 연구 결과를 통계적으로, 건전하게 이끌어내기 위해 더 많은 사람들을 필요로 하게 된다. 심지어 똑같은 유형의 사람들에게 똑같은 양을 투여하더라도 장소가 어디냐에 따라, 예를 들어 미국이냐 유럽이냐에 따라서도 결과치가 달라질 수 있는 것이다.

연구자들이 개인적으로 어떤 결과를 기대하고 있다면 그들 자신의 선입견도 개입될 수 있다. 이것이 바로 라이너스 폴링 연구소가 다른 과학자들이 증명하지 못하는 비타민 C의 이점을 끊임없이 보고서로 발표할 수 있는 이유이다. 이 연구소는 라이너스 폴링의 유산을 비타민 C 연구 분야에서 끊임없이 잘 쓰고 있다는 사실을 대표적으로 보여준다.

유행병학은 부정확하지만 우리에게는 꼭 필요한 과학이다. 결국 얻어낼 수 있는 결과가 거기서 거기인 것처럼 보이지만 과학자들은 점점 더 모종의 확신에 접근해 간다. 물론 대중은 이 시간을 참을 수 없어하기도 한다. 대중이 알고자 하는 것은 지금 당장 비타민 E가 심장발작을 막아줄 수 있다는 건지, 없다는 건지에 대한 확답이다. 그러나 지금의 탐색 및 분석 기술과 도구로는 확실한 답을 알아내기가 역부족이다.

사람은 너무나 복잡한 요소들로 이루어져 있다. 그러니 똑같은 먹이를 먹고, 똑같은 환경에서 살며, 매일 일정한 양만큼 쳇바퀴를 굴리는 실험실의 쥐를 가지고 사람에 관한 결론을 이끌어낸다는 것은 어쩌면 처음부터 무리일지도 모른다. 그러니 오랫동안, 해를 거듭하여 실험을 반복하고 분석해야만 사람의 건강에 관한 연구가 그나마 타당한 결론을 이끌어낼 수 있을 것이다. 그렇게 보면 지금도 우리는 항산화제의 뒤죽박죽 소동 한가운데에 있고, 따라서 비타민 A, C, E와 셀레늄이 부자연스러울 만큼 다량으로 투여되었을 때 이로운가 아닌가에 관한 헤드라인으로 다시 돌아갈 수밖에 없다.

상식적으로 보면 다이어트와 건강에 관한 한 최선의 방책은 중용이다. 미국인들은 때로 지나치게 유행에 민감하게 반응한다. 순 달걀 다이어트, 달걀 배제 다이어트, 항산화제와 녹차, 인삼, 어유(魚油), 맥아(麥芽)의 다량 섭취 등등. 그러지 말고 과학자들이 사람에게 이로운 것을 찾아내느라 분투하도록 일단 좀 지켜보자. 기다리다 목빠져 죽을 일은 없지 않겠는가.

만약 어떤 음식이나 음료가 여러분의 수명에 몇 년을 보태기라도 한다면 답은 의외로 즉시 튀어나올 수도 있다. 그 동안은 수세대를 거쳐 권장되어 온 생활태도를 쭉 지켜나가면 문제될 것이 없다. 담배 피우지 않기, 저지방식 먹기, 채소 많이 먹기, 적당히 운동하기. 이런 것들만 잘 실천하면 잘못될 일이 거의 없다. 그러다 과학자들이 이따금 기네스 맥주를 마시면 건강에 좋다는 결과를 발표하면 그걸 마셔주면 된다.

사탕에 관한
흥미로운 실험 ··· 몇 가지 중요한 결과들

일반 대중에게는 별 쓸모없어 보이는 실험들이 과학적인 프로세스를 위해서는 필요불가결한 것일 때가 있다. 암 치료를 위한 멋진 연구라 할지라도 모든 과학이 다 동원되는 것은 아니다. 대부분의 연구는 어떤 화학물질이 어떤 동물의 어느 기관에 있는 무슨 세포와 반응하는지를 밝혀내는, 군대로 치면 보병 역할을 하는 기본 연구들이다.

비타민 E 연구를 예로 들면, 이 영양소의 보충이 건강을 증진시킨다는 결론을 이끌어내 과학의 슈퍼스타를 만들기 위한 기반을 제공하는 연구들이 대부분이라는 것이다. 그러자면 과학자들은 비타민 E가 소화 과정에서 분해되어 가치 없는 물질로 변해버리지 않는다는 사실을 우선 확인할 필요가 있다. 그런 뒤, '포유류의 위산 용해에서의 알파토코페롤(비타민 E의 본체 종류로서 산화방지제임 – 옮긴이)의 복원력'과 같은 타이틀을 단 보고서가 발표된다. 여기서 과학자는 비타민 E의 화학적 성분(알파토코페롤)이 위산에 섞이면 와해되어 다른 화학물질로 변한다는 결론을 내린다.

이런 연구는 으리으리한 것들이 아니고 외부인들의 눈에는 무가치한 것으로 보일 수도 있다. '도대체 이 정신나간 과학자는 왜 화학물질을 산성 용액에다 녹이는 거지?'라는 식이다. 그러나 모든 수준높은 비타민 E의 역학 연구는 이 연구 위에서 이루어진다. 정말로 정신나간 과학자들은 누가 봐도 어처구니없는 실험을 선택하는 사람들이다.

"겨우살이 밑에서 키스하면(크리스마스 장식의 겨우살이 밑에 있는 소녀에게는 아무나 키스해도 좋다는 풍습 – 옮긴이) 크리스마스시즌의 감기를 몰아내는 데 도움이 될까?"

"비니베이비 봉제인형은 우울증을 해소해 줄 수 있을까?"

믿기 힘들지만, 이 실험들은 실제로 유명한 대학교의 과학자들이 실천한 것들이다. 이 과학자들은 얼마간의 돈을 받고 이런 실험을 해줌으로써 크리스마스 겨우살이 업체에게 그것이 감기를 몰아낼 수 있는 상품이라고 광고할 수 있게 서비스한다. 과학적으로 증명됐다고 하는 말을 붙여서 텔레비전에 광고할 수 있도록! 업체에서는 일련의 연구 중에서 우연히 긍정적인 결과 하나가 나올 때까지 돈을 대준다. 이 경우에는 집을 겨우살이로 장식한 그룹과 그렇지 않은 그룹 중에서 앞의 그룹에서 감기 환자가 덜 나왔다는 결과를 이끌어냈다. 겨우살이에 감기 바이러스를 예방하는 무슨 화학물질이라도 들어 있었던 것일까? 아마 그렇지 않을 것이다. 이런 식의 건강 연구가 좋은 것이냐고 물으면 아니라고 대답할 수밖에 없다.

그리고 이제는 전문가에게 물어보지 않고도 어떤 연구 결과를 받아들일지 말지를 집안에 앉아서 스스로 평가해 볼 수 있는 시대가 왔다. 오스틴 브래드포드 힐(Austin Bradford Hill) 경에 의해 개발되고 1965년에 처음으로 소개된 힐의 인과성 조건(Hill's Criteria of Causality)은 건강 연구의 깊이를 판단할 수 있는 체크리스트를 제시해 준다. 하버드의 최근 연구 중 사탕을 먹는 것과 수명의 관계에 관한 연구는 '힐의 조건'과 완전히 불협화음을 이루었으나 1998년 크리스마스 직전, 『브리티시 메디컬 저널』에 게재되었다. 이 잡지는 과학적 결과에 대한 식견 없이 그저 연구를 수행한 과학자가 사이비가 아니라는 점만 확인했다. 어리석음과 사이비는 그야말로 종이 한 장 차이다. 이 연구를 한번 검토해 보자.

연구의 논제는 말하자면 사탕을 먹는 것이 더 오래 사는 기회를 늘려줄 수 있다는 것이다. 이들은 심장혈관질환과 암에 걸리지 않은 7,841명의 생활을 관찰했는데, 모두가 1916년에서 1950년 사이에 이 권위 있는 대학에 들어간 동창들이었다. 그들은 10년이 넘게 걸리는 긴 건강과 라이프스타일 리서치 프로젝트에 참여한 것인데, 사탕 그룹은 다시 비소비자들(전혀 먹지 않는 것에 가깝다고 답한)과 소비자들(한 달에 몇 개, 하루 몇 개 정도로 조금 먹는다고 답한)로 나뉘었다. 사탕 습관에 대한 설문은 1998년에 실시되었는데, 1993년에 있었던 조사의 응답자 중 514명이 사망했다. 사탕을 먹은 사람들은 평균적으로 그렇지 않은 사람들보다 11개월 더 오래 살았다.

그럼, 이번에는 '힐의 조건'을 보자. 사탕을 먹어서 0.92년을 더 오래 사는 것은 기름기 없는 살코기와 야채를 먹어서 좀더 오래 사는 것과 별반 차이가 없다. 상대적인 위험도가 0.73이었는데, 이는 사탕 그룹의 남자가 오래 살 확률이 27퍼센트 더 높다는 것으로, 소규모 연구의 통계치로는 약한 편이다. 점수로 치면 D+이다. 여기서 양은 어떤 의미를 지닐까? 사탕을 많이 먹을수록 개월 수가 늘어난다고? 그렇지 않다. 사실 사탕을 가장 많이 먹은 그룹은 사탕을 먹지 않은 그룹과 똑같은 사망률을 보였다. F학점인 셈이다.

그렇다면 반응의 지속성은 어떨까? 전에도 이런 연구가 있었느냐고? 그렇지 않다. 그럼 이것이 개척자적 연구가 될 수 있는 점을 감안하여 F 대신에 C+를 준다. 노출과 영향 사이의 관계는? 말하자면 사탕을 매우 일찍 먹기 시작한 것인지 아니면 나중에 시작한 것인지? 그게 정립되어 있지 않으면 점수는 역시 F다.

화학적 영향은 얼마나 분명한가? 즉 사탕이 무슨 역할을 하느냐에 대한 답을 요구하는 것인데, 그저 더 오래 살도록 해준다는 것에서 그치면 명확하기보다는 애매한 답이 되므로 점수는 C-이다. 생물학적 개연성은? 즉 설탕과 세포의 대사작용 면에서 분자 단계에서의 결과에 대한 설명이 가능한가? 가능하지 않으면 F다. 인과관계가 기존의 질병에 관한 지식과 상충하는가? 그렇다면 F가 아니라 C+이다(우리가 인류의 건강에 관한 연구를 뒷받침해 줄 과학적 기초작업을 필요로 한다는 사실을 기억하라). 유추가 존재하는가? 즉 비슷한 화학물질이 비슷한 영향을 미치는 것을 이용했는가? 그렇지 않다고? 그럼 점수는 F다.

이 시점에서 조심스러운 독자들에게서는 이런 이야기가 나올 수 있다. "너무 빡빡하게 굴지 마시오. 별 해로울 것도 없는 그저 바보스러운 연구를 가지고 뭘 그리 따지시오?" 그럴 수도 있고, 아닐 수도 있다. 이 사탕 연구 보고서의 저자들은 분명 더 중요한 작업에도 참여하고 있을 것이므로, 사탕 연구는 그저 설렁설렁 하는 것이었을 수 있다. 사탕 제조업체로부터 보고서에 대한 대가를 받은 것이 아니기 때문에 연구 자체가 대체로는 재미였을 수 있다는 것이다. 아마 십중팔구는 동료들끼리 킬킬거리며 웃는 걸로 끝났을 것이다.

물론 이것은 한 예이다. 그러나 여기에는 분명한 메시지가 있다. 사탕은 몸에 좋은가? 진짜 이야기는 미국 내 설탕 소비가 측정할 수 없을 정도로 많다는 것이다. 미 농림부에 따르면 하루 20티스푼 정도라고 하니, 거의 모든 음식과 음료에 설탕이 들어가 있다고 보면 된다.

청량음료 한 캔에 설탕이 10티스푼 정도 함유되어 있으며, 설탕 소비는 비만, 당뇨와 불가분의 관계에 있다.

보고서의 저자들은 매체가 이런 결과를 다루면 어떤 일이 생기는지 크게 신경쓰지 않았을지도 모르지만 이런 사례가 실제로 있었다. 크리스마스를 일주일 앞둔 1998년 12월 18일, 필라델피아의 지역신문에 흥미롭고 꽤 긴 기사가 실렸다. 스크립스 하워드 뉴스 서비스에 실린 기사를 전재한 것이었다. 미국의 조그만 지역 매체들이 거의 다 이런 식의 기사 전재를 한다고 보면 된다. 우리는 하버드의 과학자들이 단 것을 섭취하면 더 오래 산다고 했다는 기사를 읽으며 연휴 기간 동안 음식의 향연에 푹 빠진다. 나쁜 충고이다. 12월 31일, 모든 사람들이 한껏 취할 준비를 하고 있을 때 『필라델피아 인콰이어러』지에서 설탕이 많이 든 식단이 여러 질병을 일으킬 수 있다는 단신을 내보냈다. 그러나 연휴 기분을 망치는 이런 기사는 한쪽으로 밀려나고 만다.

우리는 하버드의 연구에서 사탕을 먹고서 평균 0.92년을 더 살았다는 사람들 이야기를 듣고 왜 그럴까 의아해 한다. 다만 그게 사탕과 별 상관이 없지 않았을까 하는 생각을 해본다. 또는 우연히 그런 것이거나, 생활태도 때문이었을 수도 있다. 그도 아니면 '어린' 사람들이나 할 법한 사탕 빨기의 욕구를 여전히 지니고 있는 것으로 보아 '젊은 심장'을 가졌을지도 모른다. 어쩌면 그들의 가족이 평소 애정 표현을 할 때 사탕을 선물하는 전통이 있었는지도 모르고. 그러나 이 경우라면 수명을 연장한 것은 사탕이 아니라 가족의 지지라는 정신적인 요인이다.

미국의 북쪽 친구, 정신이 매우 온전한 캐나다는 아예 바보스런 건강 연구들에 면역이 되어 있다. 토론토대학의 건강 연구자들은 오스카상 수상자들이 그렇지 않은 영화배우보다 더 오래 산다는 사실을 발견했다. 이것이 2001년 『내과연보(Annals of Internal Medicine)』에 실렸다. 이야기인즉 아카데미상 수상은 성취감과 마음의 평화를 주어 여분의 수명을 제공해 준다는 것이다. 엉터리, 엉터리, 엉터리다.

상을 받은 사람들과 후보가 되었다가 탈락한 사람들을 비교해 보면, 뼈가 쉽게 부러지거나 암으로 죽은 형제자매가 더 많았거나 한 사람들이 후자에 속해 있을 수 있다. 혹은 다른 요소가 얼마든지 개입될 수 있다. 수상자들 모두가 오래 사는 사람들에 속하도록 공통된 요소를 찾을 수 있을 거라고 생각한다면 오산이다. 도무지 논리적 연결이 되지 않는다. 어쩌면 미국과 캐나다에 사는 베이비부머들이 은퇴 나이가 되어 경제적 여유도 있고 오래 사는 일에 대한 관심이 최고조에 이르렀기 때문에, 새삼스럽게 장수에 관한 이야기에 집착하여 이처럼 얼토당토않은 연구를 하고 보고서를 찍어내는 것일 수도 있다.

사실 오스카상 수상자들의 평균수명은 부유함과 건강관리에 대한 접근성에 비추어 비교해 보면 일반 대중보다 전혀 더 길지 않다. 단적인 예로 75세까지 오스카상을 수상하지 못한 조지 번스는 100살까지 살았다. 덕분에 오스카상 수상이 건강에 이롭게 작용한다는 모든 학문적 해설이 깡그리 씻겨내려가 버렸다.

저 대단한 하버드같이 훌륭한 대학에서 이루어지는 연구조차도 동종요법과 건강보조식품에 관한 '진지한' 연구들이 얼마나 바보스럽고 나쁠 수 있는지 보여주는 사례로 등장하니 참 딱한 일이다. 그들의 의견대로라면, 오스카상을 받은 사람들이 사탕을 먹으면 얼마나 오래 살 수 있다는 걸까?

우리는
#1이다 ... 최고와 꼴찌가 공존하는 나라

　미국은 #1(넘버 원, 으뜸을 뜻한다 - 옮긴이)인가? 농구에서는 그럴지 모르겠다. 그러나 2000년 세계보건기구에서 집계한 내용을 보면 191개국 중 미국의 헬스케어 시스템은 37위를 차지했다(프랑스가 1위, 아프리카 국가들이 주로 하위를 차지했다). 그러나 이 정도로 미국의 헬스케어가 나쁘다고 볼 수는 없다. 그저 36개국 정도가 미국보다 나은 시스템을 지니고 있으며, 거기에는 일본, 캐나다, 대부분의 서유럽과 중동 국가 일부가 포함되어 있다는 뜻일 뿐이다.
　사실 미국의 의료처치는 지구상의 어떤 나라에서도 불가능한, 질병과 상처의 치료 능력을 자랑한다. 미국은 세계에서 견줄 바 없는 진단 기술과 수술 능력을 보유하고 있으며, 미국 의사들은 매일이다시피 뇌, 눈, 심장 등의 복잡한 이식수술과 철저한 새 외과적 절차를 시행한다. 5개 대륙의 돈 많은 환자들이 툭하면 미국으로 날아오는 것은 이런 이유이다.
　발티모어에 있는 존스홉킨스 의과대학 병원은 미국 최고이면서 세계에서도 1, 2위를 다투는 병원이다. 보스턴의 하버드 의과대학 인근에 있는 몇 군데의 월드클래스 병원은 국제 의료계의 선망의 대상이다. 필라델피아 역시 템플대학 시스템 같은 대단히 존경할 만한 병원의 본고장이다.

그런데 왜 미국은 헬스케어에서 37위, 기대수명에서 19위, 유아 사망률 20위밖에 차지하지 못하는 것일까? 문제는 예방의학의 결여가 아닐까 싶다. 다른 선진국에서는 건강보험 가입자가 거의 100퍼센트에 육박하는데, 미국은 기껏 60퍼센트밖에 안된다. 또한 미국은 건강(운동, 식이, 성)에 관한 공중 교육이 적고, 시민들에게 기본적인 필수요소(식품, 집, 백신 접종, 가족계획)를 공급하는 비율이 낮다. 여기에 더하여 살인 등의 강력범죄가 많고(2위인 핀란드에 비해서도 3배가 많은 연간 3만 건이 발생한다), 십대 청소년의 임신율이 매우 높고(2위인 영국보다 2배가 높다), 미국의 보통 사람들이 다른 선진국의 보통 사람들보다 더 열악한 환경에서 살고 있다.

미국이 세 부류의 뚜렷이 구별되는 계층으로 구성되어 있다는 점은 상황을 복잡하게 만드는 주요 원인이 된다. 부유층, 건강보험의 혜택을 입는 중산층, 그리고 빈곤층이 그것이다. 여기서 빈곤층은 늘 논란의 대상이 되는 도시 빈곤층만이 아니라 미국 영토에 거주하는 모든 이들을 포함한다. 인디언 보호구역과 애팔래치아 산맥에서부터 미국 전역의 시골에 이르기까지 곳곳에 거주하는 사람들이 포함되는데, 이들의 경우 아프리카와 중앙아메리카의 개발도상국에 비해 하등 나을 것이 없는 헬스케어 부재 상태에 처해 있다.

인디언 여인에게 유방암이 발생하면 대개 목숨을 잃는다. 정기적인 유방검사를 받지 못하기 때문이다. 조직검사를 받을 수 있는 의료기관이 없기 때문이다. 암이 뒤늦게 발견되면 그때는 이미 생존의 기회(조기발견하면 90퍼센트 정도가 생존하는데도)가 거의 없는 상태이다.

다른 선진국에서는 이런 일이 전혀 없다.

중산층의 경우에는 상황이 이보다 훨씬 좋지만 그 역시도 유럽과 일본에는 못 미친다. 반면에 최상류층 — 교육 수준이 높고, 헬스케어를 받는 여건이 월등한 — 에게 미국의 시스템은 그야말로 더할 나위 없이 훌륭하다.

이 외에도 미국은 직업에 의한 사망률에서 15위를 차지했다. 직업상해국민조사(National Census of Fatal Occupational Injuries)에서는 해마다 6,000명의 노동자가 사고로 목숨을 잃으며, 5,000명 정도는 직업병으로 죽는다고 추산한다.

또 어린이에 관한 부분에서도 미국의 순위는 저조하다. 어린이보호재단(Children's Defense Fund)의 통계에 따르면 총격에 의한 어린이 사고 1위, 취학 전 아동의 비면역 순위 선진국 중에서 1위, 빈곤한 환경에서 성장하는 어린이 비율 11위(5명 중 1명), 그리고 저체중 신생아 탄생 비율이 17위이다.

특히 선진 25개국을 조사한 것과 비교하면 미국의 아이들은 다른 나라의 아이들보다 15세 이전에 총격으로 사망할 확률이 12배, 총으로 살해당할 확률이 16배, 총으로 자살하는 사건에 휘말릴 확률이 11배, 화기 사고로 사망할 확률이 9배 더 높다. 이 냉정한 통계는 미국 질병통제예방센터에서 나온 자료이다. 게다가 2001년까지만 해도 유엔의 154회원국 중 오직 미국과 소말리아만이 유엔 어린이권리협정에 비준하지 않고 있었다.

미국은 몇 가지 부문에서 #1이다. 건강과 환경 면에서 미국은 최고의 쇠고기 및 간이식사 소비국이며, 관상동맥 대체혈관 수술 비율과 여성의 반복적인 인공중절수술 비율, 그리고 HIV 감염률이 선진국 중 최고다. 또한 의사 한 사람당 담당 환자 수, 교사 한 사람당 학생

수도 수위이며, 노숙자 비율도 최고 수준이다. 인구수 대비 대기오염 물질 배출량, 쓰레기 배출량과 빈부의 격차도 마찬가지로 선진국 중 최고다. 그나마 굿뉴스는 상황을 개선하는 일이 그리 어렵지는 않다는 점이다.

| 7장 |

영화 속 불량의학

"나는 그 가련한 프랑켄슈타인을, 내가 창조해 낸 비참한 괴물을 바라보았다."
— 메리 울스턴크래프트 셸리(1797-1851)

상상할 수 있듯 할리우드는 불량의학의 집산지다. 영화 속 캐릭터들은 범상치 않은 방식으로 살아가고 죽어간다. 도대체 총상은 절대로 감염되는 법이 없다. 한 차례 턱을 갈기는 것으로 상대를 완전히 때려눕히기도 하고, 발길질 한 번으로 목을 꺾어놓기도 한다. 할리우드맨의 몸에는 사람 몸에 정상적으로 들어 있는 5리터의 혈액보다 훨씬 많은 혈액이 흐르며, 그 피는 엄청나게 멀리까지 분출하는 남다른 능력을 지니고 있다.

사람들은 할 말 다 하고 나서 큐 사인에 따라 죽음을 맞으며, 클로로포름에 적신 손수건으로 누군가를 1초 안에 의식불명으로 만들어버린다. 유리병이나 의자는 희한할 만큼 간단히 머리 위로 날아가 부서지며, 혼수상태에 빠졌던 사람이 완벽한 머리손질과 화장이 된 채로 깨어난다. 식당이나 길거리의 군중들 중 장애인(귀 먹은 사람, 사지 마비, 근위축증 환자)은 절대로 보이지 않으며, 팔 다리가 부러진 사람, 여드름이나 피부 발진이 있는 사람, 언청이들도 없고, 특별히 임신한 여자가 납치되는 설정이 아니면 임신한 여자도 찾아볼 수 없다. 콘돔을 사용하는 일도 없고, 임신이 되거나 성행위에 의해 옮겨지는 질병에 걸리는 사람도 없다. 개는 어떤 경우에도 살아남으며, 로마 병사에서부터 중세의 소작농까지 누구나 완벽한 치아 상태를 자랑한다.

그러나 진짜 세상에서는 전혀 다른 상황이 펼쳐진다. 총을 쏘면 곧바로 청각에 손상이 생길 수 있으며, 머리를 강타하면 평생 신경 문제로 고통받을 수 있다. 또 심장발작이 꼭 가슴을 쥐어짜면서 생기는 것도 아니다. 할리우드 영화에서 비롯되는 이런 오해들은 때로 치명적인 결과를 낳기도 한다. 그렇다고 해서 텔레비전 뉴스가 이야기를 곧바로 전달하리라는 기대는 하지 말기 바란다. 텔레비전에서 보여주는 건강과 과학 정보는 영화보다 더 심각한 오류로 사람들을 끌고 갈 수 있다. 그들은 오스카상도 타지 못하는 그냥 방송 저널리스트들일 뿐이다.

리포터는 아니지만 ··· 텔레비전 의학 뉴스의 정확성

아직까지 『뉴욕타임스』나 『워싱턴포스트』 같은 신문은 어느 정도 저널로서의 정직함을 기대할 수 있으나 텔레비전 뉴스는 순전한 엔터테인먼트의 세계로 들어가버렸다. 그게 뭐 그리 나쁜 일이냐고 하면 할 말은 없다. 문제는 우리들 대부분이 그런 사실을 깨닫지 못한 채 텔레비전 뉴스를 본다는 사실이다. 시청자들은 전국적 네트워크를 가진 텔레비전에서 하는 뉴스니까 정확할 것이라고 지레 짐작한다.

어떤 이야기든 뉴스라는 이름을 달고 공중파를 타면 어느 정도는 타당성을 지니게 된다. 그런 채로 수백만 명이 시청한다. 주류의 신문과 잡지가 끊임없이 선정적인 과학 및 건강 보고서들을 마치 그 토픽이 널리 받아들여지는 것처럼 크게 다루는 일은 거의 없다. 그런 것들은 UFO나 혼령 또는 과학적으로 설명할 수 없는 경험들을 다루는 일부 잡지에 주로 실린다. 그런데 텔레비전 뉴스가 그런 일을 한다. 텔레비전에서는 유령 이야기, 미친 과학자의 이야기, 심령 이야기를 취재하여 뉴스라면서 내보낸다. 단지 재미있다는 이유로.

CBS의 뉴스 프로그램인 '60분'은 신랄한 저널리즘의 대표격이다.

수많은 상을 탔으며, 인쇄와 방송매체의 보도 관계자들 모두가 이 프로그램에 경의를 표한다. 그런데 이 프로그램이 다소 별난 건강 이야기를 선정적인 방식으로 다룬 적이 있다. 아마 많은 보도기자들이 상어 연골에 관한 '60분'의 리포트가, 나름대로 고상한 이 뉴스 프로그램이 저널리즘의 측면에서 저지른 실수였음에 동의할 것이다.

어쨌거나 ABC에서는 이를 베껴서 '20/20'이라고 하는 이름마저 비슷한 프로그램을 만들었고, 그 외에도 여러 특집 지향적 뉴스 프로그램들이 잇따랐는데 모두가 딱딱한 뉴스보다는 흥미 위주로 기우는 느낌이 강했다. 더구나 경이롭고 시시껄렁하며 세속적인 애깃거리를 무한정으로 실어나르는 케이블TV가 주류로 나서면서 네트워크 텔레비전은 한방 크게 얻어맞았다. 이들은 소파에서 엉덩이도 떼지 않고 손쉽게 채널을 케이블로 돌려버리는 시청자들을 다시 끌어당겨야 했다. 따라서 좀더 흥미로운 뉴스를 만들어야 하는 엄청난 부담을 갖지 않을 수 없게 되었다.

아래는 ABS 뉴스의 '20/20 다운타운'에서 2001년 8월 13일에 방영한 건강 리포트의 내용이다. 굳이 ABC 뉴스를 혹평하려는 것은 아니고, 그보다는 ABC 리포트가 불량의학이 어떤 식으로 흥미로운 뉴스로 바뀌는지 보여주는 교훈적인 사례를 제공했다고 생각하기 때문이다. 대부분의 전문가들이 방영된 내용에 동의하는 것처럼 꾸며 보이는 일, 다른 과학 커뮤니티에서는 방영 이전에 이미 건전하지 못한 정보로 폐기하다시피 한(기자도 그 사실을 알고 있다) 별난 또는 선정적인 과학적 결과에 의존하는 일, 소위 전문가 몇몇의 말에 기대어 공정하고 비판적인 목소리를 회피하는 일 등.

사실 ABC의 기자들이 어느 면에서 유능하다는 점은 인정해야겠다. 게다가 의학 부문 편집자인 티모시 존슨(Timothy Johnson) 박사는 이 뉴스 팀에 힘을 더해주는 역할을 한다. 또 ABC 뉴스가 심장절개술의 신기술을 설명하거나 나사의 챈드라 X선 관측기에서 최근에 발견한 것들을 신속하게 전달하는 등 제대로 된 일을 하고 있다는 점을 부정하자는 것도 아니다. 이것들은 정통 뉴스의 본보기들이다. 다만 문제가 되는 것은 정통 뉴스의 모습으로 나가는 기획특집물들이다.

'20/20 다운타운' 리포트의 토픽은 원거리 치료와 기도였다. 기자인 마이클 걸리언(Michael Guillen)은 코넬대학 물리학 박사학위 소지자인데, 이 대학이 미국에서 물리학으로 알아주는 대학이라는 점이 인상적이다. 걸리언은 몇몇 책의 저자이기도 하고, ABC 뉴스의 과학부문 편집자이기도 하며, 과학적 문맹의 근절이라는 딱 부러지는 목표를 천명해 두고 활동하는 인물이다. 따라서 나 역시 최고의, 정확하고 전면적인 리포팅을 준비하였음을 밝혀둔다.

오랫동안 많은 과학자들은 종교가 건강에 좋은 영향을 미친다고 이야기해 왔다. 정기적으로 교회에 나가 기도하거나 종교적인 활동에 적극 참여하는 사람들이 그렇지 않은 사람들보다 더 오래 건강하게 삶을 즐긴다는 연구 결과도 적지 않다. 어쩌면 그건 이 사람들이 자주 바깥나들이를 하기 때문일 수도 있다. 교회로 걸어가는 것도 운동이 되겠고, 빵을 구워 팔고, 집을 개보수해 주는 봉사활동에 참여하느라 땀 흘려 일하는 것도 좋은 영향을 미쳤을 수 있다. 혹은 언제든지 나를 돌봐주고 함께 교회에 갈 사람이 있다는 것, 그런 사람들과 한 사회에 속해 있다는 안도감 등 신앙이 가져다줄 수 있는 여러 긍정적인 요인들이 무의식중에 건강에 좋은 영향을 끼쳤을 수도 있다.

기도도 마찬가지다. 기도를 하면 심신이 이완되고, 대사작용과 심장박동 횟수가 낮아지며, 면역체계가 강화된다고 알려져 있다. 하버드 의과대학의 허버트 벤슨(Herbert Benson)이 이 분야의 주도적 연구자이다.

그런데 걸리언의 이야기는 좀 다른 종류였다. 그는 우리 중 90퍼센트가 힘들 때 기도를 한다는 말로 이야기를 시작한다. 그런 뒤 화면에는 세계 전역에서 일면식도 없는 한 사람을 위해 기도하는 사람들의 모습이 연이어 나타난다. 한 사람이란 노스캘리포니아의 듀크대학 의료센터에서 심장병 치료를 받고 있는 60대 환자이다. 이 환자는 기도의 힘으로 병을 치료하는 과학적 실험을 받고 있다. 시술자는 티베트의 승려들, 기독교인으로 거듭난 미국인들, 그 외 여러 사람들이며, 의사들은 기도의 효과를 지켜본 다음 다른 환자들에게 적용할지의 여부를 판단할 것이라고 한다. 그야 당연지사다. 그리고 그 결과는 미확정이다.

이어 걸리언은 191건의 연구가 원격치료와 기도의 힘을 입증하기 위해 진행 중이라고 하면서 그 중 3분의 2가 '곧 될 듯한 감질난' 결과를 보여주고 있다고 말한다. 도대체 무슨 연구가 어디서 진행되고 있다는 것인지, 뭐가 긍정적이라는 것인지는 나오지 않는다. 그러나 그가 다음 장면에서 하이라이트로 선택해 보여주는 연구를 보고 있노라면 '곧 될 듯한 감질난' 결과를 기다리고 싶은 생각이 없어진다. 원격치료에 관한 걸리언의 뉴스 중 핵심이 되는 사례는 미주리 주 캔자스시티의 미드아메리칸 심장연구소에서 이루어지는 연구이다. 연구는 이 센터가 새롭게 적용하는 심장 치료에 응하겠다고 한 1,000명의 중환자들을 대상으로 이루어진다.

1,000명의 환자 중 절반은 전혀 모르는 낯선 사람들의 기도 치료를 받는 그룹이고, 나머지 절반은 기도를 받지 않는 그룹이다. 물론 기도를 해주는 사람들이 이 병원과 제휴 관계에 있는 조직에 속해 있는지 어떤지도 정확하지 않다. 두 그룹 모두 미드아메리칸 심장연구소에서

만 시행하는 수준높은 집중 치료를 받고 있으며, 위약효과를 배제하기 위해 누군가 자기를 위해 기도를 하고 있다는 사실을 알지 못하는 상태다.

우리로서는 환자를 어떤 기준으로 나누었는지 알 수 없다. 어쩌면 걸리언이 시간 관계상 내보내지 않았을 수도 있기는 하다. 그렇다고 해도 자신도 모르는 사이에 기도 그룹에 든 환자들 중에 개인적으로 기도라는 것 자체를 반대하는 이도 있을 수 있고, 종교적인 문제로 다른 종교의 기도를 원치 않는 사람도 있을 수 있으므로 윤리성의 문제를 생각해 보지 않을 수 없다. 방송에서는 이 부분에 대해서도 언급하지 않았다.

결과는? 1년 후, 기도를 받은 그룹에서 심장마비, 심장발작과 생명을 위협하는 합병증의 발생이 11퍼센트 줄어들었다. 솔직히 연구기획 단계의 결함을 차치하고라도, 1,000명밖에 안되는 환자들을 상대로 한 1년 간의 빈약한 테스트를 통해 11퍼센트라는 차이를 얻은 것은 과학적으로 그리 떠들썩한 얘깃거리가 못된다. 그 정도는 '우연'이라는 경우의 수만으로도 충분히 얻을 수 있는 수치이다.

그들 역시 뒤이은 분석과 보고에서도 이 점을 인정하고 있다. 걸리언 자신도 이 연구의 엄청난 한계성과 쏟아질 비판을 알고 있었을 것이다. 그 정도는 굳이 ABC의 과학 편집자가 되거나 코넬대학의 박사학위를 따지 않아도 충분히 알 수 있는 사실이니까. 그럼에도 불구하고 걸리언은 11퍼센트의 차이가 굉장히 크다는 사실을 강조하는 의미로 이 단어에 힘을 주어가며 두 차례나 반복했다. 아마도 앞서 얘기된 191건의 연구 중 3분의 2를 차지하는 '곧 될 듯한 감질난' 연구를 뒤져서 찾아낸 최고의 성과가 이 11퍼센트였기 때문에 걸리언이 그렇게 강조해 마지않은 것이 아닐까 하는 생각이 든다.

나로서는 물어볼 것이 참 많다. 걸리언이 시작하면서 이야기했던 것처럼 우리 중 90퍼센트가 기도를 한다면, 기도 그룹에 들지 않은 환자들도 그를 사랑하는 사람들 중 누구라도 기도를 하고 있었을 것 아닌가? 그런 기도가 아무런 효력을 발휘하지 못했다면 그건 기도하는 사람의 수나, 기도의 질 또는 양 때문이라는 것일까? 효과를 보려면 적어도 티베트의 수도승 정도 되는 사람들 여럿이서 낯선 사람을 위해 기도를 해야만 하는 거라고? 가족의 기도는 소용없고? 그러면 결국 기도하는 사람의 수가 두 배인 환자가 그렇지 않은 환자보다 두 배 더 건강해진다는 결론인가?

이 모든 질문을 뒤로하고, 걸리언은 연구에 참여한 의사를 똑바로 쳐다보며 단호하게 묻는다. "이 결과를 신이 존재한다는 증거로 보십니까? 이거야말로 가장 노골적인 질문일 텐데 말이죠." 나는 기가 차서 쓰러지는 줄 알았다. 내가 생각하는 노골적인 질문이란 이런 것이다.

"이 연구가 우연 이상의 의미를 담고 있다면 그 이유가 무엇인지 설명할 수 있는가? 건강이란 것이 기도하는 사람의 수, 유형, 빈도 혹은 강도에 의해 영향을 받는다고 생각하는가? 또 기도를 하는 사람과의 거리나 참여한 사람들의 종교에 따라서도 효과가 달라지는가? 기독교로 개종한 사람들이 티베트의 승려들과 함께 기도하는 것에 대해 어떻게 생각하는가? 그들이 기독교의 하느님이 아닌 다른 우상에게 기도를 했다는 죄책감에 두고두고 시달릴 거라는 생각은 들지 않는가?"

결국 걸리언은 훌륭한 기자라면 흔히 하는 식의, 직접적인 질문을 전혀 시도하지 않았다. 대단히 고매한 분들임이 틀림없는, 이 연구를 지휘한 과학자들은 물리학의 법칙으로 설명할 수 없고 에너지 분야의 근간을 뒤흔드는 말을 하는 법이 절대 없으므로.

다음 장면은 의사들이 무작위 기도의 결과로 다른 환자들보다 더 건강해진 몇몇 심장병 환자들에게 신의 은총이 내렸다고 이야기하면서 "기적이지요"라고 말하는 부분으로 이어진다. 이제 걸리언은 캘리포니아에서 온 정신병학자와 이야기를 나눈다(정말이지 캘리포니아는 온갖 희한한 것들의 전문가들이 모인 집산지이다).

이후 몇 분 동안 캔자스시티의 심장 연구뿐 아니라 곳곳에서 기적이 일어나고 있음이 화면에 담긴다. 아주 비슷한 AIDS 연구가 소개된다. 10명의 AIDS 환자들에게는 수마일 떨어진 곳의 치료사들이 기도를 해주고, 또 다른 10명의 환자에게는 기도를 해주지 않았더니, 기도를 받지 못한 그룹의 환자 중 네 명이 숨졌고, 기도를 받은 그룹의 환자는 모두가 건재하다는 것이다. 시청자들에게는 연구의 설계나 환자들의 배경에 대한 아무런 설명도 없다. 걸리언은 심장 연구의 결과를 확인시키는 것 외에는 아무런 관심도 없으므로 연구에 관한 상세한 설명쯤은 무시해도 좋다는 식이다.

다음은 아유르베다의 구루이면서 베스트셀러 작가인 디파크 초프라를 인터뷰하는 장면이다. 초프라는 마음이 몸을 치유할 수 있으며 노화도 되돌릴 수 있다는 생각을 퍼뜨리는 일에 15년간 매진해 온 인물이다. 초프라는 2분 45초 동안 화면에 잡히는데, 이는 전체 인터뷰 분량의 27.5퍼센트에 해당하는 시간으로 다른 인터뷰 대상자들보다 훨씬 오래 나왔다. 하기는 초프라가 마침 저서인 『더 젊게, 더 오래 살기 — 노화를 되돌리는 10단계 방법』이라는 책의 소개를 ABC에서 이 뉴스와 같은 주에 방영했으니 그런 대접을 받을 만도 했겠다.

중요한 것은 걸리언(그가 물리학자임을 기억하시라)이 건강 전문가로 소개된 초프라(그는 이그노벨 엉터리치료상을 받은 경력이 있다)에게 질문을 했다는 점이다(이그노벨 엉터리치료상은 하버드대학의 과학 잡지사에서 매년 다시 할 수도 없고 해서도 안되는 업적에 주는 상이다 – 옮긴이). 그에 대한 초프라의 대답은 상당히 명쾌하다. "물리학자들조차도 물리학을 뛰어넘는 영역이 실재함을 이야기하고 있습니다. 그곳에서 우리는 멀리서도 서로 영향을 주고받을 수 있습니다."

즉 우리로서는 설명할 수 없는 힘이 우주에 존재하며, 이 우주의 정수(精髓)는 중력을 거스르고 우주의 확장을 가속화시킨다는 바로 그 이야기다. 물론 양자론의 수학에 따르면 아원자(亞原子)의 영역에 가상의 입자들이 존재하여 사물의 안팎을 넘나든다고 하고, 아인슈타인이 '스푸키'(spooky, 귀신같은, 놀라게 하는 – 옮긴이)라고 불렀던 작용에서도 두 입자가 일단 한번 결합되고 나면 분리되어서 몇 마일(혹은 몇광 년) 떨어져 있어도 서로 영향을 주고받을 수 있다는 '얽힘(entanglement) 현상'도 있다.

그러나 적어도 물리학자들은 인간이 멀리서 서로 치료할 수 있다는 이야기를 받아들이지 않는다. 그런데 전문가라고 하는 초프라가 이런 말을 해도 물리학자 겸 기자인 걸리언은 감히 그에 반박하지 않는다. 그리고 시청자는 그것이 과학의 도그마(반박을 허용하지 않는 독단적 신념 – 옮긴이)라고 생각하도록 방치된다.

이어서 초프라가 소위 멘탈파워(mental power)를 시연해 보이는 장면이 펼쳐진다. 시청자들은 북부 캘리포니아에 자리한 '노에틱 스터디 연구소'로 안내되고, "과학자들이 과학적으로 이해되지 않는 현상을 일정하게 연구하는 곳"이라는 걸리언의 설명이 덧붙여진다. 또다시 걸리언은 과학적 기현상과 증명되지 않은 주장들에 대해 한바탕 이야기를 늘어놓는다. 연구소는 얼핏 정체를 알 수 없는 건물에 들어 있는 수많은 방의 행진처럼 보인다.

이윽고 초프라는 걸리언을 이상한 기계에 묶어놓는데 소위 신경활동 측정기라는 것이다. 걸리언에게 마음을 편히 가지라고 주문한 뒤 다른 방으로 들어가 모니터로 걸리언을 관찰하면서 자신의 마인드파워를 이용해 걸리언의 심신을 이완시킨다. 그렇게 15분이 지나고 나면 데이터를 분석할 시간이다. 컴퓨터 한 대가 걸리언의 신경활동에 따라 오르락내리락하는 데이터를 출력해 내는데, 시청자들에게는 그 래프의 상세한 내용이 보이지 않지만 호흡이나 삼키는 행동, 긁는 행동 혹은 무엇이 됐든 신경활동의 사이클이 기록되어 나온다.

두 번째 곡선은 초프라가 마인드파워로 걸리언을 이완시켰을 때의 간격을 의미하는데 초프라가 의도한 지점에서 더 많이 이완된 상태를 보여준다. 걸리언은 곡선이 일치한다고 놀라워한다. 그러나 실제로 그렇다고 해도 그게 무얼 증명한다는 것인지 모르겠다. 우리는 그 기계가 사실 무슨 장치인지도 모르는데 말이다. 슬픈 일은 텔레비전 시청자들이 그 장면을 정지, 확대시켜서 차트를 들여다보면 곡선들이 늘 일치하지는 않을 거라는 점이다.

초프라는 단순히 운이 좋아서 걸리언이 신경 사이클의 낮은 지점에 있을 때 몇 차례 기회를 잡은 것일 뿐이다. 더욱이 전체 실험은 아이들이 신기한 장난감으로 하는 주문외기놀이와 하등 다를 것이 없다. 초프라에게 정말로 원거리에서 사람을 진정시키는 능력이 있다면 무엇 때문에 다른 방에서 굳이 모니터를 들여다본다는 건지. 비디오 모니터는 단순히 실험을 좀더 과학적으로 보이게 하는 장치일 뿐이다.

그 상태에서 초프라의 이야기가 더 이어진 후, 즉 할당 시간 10분 중에서 8분이 지난 후에야 이 실험에 의문을 표하는 사람의 인터뷰가 나온다. "회의적인 입장의 그레이 포스너 박사"라고만 소개되는 인물이다. 걸리언은 포스너의 학위나 전문적 배경에 대해 언급하지 않으며, 이 사람에게 할당된 시간은 45초 정도다. 포스너는 이 프로그램이 의학적으로 전문적인 식견을 분명히 보여주어야 하며, 심장과 AIDS 연구에는 결함 요소가 대단히 많고, 원격치료는 대개 번지르르한 가짜이기가 쉽다고 이야기한다.

그러나 시청자들은 의심의 씨앗을 오래 품고 있지 않으며, 금세 조금 전 초프라의 이야기로 돌아가고 만다. 결국 기독교 근본주의자들 중 잘못된 생각을 가진 부모들이 병에 걸린 자식을 병원에 데려가지 않고 기도로만 낫게 하겠다고 고집을 피우는 것 같은 오류를 확산시키는 위험한 결론이 내려진다. 원격치료에 기반을 둔 국가적 보건 시스템은 21세기 의학의 위대한 이점을 끔찍하게 침해할 수도 있는데 말이다.

만약 내게 질문을 할 기회가 주어진다면 초프라의 책 『늙지 않는 몸, 영원한 정신 — 노화에 관한 양자 대안』에서 설명하는 개념인 양자치료에 대해 물어보고 싶다. 우리가 캔자스시티의 심장 연구에서 보았던 치료가 양자 기도의 결과였던 것인지? 내가 알기로 양자란 원자 내 에너지의 단계를 변화시키기 위해 필요한 에너지의 다발이다. 하기는 이런 견지에서 보면 기도가 일정한 용량에 도달하기 전까지는 질병과 싸우는 일에 무용지물이어서 10명의 기도가 필요한 것일지도 모르겠다. 9.9999명의 기도는 아무 소용이 없고. 그래야 '기도를 받지 못한 그룹'의 환자들이 집에서 애끓는 기도를 해주는 몇몇 사람의 에너지만으로는 건강에 도움을 얻지 못한 것이 이해가 된다. 치료 과정을 촉발하기에 충분한 에너지는 낯선 사람들의 기도가 합해져야 된다는 원리 말이다.

장난 같지만 이것이 오늘날 텔레비전 건강 뉴스의 수준이다. 이 외에 어떤 프로그램을 택했어도 마찬가지였을 것이다(사실이 그랬다.

ABC의 '20/20 다운타운'을 보게 된 것도 비디오테이프를 되감다가 우연히 시청하게 되었다). 이런 식의 뉴스 프로그램은 재미는 있을지 몰라도 사람들에게 헛된 희망을 품게 한다. 그리고 헛된 희망은 나쁜 결정을 내리게 만든다.

그로부터 일주일쯤 후, 『뉴욕타임스』에 눈동자와 눈썹만 움직일 수 있는 사지마비의 화가에 대한 기사가 실렸다. 그는 고생고생하면서 눈을 움직여 조수에게 휠체어를 밀도록 하면서 널따란 캔버스에 색을 입힌다. 바로 이런 이야기야말로 마음을 움직이는 이슈이자 뉴스인 것이다. 이런 것이 진정한 기술이며, 다른 마비 환자들에게 희망을 불어넣는 진실된 뉴스다.

반면에 과학적 문맹을 뿌리뽑겠다며 팔 걷고 나선 걸리언은 마술과 사기에 관한 보도로 우리를 두 번 옭아맨다. 이는 세상의 의학적 허풍선이들에게 대중을 상대로 협잡질을 할 수 있도록 힘을 실어주는 결과밖에 되지 않는다.

람보 6,
청각에의 탐색 ··· 총기와 그 후유증

트라이하드 픽처스와 리사이클 시네마에서 새로 선보이는 용기, 충성, 결단에 관한 영화.

캄보디아의 콤퐁참, 새벽.
우리의 HERO가 클로즈업되고 그가 형편없는 음식으로 아침식사를 하고 있다. 맛없는 차 한 잔을 곁들이는 것도 감지덕지다. 이른 아침임에도 후텁지근한 열기와 습기가 온 정글에 가득 차 있다. 겁에 질린 남자들. 위험의 냄새가 바싹 다가선다.

코들 상사 : 움직여야 해. 초곽의 부하들이 1마일 안에 있다.
람보 : 뭐라고?
코들 상사 : (좀더 큰 소리로) 움직여야 한다고.
람보 : 뭐라고?

정상적인 상황에서라면 훨씬 더 참을성 있는 사람인 코들은 람보의 셔츠 주머니에서 메모패드를 꺼내 확 찢어발긴 다음 메시지를 써내려간다. 람보, 고개를 끄덕인다.
람보 : 미안. 총소리 때문에 고막이 파열됐어.

람보가 얼빠진 몸짓으로 라이플총을 집어든다. 그의 어깨가 몇 년 동안 그랬듯이 자연스럽게 탈구되어 흔들거린다. 너무 오랫동안 한 팔로 무거운 총을 들고 쏘아댄 결과이다. 람보는 고통을 못 이겨 정글 바닥에 쓰러진다. 코들은 이런 상황에 익숙하다. 그는 두 남자에게 신호를 보내 람보의 몸을 일으켜 세우게 한 뒤 람보의 팔을 쭉 펴서 견갑골 속으로 밀어넣는다.

코들 상사 : (중얼거린다) 이제 이런 일을 하기에는 너무 늙었어.

예전에 개봉한 「람보 6」를 본 사람? 이 영화에서 람보는 청각 보호 장구 없이 중화기를 마구 쏘아댄 덕분에 아시다시피 귀가 먹었다. 여러분도 110데시벨 정도의 소음을 매일 몇 분씩 지속적으로 들으면 영구적인 청력 손실을 입을 수 있다. 콘서트장의 소음이 110데시벨 정도이다. 사실 한때 가장 요란한 록그룹으로 꼽혔던 더후의 리더 피트 타운센드도 오랜 기간의 콘서트로 완전히 귀가 먹다시피 했다.

그런데 람보의 상황은 더욱 심각하다. 하늘이 가려진 울창한 정글에서 총을 쏘면 그 울림이 콘서트의 수천 배 정도로 커지는 일은 다반사이고, 이 정도의 소음은 단 한 번으로도 심각하고 영구적인 청각 손상을 입을 수 있다. 더구나 총은 귀에 바싹 댄 채로 쏘아야 하는 무기가 아닌가.

총소리가 어느 정도로 시끄러우냐고? 고속도로에서 차의 지붕을 열고 달릴 때, 또는 지하철이 정차할 때의 소리도 상당히 시끄러운데 이 정도가 95~100데시벨이다. 전기톱과 모래 분사기 소리는 이보다 더 시끄러운 110데시벨 정도이고, 자동차 경적 소리와 착암기 소리는 불쾌감의 문턱까지 다가간 120데시벨로서 평상시 지하철 소음의 100배에 해당한다.

공습경보 사이렌은 5마일 밖에서도 잠자던 사람을 후다닥 일으켜 세울 정도의 소음으로 130데시벨이고, 이는 지하철 구내 소음의 1,000배이다.

권총과 군용 자동소총의 발사음은 140데시벨로서 귀에 통증을 느낄 정도이며 지하철 소음의 1만 배에 해당하는 고통스러운 소음이다. 이쯤 되면 람보라도 어쩔 수가 없다. 람보가 좋아하는 미사일과 대형 소총은 150데시벨의 소음을 내니까 말이다. 바주카포는 160데시벨, 105밀리 곡사포는 발사될 때 190데시벨의 서슬을 자랑한다.

총기 발사의 소음은 적어도 에어컨의 10억 배 정도로 요란하며, 즉각적이고 치유 불가능한 청력 손상을 가져올 수 있다.

법적으로 미국에서는 작업자들이 115데시벨에서 15분 이상 노출되는 것이 금지되어 있다. 140 이상이 되면 무조건 즉각적이며 영구적인 청력 손상이 올 수 있다. 청력 손상의 정도는 노출 시간에 비례한다. 인디애너 주의 볼스테이트대학에서 행한 연구에서는 장기간 귀 보호장구를 착용하지 않고 사냥을 해온 사람들 대부분이 보통 사람들보다 더 청력이 나쁘다는 일견 당연한 결과가 나왔다.

청력의 상실은 조용하고 평화로운 것과는 거리가 멀다. 총소리에 의한 청각 장애는 이명, 벨소리, 메아리 등의 증상을 동반하기 십상이기 때문이다. 이 모든 것이 140데시벨의 소총을 들고 1년에 몇 마리씩의 사슴을 사냥했기 때문이다. 그러니 가련한 람보가 어땠을지는 불문가지다. 사냥 소총보다 10에서 10만 배는 더 요란한 150~190데시벨의 총기 발사음을 계속해서 들었으니 말이다.

소음 레벨 (데시벨)	사례	증상
0	청각의 발단, 한손으로 손뼉 치기	
10	숨쉬는 소리, 핑크플로이드 앨범의 시작	단순히 소리가 있다는 정도
20	휘파람, 잎이 사각거리는 소리	
30	조용한 시골의 소리, 새 소리	
40	도서관, 새들이 다투는 소리	조용함
50	집에서의 대화(아이 없음)	
60	집에서의 대화(아이 있음), 식당, 에어컨, 텔레비전, 사무실	약간 느껴지는 정도
70	청소기, 소란한 식당, 전화기의 다이얼 음, 핑크플로이드 앨범의 중간 부분	
80	음식 찌꺼기 처리기, 보통의 공장, 화물열차가 지나가는 소리, 헤어드라이어, 알람시계, 차 안에서 듣는 찻길의 소음	여전히 총소리보다 100만 분의 1 정도로 조용함
90	분주한 거리 모퉁이, 디젤 트럭, 믹서, 150미터 거리에서의 기차 기적 소리, 지하철이 다가오는 소리	8시간 연속해서 들으면 심각한 청력 손상
100	모터보트, 잔디 깎는 기계, 나뭇잎 송풍기, 모터사이클, 트랙터, 지하철에 탈 때, 컨버터블 자동차의 지붕을 열고 달릴 때	8시간 후 심각한 청력 손상
110	제강 공장, 전기톱, 자동차 경적, 록 콘서트, 모래 분사기, 폭죽, 헤드폰(깔때기 모양으로 생겨서 귓속으로 끼워넣는 형태)	여전히 총소리에 비하면 휘파람 정도
120	가장 큰소리로 내는 인간의 비명, 뇌성, 전동 쇠사슬톱, 착암기, 스파이널탭 콘서트	인간에게 고통을 느끼게 하는 경계선. 작업자들은 115데시벨에서 하루 15분 이상 노출되지 말 것
130	100미터 거리에서 제트기가 이륙하는 소리	
140	항공모함 갑판, 공습경보 사이렌, 권총, 군용 자동소총	즉각적인 청력 손실
150	제트기의 이륙, 미사일, 대형 소총	고막 파열, 람보 수준임
160	바주카포	뭐라고?
170	10밀리 바주카포	뭐라고?
180	로켓 발사대	뭐라고?
190	105밀리 곡사포	뭐라고?

소음 레벨에 따른 청각 증상

미군은 1960년대 말까지도 상부에 청각 보호장구라는 걸 요구해본 적이 없었다. 2차 세계대전과 한국전쟁 당시의 베테랑 참전용사들에게 물어보면 알 수 있는 일이다. 무방비로 귀에 대고 총질을 하니 귀가 부분적으로 또는 완전히 먹기란 일도 아니다. 이런 유형의 손상은 나이 때문에 나타나는 것이 아니다. 사냥꾼들과 사수들도 1970년대까지는 청각 보호에 대한 이야기를 한 번도 들어보지 못했다. 특히 사냥꾼들, 그 중에서도 나이 든 사람들은 청각 보호에 미지근한 반응을 보였다. 사냥이라는 것이 1년 중 시즌에만 몇 차례 하는 것뿐이라고 생각한 것이다. 물론 그렇기는 하지만 그 몇 차례로도 귀는 충분히 상할 수 있다.

실내사격장에서는 라운드가 많고 소리가 울리기 때문에 청각 보호장구가 그야말로 필수다. 다행히 실내사격장은 이런 부분에 대한 대비가 철저한 편이다. 오히려 모든 사람들이 걱정해 마지않는 총기 소지자들은 미국과 캐나다의 시골에 거주하는 소위 정크슈터들이다. 이 촌사람들은 하루 일을 마치고, 또는 주말에 자기 집 뒤뜰에다 깡통을 늘어놓고 몇 라운드씩 총을 쏘아 맞추기를 한다. 청각 보호장구 같은 걸 하는 일은 거의 없다. 사내답지 못하다고 생각하기 때문이다. 「람보」 같은 영화가 문제가 되는 것은 바로 이런 이유 때문이다. 할리우드식 허장성세가 도를 넘어 총기 소음에 대한 잘못된 인식을 심어주는 것이다.

그게 정말로 이슈거리가 되느냐고? 미국 내 5,000만 명에 육박하는 총기 소지자들을 생각한다면, 대답은 '그렇다' 이다. 지금껏 폭넓게 포진해 있는 총기 소지자들의 청력 상실 비율에 대한 연구는 없었다. 주로 사냥꾼, 경찰, 군인 및 총을 자주 사용하는 것으로 인식된 일부 사람들에 대한 연구만 이루어졌는데, 이들은 그룹별로 모니터하기가 상대적으로 쉽기 때문이다.

우리가 정크슈터라고 부르는 사람들 사이에서 귀머거리에 가까운 이들이 급증한다는 사실은 대개 이들을 진찰한 의사들의 보고서에서만 짐작되는데, 의사들에 따르면 그들 대부분은 자기 귀가 왜 들리지 않는지, 왜 그토록 만성적인 이명에 시달렸는지에 대해 아무런 생각이 없다고 한다.

사격을 즐기는 사람들이 사격장을 자주 이용하지 않으면 그나마 소음의 위험성에 대해 교육할 만한 기회도 거의 없는 셈이다. 뒤뜰을 애용하는 정크슈터들은 자기가 자신의 귀에 어떤 위해를 가하는지 알지 못한 채로 세월을 보낸다. 영화 한 편으로 귀가 먹어버린 람보와 달리 뒤뜰 총기 사용자들은 꾸준히 140데시벨의 소음에 노출된 채 해가 갈수록 점진적인 청력 손상을 경험하게 되는 것이다.

사격장은 탄피와 화약 먼지로부터 눈을 보호해 주는 역할도 한다. 사격으로 눈을 상할 수도 있다는 사실을 아는 사람이 몇 안되기는 하지만.

람보는 그처럼 많이 총을 쏘고도 귀를 적게 다친 편이다. 아이러니하게도 그건 그가 제대로 총을 쏘지 않은 덕택이다. 람보는 주로 어깨 높이로 들어올려 반동을 버티면서 총을 쏜다. 그러다 보니 총이 귀에서는 멀어지므로 몇 데시벨 정도 소리가 줄어드는 효과를 가져온 것이다. 물론 그런 식으로 쏘는 것은 육체적으로 불가능하다. 람보가 쓰는 M16은 원래 배나 비행기 옆에 부착하는 자동연발 총으로, 그렇게 한 팔로 아무렇게나 들고 쏠 수가 없다. 작용에는 반작용이 따른다. 글쎄, M16의 반동 정도면 람보의 팔을 어깨에서 날려버릴 수도 있을 것이다.

조그만 권총도 반동은 있다. 자주는 아니지만 실제 생활에서도 경찰이 한 손으로 권총을 쏘는 장면을 목격할 때가 있다(솔직히 실제 생활에서 경찰이 총 쏘는 걸 볼 일은 거의 없다. 경찰이 직무상 총을 쏘는 일 자체가 없기 때문이다). 그런데 다른 손으로 받치지 않고 총을 쏘면 반동의 강도와 손목의 각도에 따라 심하게 손목이 삐거나 손목뼈가 부러질 수도 있다.

마약 상인들이 할리우드 흉내를 내느라 멋진 폼을 잡다가 가장 흔히 다치는 부위가 엄지손가락이다. 엄지손가락을 여닫히는 탄약통 위에 얹은 채 거들먹거리며 반자동 총을 쏘다 그만 부러지는 것이다. 자동소총을 한 팔로 쏘면 360도로 총알이 빗발쳐 나가기 때문에 아무리 힘센 사람도 휙 돌면서 중심을 잃게 되며, 총의 무게에 따른 반동으로 어깨가 쉽게 탈골되고 만다. 군인들도 자세를 제대로 잡지 않고 총을 쏘다가 어깨가 빠지는 일이 심심치 않게 일어난다.

따라서 달리는 차에서 창밖으로 한 손을 내밀어 총을 쏘면서 누군가 맞으리라고 기대하는 것은 어불성설이다. 표적이 아무리 크고 넓어도 맞출 수가 없다. 반동 때문에 총이 공중으로 휙휙 들려버린다. 람보가 표적을 잘 맞추느냐 아니냐의 논란을 비껴간 것은 숲 전체를 향해 총알을 폭포처럼 퍼부은 덕택이다. 그는 영화 한 편당 수만 발의 총탄을 무차별로 쏘아댄다. 그 많은 총알은 다 어디로 갔을까?

할리우드 마법의 또다른 특징은 총알이 절대로 튀면서 날지 않는다는 것이다. 할리우드의 강도는 은행으로 뛰어들어가 천장을 향해 총을 난사한다. 이 총알들은 어디로 가게 될까? 회반죽은 사람의 살과 달라서 그렇게 쉽게 총알을 받아들이지 못한다. 올라갔던 것은 내려올 수밖에 없다. 천장에 부딪힌 총알은 쉽사리 대리석 테이블에 내려와 부딪혔다가 다시 튀어서 건너편 벽으로 가 부딪힌다. 은행 강도로서는 총을 쏘고 "꼼짝 마!"라고 소리치려면 상당한 위험을 각오해야 한다는 뜻이다. 자칫하면 총알에 자기가 다치거나, 생각지도 않았던 은행 고객을 다치게 할 수 있으므로.

하늘이 보이지 않는 울창한 정글은 총을 쏘기에는 매우 불안한 장소이다. 총알이 스쳐지나가는 각도에 따라, 심지어는 나뭇잎이나 물의 표면까지도 총알을 전혀 엉뚱한 방향으로 향하게 할 수 있다. 람보도 이리저리 날아다니는 총알 때문에 적어도 한 명 정도는 자기 편을 맞혔을 것이다. 지독한 소음 때문에 생긴 청력의 감퇴, 제 기능을 못하는 팔을 하고서, 실베스터 스탤론은 할리우드가 람보 캐릭터를 은퇴시켜 준 것에 대해 대단히 감사하고 있을 듯하다.

녹아웃, 만취 ··· 상상의 폭력, 그리고 진짜 문제들

"내 이름은 본드, 그 어떤 본드. 아마 맞을 거야. 날 이해해야 해. 나는 너무 여러 차례 의식을 잃어서 기나긴 기억상실증에 시달리고 있거든." 이건 분명히 최고로 근사한 본드의 대사는 아니다. "미안, 허니, 구두에 토해놓은 것 치운다니까." 이것도 마찬가지다. 두들겨 패서 녹아웃을 만드는 것은 아주 나쁜 일이다. 한 차례 정도는 그리 심각하지 않지만 연이어서 머리를 때리는 일은 영구적인 기억상실, 뇌 손상, 심지어 시각, 후각, 청각 혹은 민첩성까지 상실하게 만들 위험을 몇 배로 끌어올린다.

뇌진탕의 역사는 언어 및 학습 장애, 균형감각 상실, 정서불안으로 이어지기가 십상이다. 무하마드 알리의 파킨슨씨병이 오랫동안 머리를 얻어맞은 결과라고 단정할 수는 없다. 그러나 권투선수들은 일반인들보다 신경장애로 고통받을 확률이 훨씬 높다. 당연히, 머리를 치는 일이 계속되면 두부 손상도 계속된다.

뇌진탕은 글자 그대로 두부에 가해진 충격 때문에 뇌에 타박상을 입어서 뇌신경 기능이 마비된 상태를 말한다. 뇌의 충격은 십중팔구

혼미함과 단기 기억상실을 일으키지만(가벼운 뇌진탕) 그렇다고 늘 의식을 잃게 만들지는 않는다. 다만 뇌진탕의 중증도와 무관하게 이 증세가 반복될수록, 특히 그 간격이 짧을수록 영구적 뇌손상의 위험은 엄청나게 높아진다. 또 간격과 상관없이 첫번째 충격 이후 다음번 충격이 가해지면 두 번째 뇌진탕의 가능성은 네 배로 높아진다. 가장 약한 뇌진탕도 현기증과 피로감 등 독감과 같은 증세를 일주일 정도 끌고 갈 수 있고, 더 심각한 뇌진탕(녹아웃 당했거나 아니거나 상관없이)은 성마름과 불면 증세를 6개월에 걸쳐 일으킬 수 있다. 이쯤 되면 007이라 해도 성생활을 지속할 수 없을 것이다.

풋볼경기에서 머리를 세게 부딪히고 곧바로 다시 운동장에서 뛴 소년들이 그 자리에서 숨을 거두는 일련의 비극적인 보도들이 나간 후에야 마침내 고등학교에서는 뇌진탕의 심각성을 받아들이기로 했다. 미국질병통제예방센터가 추산하기로는 고등학교의 운동경기 중 연간 20만 건의 뇌진탕이 일어난다고 한다.

뇌진탕은 정도에 따라 가장 낮은 등급(기억상실이나 의식불명을 동반하지 않을 때)에서 가장 높은 등급(의식불명)까지 나뉜다. 등급 1 뇌진탕은 선수를 최소한 20분 휴식하게 한 후 차후 상황을 살피도록 규정되어 있다. 등급 2는 선수를 경기에서 제외시킨 후 적어도 일주일 정도 경기에 내보내지 않게 되어 있고, 더 높은 등급의 뇌진탕은 선수를 최소한 3개월 또는 1년까지 경기에 내보내지 말도록 규정되어 있다. 그리고 두 차례 녹아웃이 되었을 때는 선수 명단에서 제외해야 한다. 흔히 풋볼 선수들은 멍청하다는 고정관념이 있는데, 근거 없는 소리이기는 하지만 뇌진탕이 이 고정관념을 고착화시킬 수도 있다.

이처럼 헬멧을 쓰고 태클하는 것이 문제라면, 영화 속 바에서 일어나는 난투극은 훨씬, 훨씬 더 나쁘다. 누군가의 머리를 내리쳐 병이나 의자가 산산이 부서진다면 거의 살인이나 마찬가지다. 그건 재미있지도 않고 오락거리도 아니다. 첫째로, 병과 의자는 그렇게 쉽게 깨지지 않는다. 그보다 두개골이 먼저 깨지기 십상이다. 둘째, 병과 의자가 깨질 때는 날카로운 무기로 돌변하므로 두개골은 물론 얼굴, 팔, 손이 베어지기 십상이다. 셋째로, 뇌는 산소와 포도당을 함유한 혈액이 풍부해야 하는 중요한 기관이므로 두부가 손상되면 피투성이의 참극을 낳을 수밖에 없다.

심한 뇌진탕은 대개 가벼운 뇌진탕보다 그 여파가 훨씬 오래 가며, 혼미함과 방향감각 상실이 지속된다. 구토를 동반한 메스꺼움은 당연지사이고, 어디를 맞았는가에 따라 미각과 후각을 잃어버리기도 한다. 사실 두부 손상이야말로 미각, 후각 장애의 가장 큰 요인이다. 1분 내로 의식이 돌아오지 않으면 며칠, 몇 주, 심지어 몇 달이 걸려야 의식이 완전히 회복되는 혼수상태에 빠지기기도 하며, 의식불명인 채로 하루가 지나버리면 회복이 되어도 지적, 정서적 혹은 정신적인 문제를 유발하기도 한다.

또한 얻어맞아서 생긴 핏덩어리를 빨리 찾아내 제거하지 않으면 뇌졸중까지 불러올 수 있다. 쓰러진 시간이 어떻든 무의식에서 깨어나려면 심하게 비틀거리는 증상이 동반되는데, 이럴 때는 차를 몰 수도 없고, 어디로 달아날 수도 없으며, 악한과 싸움질을 할 수도 없다.

권투선수들은 뇌손상을 입을 가능성이 가장 높은 사람들이다. 파킨슨씨병은 원인이 두부의 충격이라는 이야기는 없지만, 전설적인 권투선수 무하마드 알리가 이 병에 걸린 것은 우연이 아닌 듯하다. 국립파킨슨재단에서 추산하기로는 외부적 충격에 의해 두부 손상을 입은 이들 중 적어도 1퍼센트 정도는 파킨슨씨병에 걸린다고 한다. 권투선수들은 권투선수치매라고 하는, 만취와 비슷한 증세 및 만성뇌질환을 피해 살아가기가 그리 만만치 않다. 대부분의 권투선수들은 MRI를 찍어보면 크고 작은 뇌손상을 지니고 있다. 세계 어느 곳에서나 권투선수들 중 15에서 40퍼센트는 뚜렷한 뇌손상의 증세를 보인다는 연구결과들이 꽤 많다.

증세란 주로 아둔함, 둔한 움직임, 혼미, 순간적 기억상실, 정서장애, 극심한 감정의 기복, 법에 대한 반발행동 등이다. 잭 뎀프시와 조 루이스는 눈에 띄게 뇌손상 증세를 보인 대표적인 권투선수들이다. 그러나 부도덕한 매니저들에게 소속된, 셀 수도 없을 만큼 많은 스파링 파트너들과 3류 권투선수들은 드러나지 않은 곳에서 오랫동안 비슷한 증세로 고통받고 있다. 심지어 주로 녹아웃 펀치를 날리는 입장인 마이크 타이슨까지도 뇌손상의 전형적인 증세를 드러내고 있다.

권투선수를 대상으로 한 여러 연구에서는 이들이 권투선수로 활동한 시간과 대전 횟수에 따라 뇌손상이 진행되는 상황이 뚜렷이 나타난다. 뇌장애는 다발성경화증, 알츠하이머병, 파킨슨씨병, 뇌의 매독과 '비슷한' 네 개의 질병 카테고리로 나뉜다.

참 난감한 문제다. 사람들은 영화를 보면서는 이런 식의 위험한 느낌을 받지 않는다. 싸우는 장면에는 심각한 가운데서도 일말의 코믹한 요소가 있고, 최소한 즐길거리가 포함되어 있다. 비실비실한 언더도그(underdog, 객관적인 전력이 열세여서 경기나 싸움에서 질 것 같은 사람이나 팀 – 옮긴이)라도 몸집 큰 깡패 뒤로 몰래 다가가 맥주 캔으로 한 방에 기절시켜 버릴 수 있다. 먼지가 가라앉고 나면, 타박상을 입고서 피는 흘리지 않는 깡패가 천천히 깨어나 머리를 흔들면서(이때 음향효과를 집어넣어도 된다) 다시 하던 일을 계속한다. 어지럼증이나, 구토, 혼미 증세도 없고, 몇 바늘 꿰매거나 다른 응급조치를 취할 필요도 없다. 또한 몇 년씩 지속되는 예기치 못한 현기증의 우려도 없다.

물론 영화 세상에서도 이와 다른 예외가 없지는 않다. 1974년 클린트 이스트우드와 제프 브리지스가 주연한 「대도적(Thunderbolt and Lightfoot)」이 그런 예다. 이 영화에서는 연이은 머리의 상처가 실제로 스토리라인과 얽혀 들어간다. 라이트푸트(제프 브리지스)는 대결하는 동안 머리에 심각한 타격을 입고 일주일쯤 뒤 알 수 없는 신경장애로 사망한다. 이 부분에 대해 좀 아는 사람이라면 하나 이상의 핏덩어리가 한 차례 이상의 가벼운 뇌졸중의 원인이 되었거나, 뇌의 섬세한 영역에 과도한 압력을 주었던 것으로 짐작할 수 있겠지만 말이다. 제프 브리지스는 아카데미상에 노미네이트되었는데, 결론적으로는 「대부 2」에서 몸을 날려 펀치를 먹인 로버트 드니로에게 상이 돌아갔다. 할리우드 스타일이란 것이 그렇다.

심장은
단숨에 마비되고 ··· 할리우드 스타일

할리우드 영화에 나오는 심장마비 장면은 불량의학과 딱 맞아떨어진다. 미국심장학회(AHA)와 미국국립보건원(NIH)의 미국국립심장폐혈액연구소(NHLBI)에서는 중년의 뚱뚱한 남자가 가슴을 움켜쥐며 쓰러지는 얼토당토않은 이미지를 대중에게서 없애기 위한 홍보 캠페인까지 벌였다.

무엇보다 호리호리하고 건강해 보이며 담배를 피우지 않는 운동선수 타입의 사람들도 심장마비를 일으킬 수 있다는 사실의 홍보이다. 둘째로, 심장마비가 꼭 가슴을 움켜쥘 정도로 날카로운 고통을 일으키지는 않는다는 사실이다. 오히려 조용히 다가온 심장마비가 즉각적 죽음으로 이끌 때가 더 많다. 이처럼 과장된 전형들 ― 뚱뚱한 사내, 심장의 고통, 몸을 뒤집으며 쓰러져 사망함 ― 은 희생자, 희생자의 가족, 혹은 상관없는 사람들에게까지 혼돈을 주어 적절한 때에 911 구급대에 전화하는 일을 방해한다.

미국에서만도 한 해에 100만 건이 넘는 심장마비가 발생하는데, 이들 중 반 이상이 죽음에 이르는 이유는 희생자들이 제때에 의료처치를 받지 못해서이다. 시간이 가장 중요하다. 증세가 시작되고 즉시 병원에 가서 다양한 처치를 받으면 사망률은 25퍼센트로 떨어질 수 있다. 『미국심장학회지』가 최근 조사한 바에 따르면 환자들이 병원에 도착하기까지 평균 지연 시간은 2시간이며, 전체 심장마비 환자의 4분의 1은 5시간이나 방치된다.

희생자의 20퍼센트만이 겨우 앰뷸런스를 불러 즉시 병원으로 가는데, 이들은 대개 평소 심장병이 있다는 사실을 알고 있던 사람들이다. 또 『미국심장학회지』의 하나인 『순환(Circulation)』에 따르면 심장마비 환자들 중 10퍼센트 정도는 증세가 진행되는 동안 스스로 차를 몰고 병원으로 가는데, 그러면서도 자신에게 심장마비가 일어나고 있다는 사실을 모른 채 혹시나 해서 가보는 경우가 대부분이라고 한다.

미국심장학회에서 이야기하는 심장마비의 대표적 증상은 다음과 같은 것들이다. 가슴의 불편함과 압박감, 갑작스러운 식은땀, 메스꺼움, 가쁜 호흡, 머릿속이 하얘지는 현상 또는 졸도, 어깨와 팔 또는 목과 턱으로 퍼져나가는 통증, 지나친 만복감, 팔의 마비, 가슴 중간 부위에서 일어나는 짐작 가능한 통증, 이런 것들이 몇 분 정도 지속되는 일. 이런 것들 외에도 창백함, 무기력감, 위 또는 복부의 통증도 동반될 수 있다. 이처럼 위장의 불편감이 많이 관여되므로, 일부 사람들은 심장마비가 아니라 소화불량이나 단순한 가슴앓이라고 생각해 넘겨버리기도 한다. 그래도 그렇지. 피자 토핑 먹어서 숨이 가빠지고 팔이 마비되었다고 생각하다니!

사람마다 증상은 다르다. 당뇨병 환자들은 심장 주변의 신경이 무뎌져 있어서 별다른 고통을 느끼지 못하고 그저 어지럼증과 식은땀만 경험하는 경우가 많다. 협심증이나 만성적인 가슴앓이를 지니고 있는 사람들은 니트로글리세린 정제를 두 번 정도 먹으면서 통증이 사라지는지 살펴볼 필요가 있다. 협심증 환자들도 가슴 통증을 호소할 때가 많기 때문에 이와 동반하여 졸도, 식은땀, 오심, 숨가쁨 등의 증상이 가슴 통증과 동반하는지를 잘 살펴보아야 심장마비 여부를 판단할 수 있다.

여자들은 심장마비가 진행될 때도 통증을 느끼지 못하는 경우가 대부분이다. 그래서 여자들이 심장마비를 일으켰을 때 병원에 도착하는 시간은 남자들에 비해 상당히 지연된다. 게다가 이들은 심장혈관질환보다 유방암에 대한 공포만 잔뜩 안고서 증상을 착각한다. 자, 다시 말하지만 여자들은 가슴 통증을 제외한 모든 증상을 살펴야 한다.

가장 정확한 할리우드식 심장마비는 「대부」에서 말론 브란도가 연기했던 장면이다. 이후 대부분의 즉흥적 죽음의 장면은, 정원에서 마지막으로 쓰러지기 전에 정신이 아득해지며, 기운이 빠지고, 숨가쁜 모습을 연출하는 것으로 정해졌다.

| 에필로그 |

갈림길에 선 의학의 미래

상황이 점점 나아지고 있다고? 글쎄, 단기간에 그렇게 되지는 않을 것 같다. 새천년의 전환점 — 사람들이 빌 게이츠가 아마겟돈을 촉발할 수 있는, 1900년대와 2000년대 사이의 차이점을 인식하는 운용체계를 만들지 못할 것이라고 생각했던 시기 — 에 미국질병통제예방센터는 '20세기에 성취한 공중보건의 성과 톱 10' 리스트를 발간했다. 그런데 21세기의 새벽, 이것들 대부분은 심각한 공격을 받고 있다.

성과들의 목록을 무순으로 나열하면 이렇다. 백신 접종, 더 안전하고 건강한 음식, 음용수의 불소 첨가 및 염소처리, 보다 안전한 일터, 전염병의 통제, 차량의 안전성, 심장혈관질환의 감퇴, 가족계획, 모자보건의 개선, 건강의 해독요인으로서의 담배에 대한 인식. 이쯤 되면 문제점을 더러 눈치챈 이도 있을 것이다.

백신 접종은 가장 교육을 많이 받은 사람들과 '완전 자연주의자'들로부터 정부가 독극물을 살포하고 있다고 믿는 음모론자들에 이르기까지 여러 무리로부터 심각한 공격을 받고 있다. 이들은 참으로 단순하게도 유년기의 질병이 일가족을 몰살하기 일쑤이던 백신 도입 이

전의 시대에 어떤 식으로 삶이 영위되었는지를 이해하지 못한다.

음식의 안전성. 100년 전 대부분의 우유가 오염되거나 물에 탄 것이었던 시절, 대부분의 버터가 버터 아니던 시절, 대부분의 육류가 발암성 질산염으로 처리되던 시절, 깡통조림 식품에 툭하면 보툴리누스 식중독균이 들어 있던 시절, 도시의 빈민가에서는 오래된 고기밖에 팔지 않고 신선한 채소는 찾아보기가 힘들던 시절, 음식의 안전성은 이런 시절에서 시작하여 긴 여정을 거쳐 오늘에 이르렀다.

냉장법과 신속한 유통체계가 이런 문제를 대부분 해결했고, 테오도르 루스벨트 재임 중에 이미 식품안전성에 대한 법률이 확립되었다. 그런데 점차 냉장 시스템과 항공운송의 신속성만 믿고 잘난 체하면서 지역의 음식 제조업체를 빠른 속도로 도산시키고 중앙집중식 음식 가공업체의 활성화를 부추긴 결과, 루스벨트 시대로부터 100년이 지난 지금 대부분의 육류는 다시금 약화된 면역체계에 치명적 결과를 안기는 유해 세균들로 오염되었다. 육류나 채소류와 관련된 문제로 떠들썩하지 않은 채 지나가는 날이 거의 없다. 거대한 도살장과 이곳에서 쏟아져나온 살코기들이 엄청난 덩어리로 옮겨지는 배급망은 식품으로 인한 질병이 판을 치는 온상이 되어버렸다.

불소와 염소가 암을 일으킨다는 공포. 이 때문에 수많은 지자체에서는 음용수에 이들 원소들을 투여하는 양과 예산을 엄청나게 낮춰버렸다. 한때 공산당의 음모로 여겨지기도 했던 불소처리는 1945년 (천천히) 도입된 이래 충치를 거의 일소하다시피 했으며, 어린이들의 충치 발생률을 80퍼센트에 육박하도록 떨어뜨리는 기염을 토했다. 불소가 삶의 질에 미치는 이점들, 그리고 구강암의 원인이 되는 구강질환을 예방해 주는 특장점들은 방광암의 위험을 극단적으로 낮추는 효과를 발휘했다. 반대로, 염소처리를 하지 않은 물을 마시면 세균들이

기승을 부려 해마다 수만에서 수십만 명에 이르는 사람들을 죽음으로 몰아갈 것이다.

미국의 작업장들은 이제 매우 안전한 환경을 갖추고 있다. 그러나 이는 노동조합에 가입되지 않은 블루컬러의 노동자들이 작업장에서 끊임없이 사고 위험에 노출되어 있다는 사실을 제외하고 하는 말이다. 이들 블루컬러 노동자들은 노동조합의 인기가 시들해지면서 그 수가 점점 늘어나고 있다. 소위 하루벌이 일꾼으로 불리는, 대다수가 허가증 없는 이민자이거나 뜨내기 노동자로서 몸으로 때워 정직한 돈을 벌려고 애쓰는 사람들이다. 이들은 주로 작은 건설현장에서 일하는데, 그런 곳에 나가 보면 수동착암기 작업을 하면서도 청각 보호장구를 착용한 이들을 거의 발견할 수 없다. 환기설비, 방호복, 심지어는 안전모도 찾아다녀야 할 정도이며, 그나마도 없을 때가 있다.

또 미국에 거주하는 이민자로서 노동조합에 가입되지 않은 육가공 공장의 노동자들은 최소의 임금을 받고 있으며, 자칫하면 도륙되다시피 할 만큼 처참한 사고의 위험에 노출되어 있다. 많은 미국 기업들은 엄격한 미국의 노동법을 피해 너무 가난하고 필사적이거나, 자신의 권리를 주장할 만큼 교육받지 못한 노동자들을 고용하는 일, 또는 노동자의 안전에 관한 법률이 존재하지도 않는 개발도상국으로 회사를 옮기는 일 등의 편법을 쓴다. 만약 미합중국이 계속해서 더 많은 석탄과 핵연료를 태워 없애는 식의 생활방식을 유지해 나간다면, 석탄 및 우라늄 채굴로 병과 죽음의 위험에 가장 많이 노출되는 직업군 노동자들을 양산하게 될 것이다.

차량의 안전성은 차체가 클수록 안전하다는 어리석은 관념과 더불어 가드레일 위로 날아가버렸다. 미국에서 팔리는 자동차의 50퍼센트는 가벼운 트럭들, 즉 픽업, 밴, SUV 종류이다. 이런 큰 자동차는 연료 효율이 좋은 소형차를 모는 이들에게는 죽음의 기계이다. 그러나 아무래도 큰 차 쪽이 몰기가 더 어렵고, 부딪혔을 때 소형차보다 충격이 더 큰 것 또한 사실이다. 전쟁터에서야 적보다 더 큰 차량을 지닐수록 안전이 더 보장되지만 말이다.

교통 혼잡이 2배, 심지어 주요 도시에서는 4곱절로 늘어난 최근 몇 년 동안 고속도로의 위험도 그만큼 늘어났다. 초기 자동차 광고 같은 데서 멋지게 연출되곤 했던 추억의 '스피드'와 자동차 교통망 정체의 대립은 공격적 드라이빙과 로드 광풍을 유행병 수준으로 끌어올렸다. 그런 다음 이 풍경 속으로 휴대폰이 들어가 앉았다. 아무래도 고속도로의 안전은 나아지기는커녕 더 나빠질 것으로 보인다.

심장혈관질환의 발병률은 20년 동안 꾸준히 낮아져 왔으나 대부분의 전문가들은 과체중과 비만인 베이비부머의 영향으로 10년이 지나지 않아 다시 원상회복될 것이라고 우려섞인 전망을 한다. 요즘의 중년들은 그들 부모들의 20~30년 전에 비해 그다지 건강하지 못하다. 따라서 건강관리 시스템의 영향은 더욱 커질 것이다.

누구나 흡연이 해롭다는 사실을 알고 있지만 20~25퍼센트는 그래도 담배를 피운다. 폐암은 암 중에서도 가장 치명적인 맹위를 떨친다. 담배회사들은 미국에서 제대로 비난받기 시작한 이래 개발도상국으로 방향을 선회하여 이윤을 얻고 있다. 담배와 관련된 질병은 개발도상국에 가장 큰 영향을 미칠 것이다.

결핵과 같은 세균성 질병은 항생제의 과잉 처방 덕택에 이들 약품에 내성을 얻었다. 같은 이유로 전염병의 발생 또한 조금씩 올라가기 시작할 것이다. 대륙을 가로지르는 여행은 한때 개발도상국에 갇혀 있던 질병을 미국 해안으로까지 전파했다. 지구 온난화는 북아메리카에서 서부 나일의 뎅기열, 남쪽 지방 어디서나 창궐하는 말라리아 등

모기로 인한 질병 발생 위험을 증가시켰다. 이 질병들은 파나마 운하를 축조하는 동안 일어난 대다수 죽음의 원인이다.

유아와 산모의 사망률은 1900년에 비해 각각 90퍼센트, 99퍼센트 줄어들었다. 대단한 진전인 셈이다. 그러나 선진국 중 이 부문의 순위에서 미국은 최하위를 기록했다. 1980년대의 코카인 대란 이후 상황이 조금씩 나아지기는 했으나 여전히 산모의 약물중독이 유아 사망과 질병의 주요 원인이 되고 있기 때문이다.

한편 가족계획은 늘 위태로운 선을 오간다. 피임법의 개선과 홍보 덕택에 전세계를 망라하여 여성의 보건과 사회적 지위가 극적으로 향상된 가운데, 2001년 부시 행정부는 국제가족계획기금에 관한 레이건 정부의 금지명령을 복원했다. 즉 가족계획 서비스(낙태를 통한 가족계획을 지원하는 정책 – 옮긴이)를 빈곤층으로 확대하는 조항을 허용치 않기로 하고, 연방 공무원들의 의무적 피임 적용 계획의 폐기를 제안했으며, 가임기를 피해 잠자리를 하는 것으로만 피임을 하도록 독려하는 캠페인을 밀어붙였다.

건강한 미래를 향해 내딛는 우리의 걸음은 조심스럽다. 실제로 비만 어린이가 증가하고, 쓸모없는 대체요법에 의존하느라 미국에서는 수년 동안 기대수명이 하강하는 듯도 보인다. 이 세상에 기적의 치료법은 없다. 앞으로도 얼마간은 생명을 연장시키는 최선의 방책이란 것이 예방의학(식이와 운동)을 실천하고 질병을 조기 발견하는 것 외에는 없을 것이다. 조기 발견은 암이나 다른 질병들의 치료 성공률을 획기적으로 높여준다.

유전학과 줄기세포 연구는 엄청난 미래를 보여주고 있다. 그러나 기적의 치료법은 아직도 요원하다. 거기에는 두려움이 가장 큰 걸림돌로 작용하고 있다. 사람들은 유전 치료와 클로닝(cloning, 미수정란의 핵을 체세포의 핵으로 바꿔놓아 유전적으로 똑같은 생물을 얻는 기술 - 옮긴이)을 헷갈려하지만 이 둘은 서로 아무런 관계가 없다. 줄기세포는 접합자(zygote, 대개 태아로 발달하기 전 단계의 수정란을 가리킴)에서 채취하는 것으로 신경세포, 혈액세포, 피부세포 등 인간의 어떤 세포로도 분화할 수 있는 능력을 지니고 있다. 문제는 이를 특정 타입의 세포로 분화하도록 유도하는 일이다. 지금은 그 방법을 이해하는 데 매우 근접해 있는 단계다.

우리에게 희망이 있다면, 척추마비 환자의 척수조직을 따라 한줌의 줄기세포를 뿌려주면 그것들이 자라면서 새로운 신경세포로 파고들어 움직임을 복원시켜 주는 일을 기다리는 것이다. 혹은 알츠하이머병, 파킨슨씨병, ALS(근위축성 측삭경화증)나 다발성 경화증 환자들에게 새로운 세포를 분양해 주어 죽었거나 죽어가는 근육과 신경세포를 대체하게 할 수도 있을 것이다.

그러나 많은 이들은 접합자가 인간의 생명과 동가(同價)라고 믿은 나머지 실험과 치료의 희생물이 되어서는 안된다고 생각한다. 급기야 미국에서는 부시 행정부가 이런 믿음에 동조하여 줄기세포 연구를 위한 기금조성을 가로막고 있다. 유럽과 아시아에서도 마찬가지다. 이 전도유망한 연구 분야를 개척해 나가지 않으면 이 분야는 4년 혹은 그 이상의 기간 동안 후퇴하게 될 것이며, 끔찍한 질병에 시달리는 수백만 명의 환자들은 희망의 불꽃이 타오르던 때와 똑같이 빠르게 절망의 늪에 빠질 것이다.

클로닝은 사람들이 생각하는 것과는 다르다. 클론, 즉 복제인간들은 원본과 생각하는 것, 모습, 행동이 똑같지 않다. 단지 같은 DNA를 나눠 가졌고 발생 시기가 같을 뿐이다. 그 이후로는 서로의 진로가 다르다. 각기 다른 자궁에서 다른 화학물질 및 영양분의 영향 아래 자라며, 태어나서는 다른 경험 속에서 나름의 모습을 갖춘다. 일란성 쌍둥이도 클론인데, 출생 후에 서로 떼어놓으면 40년 후에는 상당히 다른 모습을 하고 있을 것이다. 또 부모들이 똑같은 옷을 입혀 같이 키우는 경우에도 생각하고 행동하는 방식은 사뭇 다르게 마련이다.

역사적 사실과 생물학적 지식을 바탕으로 인간복제를 다룬 영화 「브라질에서 온 소년들(The Boys from Brazil)」의 내용은 비록 과학적으로도 정확한 묘사를 하고 있고 무시무시한 분위기를 풍기지만, 흥미의 수준을 뛰어넘어 사실이 될 수는 없다. 우리는 영화에서처럼 아돌프 히틀러를 복제할 수 없다. 또 만에 하나 히틀러의 유전자를 얻어 복제한다고 해도 그가 악의 지도자가 될 기회는 여러분이나 나보다 더 높을 까닭이 하등 없다. 히틀러의 광기는 유전자 때문이 아니고 화학물질, 영양상태, 친분관계, 완전히 낯선 사람들과의 조우, 사소한 일상의 일들, 그리고 전후 독일의 총체적인 사회 경제적 환경에 기인한 것이다. 이런 조건들은 절대로 재현될 수 없다.

그러므로 미국에서 자신들의 종교가 신도들에게 불사(不死)의 능력을 부여하기 위해 복제를 지시했다면서 인간복제를 공인해 달라고 요구하는 사람들은 미쳤거나, 거짓말쟁이거나, 아니면 둘 다이다. 인간복제는 지금 당장은 금지되어야 한다. 아직까지는 양과 돼지의 복제도 완벽하지 않은 상태다. 복제 동물들의 많은 수가 성장하기 전에 죽는데다가 살아남은 동물들도 어느 정도나 정상적으로 살아갈지 아직은 확신하지 못하고 있다. 그러니 사람의 아기를 대상으로는 절대로 해서는 안된다. 인간복제 기술을 보유하고 있는 지구상 국가 어디에서나 인간 클로닝을 금지하고 있는 것은 바로 이런 이유에서이다. 오로지 앞서 이야기한 종교(몇 년 전에 탄생한 고대 종교)의 멍청이 신도들만 인간복제가 교리의 일부분이라고 억지 주장을 편다. 그들이 복제라고 하는 멍청이 짓으로 대를 잇는 불행만은 일어나지 않기를 바랄 뿐이다.

유전자 치료는 클로닝이 아니다. 유전자 치료는 복제보다는 유전자 지도를 그리고 전체 인간 게놈을 이해하는 탐색 프로젝트인 휴먼게놈프로젝트와 연결되어 있다. 게놈은 46개의 염색체 위로 퍼져 있는 5만 개의 유전자들이 DNA 속에 싸여 있는 유전자 세트이다. 이 유전자들이 사람의 생김새를 결정하고, 질병과 약물에 대한 반응 양상을 결정한다. 유전자는 단백질의 형태로 명령을 내려 활동하는 세포를 확보한다.

유전자 치료를 통해 의사들은 유전질환을 치료하기 위한 모델을 구축하고 잘못된 유전자를 대체할 수 있다는 희망을 가진다. 이 노력은 극소의 분자들을 1조 개의 세포 안에 이식하는 것과도 같다. 쉽지 않은 일이다. 서던캘리포니아대학의 앤더슨(W. French Anderson) 박사가 1990년 최초의 유전자 실험을 지휘한 이래, 이어진 의사들의 실험은 그다지 성공적이지 못했다.

1999년에는 열여덟살의 유전질환 환자가 유전 치료 실험에 자원했다가 죽는 일도 일어났다. 아데노바이러스라고 하는, 힘을 약화시킨 감기 바이러스를 대체 유전자와 묶어 주입하는 실험이었다. 감기 바이러스는 늘 하던 대로 인체에 침투해 들어갔고 마침내 자연적 방어체계에 의해 죽임을 당했다. 그런데 이것이 죽기 전에 건강한 유전자를 목표 세포로 옮겨놓았던 것이다. 불행히도 감기 바이러스는 더 치명적인 것이 되어 소녀를 죽게 했다. 이 비극적인 사건은 한동안 인간 유전자 치료 실험을 싸늘히 냉각시켰다.

알츠하이머병과 심지어 미국 질병 사망 원인 1위인 심장질환에 이르기까지, 유전자 치료는 여전히 몇 해를 더 지나봐야 할지 모르는 단계지만 연구자들은 이것이 불가피한 일이라고 말한다. 유일한 장애는 이 연구가 마치 프랑켄슈타인의 괴물 같은 존재를 만들어내는 일이라도 되는 듯 근거도 없이 두려워하는 사람들의 마음이다. 부디 사실에서 너무 멀리 가지 말자. 의사들은 그저 결함이 있는 유전자를 양질의 것으로 교체하여 몸이 스스로 불구의 질병들을 치료할 수 있게 하면 될 것이다.

다른 이야기일 수도 있지만 유전자 치료의 성과는 아마 미국, 아니 전세계의 어린 환자들과 극빈층 환자들과는 별 상관이 없어서 그들에게는 아무런 변화도 일어나지 않을 것이다. 어린이 사망의 주범은 총기 폭력과 사고인데 누구도 이 문제의 개선에 발벗고 나서지 않으니 말이다. 가난한 사람들은 계속해서 보건체계의 혜택을 누릴 기회가 없을 테고, 그 때문에 암, 심장마비, 전염병, 당뇨병의 증상을 미리 또는 조기 진단하지 못해 이른 나이에 죽게 되기가 십상이다.

조기 진단과 치료는 질병의 90퍼센트 이상을 낫게 할 수 있다. 여기에는 암도 예외가 아니다. 치료만 하면 대부분의 환자들은 목숨을 구하고 노년까지 건강하게 살 수 있다. 그런데도 사회적 또는 경제적 이유로 늘 실패하는 것이다. 이런 이유로 불량의학이 21세기까지 명맥을 유지해 온 것이 아닐까 싶다.

우리는 500년 혹은 1,000년 전의 건강 유지법을 쉽게 비웃는다. 그러나 이런 비웃음 역시 서기 2500년 미래의 사회에서 우리를 되돌아볼 때나 나올 만한 조크가 아닐까. 그네들은 화학요법을 20세기 또는 21세기의 사혈쯤으로 여길 테니 말이다. 사실 우리의 암 치료법이란 달리 더 나은 방법을 몰라서 암을 강한 독으로 퇴치하기 위해 온몸을 상하게 해놓고 그러고도 환자가 살아남아 주기를 바라는 것에 불과할지도 모른다. 우리가 무슨 짓을 하는지 모를 때는 그도 괜찮은 방법이라 생각되기는 했다. 물론 우리는 세포와 DNA, 단백질, 화학물질 전달자 등에 대해 알고 있다. 그러나 그것들을 다루는 법을 알지는 못한다. 여러모로 동굴 거주인들과 별반 다를 바가 없다. 바라건대 부디 미래의 의사들은 암세포를 유효 적절히 분리시켜 제거하거나 최초의 발생 지점에서 성장을 중지시키는 방법을 알아내기를 바란다. 그러려면 지금의 면역학은 한때 세균성, 바이러스성 전염병의 성공적 치료를 보증하기 위해 정련되었듯 새롭게 이의 제기를 받을 수도 있을 것이다.

미래의 역사가들은 아마도 20세기를, 엉터리 치료사들과 함께한 계몽의 시대(15~19세기)와 뭉뚱그려 생각할 것이다. 즉 연대순으로 정리하자면 선사시대, 고대 중국과 이집트, 고대 그리스와 로마, 이어지는 암흑시대, 그리고 1500년 무렵 시작되어 500년 동안 지속된 르네상스, 그리고 지금이다. 수세기 후 역사가들은, 마치 우리가 히포크라테스와 아리스토텔레스 시대를 살펴보듯, 데카르트에서 폴링, 왓슨, 그리고 크리크에 이르는 인류사를 살펴보게 될 것이다.

그들은 또한 자신의 학생들에게 20세기 미국 의회가 어떤 식으로 정당한 감시감독으로부터 동종요법을 보호하는 법을 통과시켰던가 하는 것과, 당시 지구상 가장 중요한 의학기구로 여겨졌던 미국국립보건원이 동종요법의 옹호자를 책임자로 내세웠던 사실을 예로 들며 비아냥거림으로써 강의 분위기를 재미있게 끌어갈 수도 있을 것이다. 또 20세기 팝문화에 대한 뉴스를 클리핑하거나, 유물을 통해 잘사는 미국인들이 어떻게 수천 달러씩을 들여가며 고대 인도와 아시아의 수련법을 익혀서 더 건강하게 살아보려고 애썼던가를 꼼꼼히 뜯어보기도 할 것이다. 더구나 문제의 수련법을 발전시켜 온 당사자들의 문화에서는 이미 오래전에 사라져버린 것들을 말이다.

미래의 역사가들은 또한 건강에 대한 광신이 어떠한 사이클을 지니고 유행했는가도 배우게 될 것이다. 주로 동종요법, 자기요법, 보석요법 등 17세기로부터 20세기까지 그리고 이후로도 계속 이어지는 가지가지 요법들이다. 그런 걸 배우고 나면 그들은 우리를, 유명한 제리 폴웰 목사가 말하듯 AIDS나 동성연애에 대한 신의 분노에 기름을 붓는 역할을 자처한 '미신에 사로잡힌 사람들'쯤으로 인식할 것이다. 혹은 아유르베다, 파룬궁, 접촉요법이나 원거리 치료를 주 테마로 하는 외적 기공, 인성 유형, 혹은 점성술적인 정렬에 따라 공개적으로 질병에 공헌하는 사람들쯤으로 분류할 수도 있을 것이다.

지금으로부터 500년 후의 눈치빠른 역사가들은 어쩌면 폭넓은 연구를 통해 15세기와 20세기 사이에 일어난 의학적 발전상의 차이점을 조금쯤은 찾아낼 수도 있을 것이다. 그러나 사실대로 말하면 지금 우리는 조상들이 그랬던 것과 똑같이 우량의학과 불량의학의 공존 시대를 살아가고 있다. 21세기가 새로운 시대의 출발점을 기록할 수 있을지도 모르겠다. 다만 우리에게 그럴 수 있는 자신감이 있을까?

그 밖의 불량의학

불량의학의 세계를 여행하면서, 여전히 질병들 근처를 서성거리는 아래의 성가신 의학적 오해들을 일부나마 살펴보지 않고서는 이 책을 잘 끝냈다고 할 수 없다.

오해 **위장 인플루엔자**
진실 위장 인플루엔자란 없다. 인플루엔자는 바이러스가 호흡기를 공격해서 생기는 것으로, 위장의 문제는 대개 뱃속에 들어간 세균이 괴롭히는 것이기 쉽다.

오해 **꿈은 늘 흑백이다.**
진실 눈을 감아보기 바란다. 컬러로 생각할 수 있다면 꿈도 컬러로 꿀 수 있다. 도로시한테 오즈로 가는 여행에 대해 물어보기만 하면 된다.

오해 **꿈에는 깊은 의미가 있다.**
진실 어쩌면 꿈 자체에는 깊은 의미가 있을 수도 있다. 그러나 그 의미를 아는 사람은 없다. 꿈이란 지나간 날로부터의 기억을 축적하고 다음 날을 정신적으로 준비하는 폭넓은 두뇌 활동이다. "말(馬)은 강인함을 뜻하고, 갈매기는 희망을 뜻한다"는 식의 해몽은 순 엉터리다.

오해 **기름진 음식은 여드름의 원인이 된다.**
진실 놀랍게도 정크푸드를 아무리 먹어도 여드름과는 아무런 상관이 없다. 심각한 영양결핍으로 흠이 생길 수는 있지만 이때쯤에는 구루병까지 와 있을 때가 많다.

오해 **알루미늄 중독은 알츠하이머병을 일으킨다.**
진실 아니다. 이 이론은 폐기처분되었다. 알루미늄에 가장 심하게 노출되는 사람들(제철 노동자들, 알루미늄이 함유된 제산제를 매일 먹어야 하는 사람들)이 알츠하이머병에 걸릴 위험이 높은 것은 아니다. 일부 알츠하이머병 환자들에서 뇌 속에 알루미늄 침착이 있기는 하지만 대부분은 그렇지 않다. 알츠하이머병의 원인은 밝혀지지 않았다.

오해 **지방제거술은 건강하고 안전하다.**
진실 지방제거술은 순수한 미용성형으로서 대부분의 당일 퇴원 수술보다 위험도가 높다. 회복 또한 매우 고통스럽다. 제거된 지방은 그저 인체에 해를 끼치지 않는 피하지방일 뿐 내부 장기를 에워싸고 동맥에 달라붙어 있는 해로운 지방과는 아무 상관이 없다. 또한 제거할 수 있는 지방의 양이 매우 적어 체중을 줄이는 방법이 될 수 없다.

오해 **하루 아스피린 한 알을 먹으면 병원에 갈 일이 없다.**
진실 아스피린은 심장마비와 뇌졸중의 위험이 높은 사람들의 발작 예방에 도움이 되는 것으로 밝혀졌다. 그러나 동시에 심각한 부작용 또한 가져올 수 있다. 건강한 사람이거나 심장발작의 위험이 크지 않은 사람이 비타민처럼 매일 복용해도 되는 약이 아니라는 것이다. 먹기 전에 의사와 상의하여 득과 실을 잘 따져보는 일이 반드시 필요하다.

오해   내 신장이 파열하고 있어.

진실   소변이 급하다고 느낄 때는 방광이 팽창하여 뇌에 신호를 보내는 것이다. 신장에 소변이 축적되는 법은 없다.

오해   의사들은 똑똑하다.

진실   진짜 의사들은 그럴지 모르겠다. 그러나 대체의학의 세계는 '의사'라는 단어를 포함한 갖가지 타이틀을 내세운 무자격 시술자로 가득 차 있다. 이들의 학위는 메일로 졸업장 및 자격증 제작소에다 주문하여 사들인 것이거나 공인되지 않은 사설 연구소에서 획득한 것들이다. 심지어 이런 연구소 중에는 미국에 있지도 않은 곳들도 있다. 여러분이 기억해 둘 박사들의 리스트는 다음과 같다. 자연요법 박사(N.D.), 자연요법 의학박사(N.M.D.), 내추럴헬스 박사(N.H.D), 절충의학 박사(MDE), 미국자연요법전문대학 명예교우(FACN), 자연건강철학 박사 또는 전체관적 영양철학 박사. 어쩌나, 불행히도 이 모든 학위는 줄여서 Ph.D.로 쓰기로 되어 있다.

오해   과학자들은 암 치료 연구를 하고 있다.

진실   암은 하나의 질병을 가리키는 병명이 아니고 다양한 병원체(세균, 바이러스, 오염물질, 전리방사선 등)에 의해 일어나는 수백 가지 다른 질병의 유형들을 망라하는 개념이다. 이들 병원체는 인체의 모든 부분을 제각기 다르게 공격한다. 그러니 한 가지 치료란 절대로 있을 수 없다. '암' 치료법으로 노벨상을 받은 사람이 한 명도 없는 점을 생각해 보라.

오해   살아 있는 사람으로부터 신장을 훔쳐서 암시장에서 거래한다.

진실   그렇지 않다. 이는 순전히 도시괴담에 지나지 않는다. 납치되어 신장이 적출된 후 얼음으로 채워진 욕조에서 고통스럽게 깨어난 사람은 한 명도 없다.

오해 ADIS에 걸린 사람이 만진 물건에 바이러스가 묻어, 그것이 돌고 돌아 모르는 새에 내 몸에 들어올 수 있다.

진실 아니다. 이 역시 도시괴담의 하나이다. 한 가지만 이야기하자면 바이러스는 몇 분 이상 외기에 노출되면 죽는다.

오해 생체 해부는 잔혹하며, 동물실험을 대체할 수 있는 방법이 있다.

진실 불행히도 동물실험을 대신할 수 있는 방법은 극히 적다. 그 어떤 기적적인 치료와 절차(페니실린, 마취, 심장절개 수술)도 동물실험을 거치지 않은 것은 없다. 여러분 중에 실험을 거치지 않은 레이저 안구 수술이나 장기이식 수술을 받고 싶은 사람이 있을까? 다만 실험에 사용되는 동물의 수를 제한하고, 화장품 실험 같은 것에 비동물적 수단을 사용할 수는 있다. 그러나 아동기 질병의 치료법을 찾아내거나 AIDS 같은 중대한 질병에 대해서는 동물이 아니고서는 어찌해 볼 방도가 없다.

추천 문헌

아래의 목록은 여러분이 불량의학에 실려 있는 여러 건강 및 분석 토픽들을 읽고 나서 더 깊이 파고들 수 있도록 안내하는 책, 잡지, 웹사이트들이다.

책과 정기간행물

스티븐 제이 굴드(Stephen Jay Gould)와 필립 키처(Philip Kitcher) 두 사람이 함께 사이비과학의 전파자들에 대한 비판에 나섰다. 굴드의 책과 함께라면 잘못된 길로 나아갈 일이 없다. 내가 추천하는 책은 굴드의 『인간에 대한 오해(The Mismeasure of Man)』(W.W. Norton & Company, 1993)와 키처의 『과학적 사기(Abusing Science)』(MIT press, 1986)이다. 키처는 이 책에서 반진화론 운동을 체계적으로 파헤쳐 놓았다.

또 바넷(S. Anthony Barnett)의 『과학 — 신화 혹은 마술(Science: Myth or Magic)』(Allen & Unwin, 2000)과 헨리 바우어(Henry Bauer)의 『과학 혹은 사이비과학 — 자기요법, 심령현상 그리고 몇 가지 이단(Science or Pseudoscience: Magnetic Healing, Psychic Phenomena, and other Heterodoxies)』(University of Illinois, 2001)은 근거 없는 맹신 뒤에 감춰진 이유들을 들춰냈다.

로버트 파크(Robert Park)의 『부두교 과학(Voodoo Science)』(Oxford University press, 2000)은 내가 무척 재미있게 읽은 책으로, 파크는 독자들에게 학식 있어 보이는 과학자들까지 동종요법이나 영구운동장치에 매료되어 '어리석음에서 사기로까지 이어지는 과정'을 분명하게 제시해 보여준다.

또 '매체와 민주주의 센터'의 셸던 램턴(Sheldon Rampton)과 존 스토버(John Stauber)는 산업에서의 불량의학에 대한 재미있는 제목의 충격적인 책을 각각 펴냈다. 『우리를 믿으세요, 우린 전문가예요!(Trust Us, We're Experts!)』(Tarcher-Putman, 2001)와 『유독한 진창이 몸에 좋다!(Toxic Sludge Is Good For You!)』(Tarcher-Putman, 1995)가 그것들인데, 이 책들을 읽으면 과학과 통계, PR이 어떻게 이용되고 오남용되는지에 대한 감을 얻을 수 있다.

레오나드 헤이플리크(Leonard Hayflick)의 노화에 대한 결정판 격인 책 『어떻게, 왜 나이를 먹는가(How and Why We Age)』(Ballantine Books, 1996)는 다소 숙명론적 냄새가 풍기지만 내용의 철저함 때문에 추천한다. 노화에 대해 기분 좋은 이야기를 원하면 월터 보츠(Water Bortz)의 『100살에 도전하기(Dare To Be 100)』(Simon & Schuster, 1996)를 읽어보기 바라며, 안티에이징을 빙자한 사기에 관해서는 제이 올샨스키(S. Jay Olshansky)의 『불사에의 탐색(The Quest for Immortality)』(W.W. Norton & Company, 2001)을 권한다.

대체의학의 세계를 항해하고자 하면 워낙 엉터리가 많아 믿을 만한 안내자가 필요하다. 베로 타일러(Verro Tyler)의 『정직한 초본서(The Honest Herbal)』(Hawthorn Herbal Press, 1999)야말로 약초요법의 바이블이나 마찬가지니 챙기시기 바란다. 『멍청이들을 위한 대체의학(Alternative Medicine for Dummies)』(Wiley, 1998)은 처음 접하고서 매우 놀랐는데, 내용은 효과 있는 요법들과 그저 엉터리이기만 한 것들을 구분해 주면서 설명하는 것이었다. 각 요법의 자세한 이야기는 더미 시리즈(『아로마테라피』, 『심신피트니스』)로 출간된 의학서적에서 다시 다루고 있는데 상당히 무시무시하다.

『과학적인 미국인(Scientific American)』, 『과학뉴스(Science News)』, 『뉴욕타임스(The New York Times)』의 과학 섹션, 『워싱턴포스트(Washington Post)』지의 건강 섹션은 모두 이치에 닿는 건강과 의학적 성과를 실어주므로 정기 구독할 가치가 있다.

월드와이드웹

월드와이드웹은 불량의학으로 빼곡히 차 있다. 불행히도 개중에는 매우 그럴 듯하게 의학과 건강에 관한 잘못된 정보를 마치 사실로 증명된 것인 양 늘어놓은 웹사이트들이 꽤 있다. 웹사이트의 수준을 문법이 틀린 문장이나 1993년 식의 구닥다리 디자인으로 판단하는 것은 문제가 있으나, 그런 중에도 스티븐 바레트 박사(Dr. Stephen Barrett)가 운영하는 사이트(www.quackwatch.com)는 최신 유행 디자인으로서는 부족한 감이 있지만 가치 있는 인터넷 정보원이다. 정기적으로 업데이트되고 있으며 헬스케어의 사기와 속설, 일시적 유행과 맞서 수고로운 전투를 벌이고 있다.

'과학적으로 설명할 수 없는 주장의 과학적 연구를 위한 위원회'(Committee for the Scientific Investigation of Claim of the Paranormal, www.csicop.org)가 만든 웹사이트도 추천할 만하다. 이곳에서는 『회의적 탐구자(Skeptical Inquirer)』라는 잡지도 발행하고 있다. 또 로버트 토드 캐롤(Robert Todd Carroll)은 대부분의 사람들이 오래전부터 의문을 가져왔던 건강에 해로운 주장과 속설 A에서 Z까지의 해설을 제공하는 사이트(Skeptic's Dictionary, www.skepdic.com)를 운영한다.

엉터리 의술에 대해 더 코믹한 이야기를 알고 싶다면 미니애폴리스에 있는 자유롭고 변덕스러운 박물관의 인터넷판이라 할 '의문스러운 의학 장비 박물관'(Museum of Questionable Medical Device, www.mtn.org/~quack)을 방문해 보기 바란다. 과학자들 사이에서 가장 재미있는 조크가 이그노벨상(Ig Nobel Prize)을 제정한 '기발한 연구 연보'(Annals of Improbable Research, www.improb.com)라는 것은 대다수가 인정하는 사실이다. 이 사이트는 희한하고 쓸모없어 보이지만 100퍼센트 진짜 과학 실험의 결과들을 모아 출간하는 웹 매거진으로 동종요법은 이 잡지의 단골 메뉴이다.

하드코어의 헬스 팬이며 깊이 파고들기를 좋아하는 사람이라면 역시 정보의 연못이라 할 미국국립보건원 웹사이트(www.nih.gov)가 알맞고, 미국국립의학도서관(National Library of Medicine)의 펍메드(PubMed) 서비스(www.nlm.nih.gov/hinfo.html)에서는 방대한 양의 전문적인 건강 관련 잡지와 논문을 자유롭고 심원하게 검색할 수 있으니 잘 이용하면 좋을 것이다.

참고 문헌

프롤로그

BBC Online Education, "Medicine Through Time," www.bbc.co.uk/education/medicine

Bettmann, O., *The Good Old Days: They were Terrible!*, Random House, 1974

Grope, R., "The Medicinal Leech," *Annals of Internal Medicine*, 1988; 108:399-404

Hope, V. (ed.), *Death and Disease in the Ancient City*, Routledge, 2000

Jouanna, J., *Hippocrates* (Medicine and Culture), Johns Hopkins University Press, 1999

Laudan, R., "Birth of the Modern Diet," *Scientific American*, August 2000, 76-81

Morens, D. M., "Death of a President," *New England Journal of Medicine*, 1999; 341:1845-1850

Nuland, S., *The Mysteries Within: A Surgeon Reflects on Medical Myths*, Simon & Schuster, 2000

Nunn, J., *Ancient Egyptian Medicine*, University of Oklahoma Press, 1996

Shigelbrisa, K., "Interpreting the History of Bloodletting," *Journal of Historical Medicine and Allied Science*, 1995; 50:111-146

Siraisi, N., *Medieval and Early Renaissance Medicine: An Introduction to Knowledge and Practice*, University of Chicago Press, 1990

1장

Abelow, B., et al., "Cross-cultural Association between Dietary Animal Protein and Hip Fractures: A Hypothesis," *Calcified Tissue International*, 1992; 50:14-18

Alpha-Tocopherol, Beta Carotene Cancer Prevention Study Group, "The Effect of Vitamin E and Beta Carotene on the Incidence of Lung Cancer and Other Cancers in Male Smokers," *New England Journal of Medicine*, 1994; 330:1029-1035

American Heart Association, "Antioxidant Vitamins," online fact sheet, 2000, www.americangreat.org

Atkins, R., *Dr. Atkins' New Diet Revolution*, Avon Gealth, 1992

Barrett, S., "Antioxidants and Other Phytochemicals: Curreint Scientific Perspective," *Quackwatch*, Jan. 13, 2000

Bratman, S., *Health Food Junkies: Overcoming the Obsession with Healthy Eating*, Broadway Books, 2001

Brody, J., "Debate Over Milk: Time to Look at Facts," *New York Times*, Sept. 26, 2000: D8

Brody, J., "One-Two Punch for Losing Pounds; Exercise and Careful Diet," *New York Times*, Oct. 17, 2000: D6

Brody, J., "Fat but Fit: A Myth About Obesity Is Slowly Being Debunked," *New York Times*, Oct. 24, 2000: D7

Cuatrecasas, P., et al., "Lactase Deficiency in the Adult: A Common ccurrence," *The Lancet*, 1965; 1:14-18

Dixon, B., "The Bottled Water Boom," *British Medical Journal* (Clinical Research Edition), Jan. 1988; 296(6617):298

Federation of American Societies for Experimental Biology, "Breakthroughs in Bioscience," FASEB Newsletter on osteoporosis, 2001

Ferrier, C., "Bottled Water: Understanding a Social Phenomenon," for the World Wildlife Fund, April 2001

Feskanich, D., et al., "Milk, Dietary Calcium, and Bone Fractures in Woven: A 12-year Prospective Study," *American Journal of Public Health*, 1997; 87(6):992-997

Flam, F., "Shopping for an Answer to Cancer," *Philadelphia Inquirer*, Nov.

13, 2000: C01

Griffin S., et al., "Quantifying the Diffused Benefit from Water Fluoridation in the United States," *Community Dental Oral Epidemiology*, April 2001; 29(2):120-9

Halliwell, B., "Viewpoint: The Antioxidant Paradox," *The Lancet*, 2000; 355:1179-1180

Hennekens, C., et al., "Antioxidant Vitamins: Benefits Not Yet Proved," *New England Journal of Medicine*, 1994; 330:1080-1081

Hudson, V. (ed.), " Herbals: Therapeutic and Adverse Effects-A Bibliography with Abstracts," *National Library of Medicine,* July 2000

Institute of Medicine of the National Academies, "Antioxidants' Role in Chronic Disease Prevention still Uncertain; Huge Doses Considered Risky," press release, April 10. 2000

Kolata, G., "Chemicals in the Brain Tell the Body 'It's Time to Eat,' " *New York Times,* Oct. 17, 2000: D1

Kolata, G., "No Days Off Are Allowed, Experts on Weight Argue," *New York Times,* Oct. 18, 2000: A1

Kolata, G., "While Children Grow Fatter, Experts Search for Solutions," *New York Times,* Oct. 19, 2000: A1

Kushi, A., *Aveline Kushi's Complete Guide to Macrobiotic Cooking for Healty, Harmony and Peace,* Warner Books, 1985

Lalumandier, J., and Ayers, L., "Fluoride and Bacterial Content of Bottled Water vs Tap Water," *Archives of Family Medicine,* March 2000; 9(3):246-250

Lanou, M., Physicians Committee for Responsible Medicine, personal correspondence and interview, Aug.-Sept. 2001

Lindner, L., "Stone Age Soup," *Washington Post,* Feb. 1996; 104(2): 202-209

Lindner, L., "Whole Grains, Half Truths," *Washington Post,* July 31, 2001: H01

MacIntosh, D., et al., "Dietary Exposures to Selected Metals and Pesticides," *Environmental Health Perspective,* Feb. 1996; 104(2):202-209

MacIntosh, D., et al., "Longitudinal Investigation of Dietary Exposure to Selected Pesticides," *Environmental Health Perspective*, Feb. 2001; 109(2):145-150

Menkes, M., et al., "Serum Beta-Carotene, Vitamins A and E, Selenium, and the Risk of Lung Cancer," *New England Journal of Medicine,* Nov. 1986; 315(20):1250-1254

Millory, S., *Junk Science Judo,* Cato Institute, 2001

National Heart, Lung and Blood Institute, "Summary Report-Working Group on Atheroprotective Genes," March 29, 2000

National Institutes of Health, "Facts about Dietary Supplements — Selenium," NIH fact sheet, Office of Dietary Supplements, March 2001

National Resources Defense Council, "Bottled Water: Pure Drink or Hype?" March 1999

Pip, E., "Survey of Bottled Drinking Water Available in Manitoba, Canada," *Environmental Health Perspective,* Sept. 2000; 108(9):863-866

Pollan, M., "Naturally-How Organic Became a Marketing Niche and a Multibillion-Dollar Industry," *New York Times Magazine,* May 13, 2001, 30-37, 57

Rapola, J., et al., "Randomised Trial of Alpha-tocopherol and Beta-carotene Supplements on Incidence of Major Coronary Events in Men with Previous Myocardial Infarction," *The Lancet,* 1997; 349:1715-1720

Ryan, P. B., et al., "Analysis of Dietary Intake of Selected Metals in the NHEXAS-Maryland Investigation," *Environmental Health Perspective,* Feb. 2001; 109(2):121-128

Scrimshaw, N., and Murray, E., "The Acceptability of Milk and Milk Products in Populations with a High Prevalence of Lactose Intolerance," *American Journal of Clinical Nutrition,* 1988; 48:1083-1085

Seelye, K., "Arsenic Standards for Water Is Too Lax, Study Concludes," *New York Times,* Sept. 11, 2001: 18

Squires, S., "Gulp! Vitamin Facts," *Washington Post,* Nov. 28, 2000: H13

Squires, S., "Hearts & Minds," *Washington Post,* July 24, 2001: H10

Stauber, J., and Rampton, S., *Toxic Sludge Is Good for You!: Lies, Damn Lies and the Public Relations Industry,* Tarcher Putnam, 1995

Tribble, D., "Antioxidant Consumption and Risk of Coronary Heart Disease: Emphasis on Vitamin C, Vitamin E, and beta-Carotene," *Circulation,* 1999; 99:591-595

Tsubono, Y., "Green Tea and the Risk of Gastric Cancer in Japan," *New England Journal of Medicine,* March 2001; 344:632-636

United States Department of Agriculture, Agricultural Fact Book 1998

United States Department of Agriculture, "National Organic Program," 2000, Docket Number: TMD-00-02-FR; RIN: 0581-AA40

United States Environmental Protection Agency, "The Role of Use-Related Information in Pesticide Risk Assessment and Risk Management," EPA Office of Pesticide Programs, Aug. 21, 2000

Vander, A., et al., *Human Physiology,* McGraw Hill, 1990

Wanjek, C., "Mixed Messages," *Washington Post,* Aug. 7, 2001: F1

Weaver, C., and Plawecki, K., "Dietary Calcium: Ndequacy of a Vegetarian Diet," *American Journal of Clinical Nutrition,* 1994; 59(supple): 1238S-41S

2장

Barber, R., et al., "Oral Shark Cartilage Does Not Abolish Carcinogenesis but Delays Tumor Progression in a Murine Mode," *Anticancer Reserch,* March-April 2001; 21(2A):1065-1069

Brodeur, P., *The Zapping of America: Microwaves, Their Deadly Risk and the Cover-Up,* Norton, 1977

Brodeur, P., *Currents of Death: Power Lines, Computer Terminals, and the Attempt to Cover Up Their Threat to Your Health,* Simon & Schuster, 1989

Brodeur, P., *The Great Power-Line Cover-Up: How the Utilities and the Government Are Trying to Hide the Cancer Hazard Posed by Electromagnetic Fields,* Little, Brown & Co., 1993

Carlo, G., and Schram, M., *Cell Phones: Invisible Hazards in the Wireless Age,* Carroll & Graf Publisher, Inc., 2001

Dorahy, M., "Dissociative Identity Disorder and Memory Dysfuction: The Current State of Experimental Research and Its Future Derections," *Clinical Psychological Review,* July 2001; 21(5):771-795

Ernst, E., and Cassileth, B., "How Useful Are Unconventional Cancer Treatments?" *European Journal of Cancer,* Oct. 1999; 35(11):1608-1613

Food and Drug Administration, "FDA Approved Celebrex in Adjunct

Therapy for Familial Adenomatous Polyposis," FDA press release, Dec. 23, 1999

Gleaves, D., et al., "An Examination of the Diagnostic Validity of Dissociative Identity Disorder," *Clinical Psychological Review,* June 2001; 21(4):577-608

Graunt, J., *Natural and Political Obervations Mentioned in a Following Index, and Made Upon the Bills of Mortality,* Roycroft, London, 1662

Hu, F., et al, "Diet, Lifestyle, and the Risk of Type 2 Diabetes Mellitus in Women," *New England Journal of Medicine,* 2001; 345:790-797

Inskip, P., et al., "Cellular-Telephone Use and Brain Tumors," *New England Journal of Medicine,* 2001; 344:79-86

Karlen, A., *Man and Microbes: Disease and Plagues in History and Modern Times,* Touchstone Books, 1996

Keeling, M., and Gillian, C., "Metapopulation Dynamics of Bubonic Plague," *Nature,* Oct. 2000; 407(6806):903-906

Keeling, M., and Gillian, C., "Bubonic Plague: A Metapopulation Model of a Zoonosis," Proceedings of the Royal Society of London—Series B: *Biological Sciences,* Nov. 2000; 267(1458):2219-2230

Lalonde, J., et al., "Canadian and American Psychiatrists' Attitudes Toward Dissociative Disorders Diagnoses," *Canadian Journal of Psychiatry,* June 2001; 46(5):407-412

Lane, W., and Comac, L., *Sharks Don't Get Cancer,* Avery Penguin Putnam, 1992

Lane, W., and Comac, L., *Sharks Still Don't Get Cancer,* Avery Penguin Putnam, 1996

Mathews, J., "Media Feeds Frenzy over Shark Cartilage as Cancer Treatment," *Journal of the National Cancer Institute,* 1993; 85:1190-1191

McDowell, I., "Alzheimer's Disease: Insights from Epidemiology," *Aging* (Milano), June 2001; 13(3):143-62

Munoz, D., and Feldman, H., "Causes of Alzheimer's Disease," *Canadian Medical Association Journal,* 2000; 162(1):65-72

Muscat, J., et al., "Handheld Gellular Telephone Use and Risk of Brain Cancer," *Journal of the American Medical Society,* 2000; 284:3001-3007

National Cancer Institute, "Cartilage (Bovine and Shark)," NCI fact sheet, 2000

Park, R., *Voodoo Science: The Road from Foolishness to Fraud,* Oxford University Press, 2000

Pasteur, L., and Lister, J., *Germ Theory and Its Applications to Medicine on the Antiseptic Principle of the practice of Surgery,* Prometheus Books, 1996 (paperback reprint)

Pinn, G., "Herbal Medicine in Oncology," *Australian Family Physician,* June 2001; 30(6):575-80

Titball, R., and Williamson, E., "Vaccination against Bubonic and Pneumonic Plague," *Vaccine,* July 20, 2001; 19(30):4175-4184

Vander, A., et al., *Human Physiology,* McGraw Hill, 1990

Wanjek, C., "Colon Cancer Exam Beckons at 50: Fear Not," CBS HealthWatch by Medscape, May 2000

Wanjek, C., "Food Is Medicine in Colon Cancer Fight," CBS HealthWatch by Medscape, May 2000

Wanjek, C., "Bare-Headed Lies," *Washington Post,* Jan. 16, 2001:H07

Wanjek, C., "Cell Phones and Cancer, Nobody's Home," *Washington Post,* Feb. 6, 2001:H10

3장

Bower, B., "Brains in Dreamland," *Science News,* Aug. 11, 2001, 90-92

"Brain Drain," Last Word (column), *New Scientist* 19, Dec. 26, 1998-Jan. 2, 1999

Caldwell, S., and Popenoe, R., "Perceptions and Misperceptions of Skin Color," *Annals of Inernal Medicine,* 1995; 122(8):614-617

Cooper, R., and David, R., "The Biological Concept of Race and Its Apllication to Public Health and Epidemiology," *Journal of Health Politics, Policy and Law* 1986; 11(1):97-116

Della Sala, S. (ed.), *Mind Myths: Exploring Popular Assumptions About the Mind and Brain,* John Wiley & Sons, 1999

Diamond, J., *Guns, Germs, and Steel,* W. W. Norton & Company, 1999

Goodman, S. M., "The Sin of Onan," *Journal of the Royal Society of Medicine,* 2000; 93(3):159

Gould, J., *The Mismeasure of Man,* W. W. Norton & Company, 1993

Makari, G. J., "Between Seduction and Libido: Sigmund Freud's Masturbation Hypotheses and the Realignment of his Etiologic Thinking, 1897-1905," *Bulletin of Historical Medicine,* 1998; 72(4):638-62

Monell Chemical Sense Center, web site and personal correspondence

Money, J., "The Genealogical Descent of Sexual Psychoneuroendocrinology from Sex and Health Theory: The Eighteenth to the Twentieth Centuries," *Psychoneuroendocrinology* 1983; 8(4):391-400

Montagu, A., "Race: The History of an Idea," in *The Idea of Race,* University of Nebraska Press, 1965, 5-41

National Eye Institute, "Common Myths and Old Wives' Tales About the Eyes," fact sheet, 2000

National Institute on Aging, "Acne Fact Sheet," 2000

National Institute on Deafness and Other Communication Disorders, Wise Ears! national edicational campaign

Norgen, R., "The Gustatory System," *The Human Nervous System* (Paxinos, E., ed.), Academy Press, 1990

Powledge, T., "Head Games," *Washington Post,* April 10, 2001:H12

Rusting, R., "Hari: Why It Grows, Why It Stops," *Scientific American,* June 2001: 71-79

The Scan, "A Taste for Fat," *Washington Post,* Sept. 4, 2001:H03

Smith, D., and Margolskee, R., "Making Sense of Taste," *Scientific American,* March 2001: 32-39

Vander, A., et al., *Human Physiology,* McGraw Hill, 1990

Venter, C., White House news conference on race and genes, July 28, 2000

Vonnegut, K., *Galapagos,* Delacorte Press, 1985

Wanjek, C., "National Initiative to Improve Minority Cancer Care," CBS HealthWatch by Medscape, April 6, 2000

Wanjek, C., "Cancer Culture: Disease in Different Populations Studied," CBS HealthWatch by Medscape, June 15, 2000

Wanjek, C., "'Detoxifying' the Liver," *Washington Post,* Aug. 8, 2000: H08

Whorton, J., "The Solitary Vice: The Superstition That Masturbation Could Cause Mental Illness," *Western Journal of Medicine,* 2001; 175(1):66-68

Witzig, R., "The Medicalization of Race: Scientific Legitimization of a Flawed

Social Construct," *Annals of Internal Medicine,* 1996; 125:675-679

4장

American Association of Retired Persons, "Health and Wellness Guide," AARP online fact sheet, www.aarp.org

Anderson, R., "U.S. Decennial Life Tables for 1989-91 Vol. 1, No. 4, 7-8 (National Center for Health Statistics, 1999)," *Nature,* Nov. 9, 2000, 267

Anisimov, V., "Life Span Extension and Cancer Risk: Myths and Reality," *Experimental Gerontology,* July 2001; 36(7):1101-1136

Begley, S., "Memory' s Mind Games," *Newsweek,* July 16, 2001, 52-54

Bortz, W., *Dare To Be 100,* Simon & Schuster, 1996

Centers of Disease Control and Prevention, Chronic Disease Notes and Reports, *Halthy Aging,* CDC Newletter, Fall 1000; (12)3:3-7

Daniels, D., and Winter W., "The Myth of Female Frailty, the Reality of Females and Physical Activity," *Recent Advances in Nursing,* 1989; 25:1-19

Evans, G., "Sexuality in Old Age: Why It Must Not Be Ignored by Nurses," *Nursing Times,* 1999; 95(21):46-47

Federation of American Societies for Experimental Biology, "Breakthroughs in Bioscience," FASEB Newsletter on osteoporosis, 2001

Finch, C., and Austad, S., "History and Prospects: Symposium on Organisms with Slow Aging," *Experimental Gerontology,* April 2001; 36(4-6):593-597

Fitti, J., and Kova, M., "Supplement on Aging to the 1984 National Health Interview Survey," CDC Vital and Health Statistics, #21, Oct. 1987

Gavrilov, L., and Gavrilov, N., *The Biology of Life Span,* Harwood Academic, 1991

Gould, S., *Time' s Arrow, Time' s Cycle,* Harvard University Press, 1987

Hayflick, L., *How and Why We Age,* Ballantin Books, 1996

Jazwinski, S., "Metabolic Control and Aging," *Trends in Genetics,* Nov. 2000; 16(11):506-511

Kleinman, K., et al., "A New Surrogate Variable for Erectile Dysfunction Status in the Massachusetts Male Aging Study," *Journal of Clinical Epidemiology,* 2000; 53(1):71-78

Kolata, G., "While Children Grow Fatter, Experts Search for Solutions,"

New York Times, Oct. 19, 2000, A1

Kovar, M., et al., "The Longitudinal Study of Aging: 1984-90," CDC Vital and Health Statistics, #28, July 1992

Leon, T., et al., "Effect of Dietary Restriction on Age-Related Increase of Liver Susceptibility to Peroxidation in Rats," *Lipids,* June 2001; 36(6):589-593

McGlone, F., and Kick, E., "Health Habits in Relation to Aging," *Journal of the American Geriatric Society,* Nov. 1978; 26(11):481-488

Miller, M., and Keller, T., "Measuring Drosophila (fruit fly) Activity during Microgravity Exposure," *Journal of Gravitational Physiology,* July 1999; 6(1):99-100

National Institute on Aging, "Age Page" fact sheets

Nature Insight, "Aging," *Nature,* Nov. 2000; 408:231-269

New England Centenarian Study, Harvard Medical School, online guide, www.bumc.bu.edu/Departments/HomeMain.asp?DepartmentID=361

Padfield, A., "Myths in Medicine. Story That Early Retirement Is Associated with Longevity Is Often Quoted," *British Medical Journal,* June 1996; 312(7046):1611

Perls, T., and Fretts, R., "The Evolution of Menopause and Human Life Span," *Annals of Human Biology,* May-June 2001; 28(3):237-245

Perls, T., et al., Living to 100, Basic Books, 1999

Rubin, J., and Tarrant, A. (producers), *Stealing Time,* PBS, June 2, 1999

Scientific American Presents, The Quest to Beat Aging, Sep. 2000

Shalala, D., Healthy People 2010 conference address, Washington, D.C., Jan. 25, 2000

Specter, M., "Secret to Long Life in Azerbaijan? It's Not the Yogurt," *New York Times,* Mar. 14, 1998:A1

Tyas, S., et al., "Risk Factors for Alzheimer's Disease: A Populationbased, Longitudinal Study in Manitoba, Canada," *International Journal of Epidemiology,* 2001; (3):590-597

Vaillant, G., and Mukamal, K., "Successful Aging," *American Journal of Psychiatry,* June 2001; 158(6):839-847

Vander, A., et al., *Human Physiology,* McGraw Hill, 1990

Wanjek, C., "Sight & Sound Loss Striking Earlier & Elarlier," CBS HealthWatch by Medscape, March 15, 2000

Wilcox, B., et al., *The Okinawa Program,* Clarkson Potter, 2001

Wiley, D., and Bortz, W., "Sexuality and Aging: Usual and Successful," *Journals of Gerontology Series A: Biological Science and Medical Sciences,* 1996; 51(3):M142-146

Wilmoth, J., "Demography of Longevity: Past, Present, and Future Trends," *Experimental Gerontology,* Dec. 2000; 35(9-10):1111-1129

Woods, N., et al., "Memory Functioning among Midlife Women: Observations from the Seattle Midlife Women's Health Study," *Menopause,* 2000:(7)257-265

5장

American Heart Association, "Aspirin in Heart Attack and Stroke Prevention," AHA fact sheet, 2000

American Society of Plastic Surgeons, Liposuction fact sheet, 1998

Ang-Lee M., "Herbal Medicines and Perioperative Care," *Journal of the American Medical Association,* July 2001; 286(2):208-216

Barret, S., "Homeopathy, the Ultimate Fake," *Quackwatch,* rev. June 8, 2001

Barret, S., "Oxygenation Theraphy: Unproven Treatments for Cancer and AIDS," *Quackwatch,* rev. June 17, 2001

Bruner, J., and de Jong, R., "Lipoplasty Claims Experience of U.S. Insurance Companies," *Plastic and Reconstructive Surgery,* April 2001; 107(5):1285-1292

Chopra, D., *Return of the Rishi: A Doctor's Story of Spiritual Transformation and Ayurvedic Healing,* Houghton Mifflin, 1991

Chopra, D., *Ageless Body, Timeless Mind: The Quantum Alternative to Growing Old,* Crown Publishing, 1993

Chopra, D., *Boundless Energy,* Harmony Books, 1995

Coleman, W., et al., "Guidelines of Care for Liposuction," *Journal of the American Academy of Dermatology,* Sept. 2001; 45(3):438-447

Coulter, H., *Vaccination, Social Violence, and Criminality: Medical Assault on the American Brain,* North Atlantic Books, 1990

Cucherat, M., et al., "Evidence of Clinical Efficacy of Homeopathy: A Meta-analysis of Clinical Trials," *European Journal of Clinical Pharmacology,* April 2000; 5(1):27-33

Curtis, S., *Essential Oils,* Aurum, 1996

de Jong, R., "Body Mass Index: Risk Predictor for Cosmetic Day Surgery," *Plastic and Reconstructive Surgery,* Aug. 2001; 108(2):556-563

Ernst, E., "Mistletoe for Cancer?" *European Journal of Cancer,* 2001; 37:(1)9-11

Hall, D., *You Can't Catch a Cold,* iUniverse, Inc., 2001

He, J., et al., "Aspirin and Risk of Hemorrhagic Stroke: A Meta-analysis of Randomized Controlled Trials," *Journal of the American Medical Association,* 1998; 280:1930-1935

Hennekens, C., et al., "Aspirin as a Therapeutic Agent in Cardiovascular Disease," a Statement for Healthcar Professionals from the American Heart Association, 1997

Herbert, P., and Hennekens, C., "An Overview of the 4 Randomized Trials of Aspinrin Therapy in the Primary Prevention of Vascular Disease," *Archives of Internal Medicine,* 2000; 160:3123-3127

Jacobs, J., et al., "Treatment of Childhood Diarrhea with Homeopathic Medicine: A Randomized Clinical Trial in Nicaragua," *Pediatrics,* 1994; 93:719-725

Jonas, W., and Jocobs, J., *Healing with Homeopathy: The Complete Guide,* Warner Books, 1996

Karmo, F., et al., "Blood Loss in Major Liposuction Procedures: A Comparison Study Using Suction-Assisted versus Ultrasonically Assisted Lipoplasty," *Plastic and Reconstructive Surgery,* July 2001; 108(1):241-249

Kent, C., and Gentempo, P., "Immunizations: Fact, Myth, and Speculation," *International Review of Chiropractic,* Nov.-Dec. 1990

Linde, K., et al., "Are the Clinical Effects of Homeopathy Placebo Effects? A Meta-analysis of Placebo-Controlled Trials," *The Lancet,* 1997; 350 (9081):834-843

Linde, K., et al., "The Methodological Quality of Randomized Controlled

Trials of Homeopathy, Herbal Medicines and Acupuncture," *International Journal of Epidemiology,* June 2001; 30(3):526-31

Miller, N., *Vaccines: Are They Really Safe and Effective?* New Atlantean Press, 1995

Park, R., *Voodoo Science: The Road from Foolishness to Fraud,* Oxford University Press, 2000

Reuters News Service, "FDA Warns Firms on Adding Herbs to Food, Drink," June 7, 2001

Rosa, L., et al., "A Closer Look at Therapeutic Touch," *Journal of the American Medical Society,* 1998; 279:1005-1010

Rose, P., *Magnetic Therapy Illustrated,* Ulysses Press, 2001

Rose, P., *The Practical Guide to Magnetic Therapy,* Sterling Publishing, 2001

Sampson, W., "Analysis of Homeopathic Treatment of Childhood Diarrhea," *Pediatrics,* 1995; 96:961-964

Skolnick, A., "The Maharishi Caper: Or How to Hoodwink Top Medical Journals," *Science Writers: The Newsletter of the National Association of Science Writers,* Fall 1991

Steuer-Vogt, M., et al., "The Effect of an Adjuvant Mistletoe Treatment Programme in Resected Head and Neck Cancer Patients: A Randomized Controlled Clinical Trial," *European Journal of Cancer,* 2001; 37(1):23-31

Thrift, A., et al., "Risk of Primary Intracerebral Hemorrhage Associated with Aspirin and Non-steroidal Anti-inflammatory Drugs: Case-control Study," *British Medical Journal,* March 1999; 318:759-764

Tyler, V., *The Honest Herbal,* 4th Ed., Hawthorn Herbal Press, 1999

Vandentroucke, J., "Homoeopathy Trials: Going Nowhere," *The Lancet,* 1997; 351(9099):365

Wanjek, C., "News Flash: Herbal Supplement for Menopause Hits the Big Time," *Washington Post,* April 10, 2001: H07

Warrier, G., and Gunawant, D., *The Complete Illustrated Guide to Ayurveda: The Ancient Indian Healing Tradition,* Element, 1997

Wise, J., "Health Authority Stops Buying Homoeopathy," *British Medical Journal,* 1997; 314:1574

Worwood, S., *Essential Aromatheraphy*, New York Library, 1995

6장

Barnwell, Y., "More Than a Paycheck," Barnwell's Notes Co., 1982

Barret, S., "Bernadean University: A Mail-Order diploma Mill," *Quackwatch*, rev. Mar. 2001

Brodeur, P., *Outrageous Misconduct: The Asbestos Industry on Trial*, Phantheon Books, 1985

Children's Defense Fund, "The State of America's Children Yearbook, 2001"

Coile, D., and Miller, N., "How Radical Animal Activists Try to Mislead Humane People," *Laboratory Primate Newsletter*, July 1984; 23(3):11-13

Cragin, D., and Lewis, J., "Eating Candy for Longevity and Other Toxic Sciences," address to the National Capital Area Skeptics, Jan. 20, 2001. (My inspiration for this topic.)

de Forest, L., *American Chamber of Horrors: The Truth about Food and Drugs*, Farrar and Rinehart, 1926

Dodds, W., and Orlan, F. (eds), *Scientific Perspectives on Animal Welfare*, Academic Press, 1982

Hill, A., "The Environment and Disease: Association or Causation?" *Proceedings of the Royal Society of Medicine*, 1965; 9:295-300

Itoh, N., et al., "Have Sperm Counts Deteriorated over the Past 20 Years in Healthy, Young Japanese Men? Results from the Sapporo Area," *Journal of Andrology*, Jan. 2001; 22(1):40-44

Kamrin, M., *Toxicology: A Primer*, Lewis Publishers, 1988

Laudan, L., *Danger Ahead: The Risks You Really Face on Life's Highway*, John Wiley & Sons, 1997

Lee, I., and Paffenbarger, R., "Life is Sweet: Candy Consumption and Longevity," *British Medical Journal*, Dec. 1998; 317(7174):1683-1684

Lu, F., *Basic Toxicology*, Hemisphere Publishing Corp., 1991

McCally, A., et al., "Corneal Ulceration Following Use of Lash-Lure," *Journal of the American Medical Association*, 1933; 101(20):1561

Miller, N., "Values and Ethics of Research on Animals," *Laboratory Primate*

Newsletter, July 1984; 23(3):1-10

Millory, S., *Junk Science Judo,* Cato Institute, 2001

Rampton, S., and Stauber, J., *Trust Us, We' re Experts!*, Tarcher-Putman, 2001

Redelmeier, D., and Signh, S., "Survival in Academy Award-Winning Actors and Actresses," *Annals of Internal Medicine,* May 2001; 134(10):955-962

Rowan, A., *Of Mice, Models and Men,* State University of New York Press, 1984

Stauber, J., and Rampton, S., *Toxic Sludge Is Good For You! Lies, Damn Lies and the Public Relations Industry,* Tarcher-Putman, 1995

U.S. Environmental Protection Agency, "Health Assessment Document for Chloroform," EPA-600/8-84-004F, Aug. 1985

U.S. Environmental Protection Agency, "Questions and Answers about Dioxins," EPA fact sheet, July 2000

Vander, A., et al., *Human Physiology,* McGraw Hill, 1990

Wanjek, C., "United States Confronts Mexican Border Health Problems," CBS HealthWatch by Medscape, March 2000

Wanjek, C., "US Struggles to Meet Asian-American Healthcare Needs," CBS HealthWatch by Medscape, March 2000

Wanjek, C., "National Initiative to Improve Minority Cancer Care," CBS HealthWatch by Medscape, April 6, 2000

Wanjek, C., "Cancer Culture: Disease in Different Populations Studied," CBS HealthWatch by Medscape, June 2000

Wanjek, C., "The Unfriendly Skies of Medical Research," *Washington Post,* Nov. 28, 2000: H06

Zurlo, J., et al., "Animal and Alternatives in Testing: History, Science, and Ethics," Johns Hopkins Center for Alternatives to Animal Testing

7장

Casson, I., "Boxing and Parkinson Disease," for the National Parkinson Foundation, 2001

Casson, I., "Brain Damage in Modern Boxers," *Journal of the American*

Medical Association, 1984; 251:2663-2667

Finnegan, J., "Mass Media, Secular Trends, and the Future of Cardiovascular Disease Health Prevention: An Interpretive Analysis," *Preventive Medicine,* Dec. 1999; 29:550-558

Goff, D., et al., "Prehospital Delay in Patients Hospitalized with Heart Attack Symptoms in the United States: The REACT Trial," *American Heart Journal,* Dec. 1999; 138:1003-1004

Hanke, C., et al., "Blast Tattoos Resulting from Black Powder Firearms," *Journal of the American Academy of Dermatology,* Jan. 1989; 20(1):137-138

National Institute on Deafness and Other Communication Disorders, "Noise and Hearing Loss," NIH Consensus Statement, 1990; 8(1):1-24

National Institute on Deafness and Other Communication Disorders, Wise Ears! national educational campaign

Nondahl, D., et al., "Recreational Firearm Use and Hearing Loss," Archives of Family Medicine, 2000; 9:352-357

Rasnford, M., "Hunters, Recreational Shooters Should Always protect Hearing," Ball State University News Center, Oct. 14, 1997

Vander, A., et al., *Human Physiology,* McGraw Hill, 1990

Wanjek, C., "Concussion Is Not Part of the Game," CBS HealthWatch by Medscape, Nov. 1999

Zapka, J., et al., "Missed Opportunities to Impact Fast Response to AMI Symptoms," Patient Education Counsel, April 2000; 40(1):67-82

에필로그

Centers for Disease Control and Prevention, "Ten Great Public Health Achievements — United States, 1900-1999," Morbidity and Mortality Weekly Report, April 1999; 48(12):241-243

Wanjek, C., "Gene Therapy at the Crossroads," CBS HealthWatch by Medscape, Jan. 2000

감사의 글

이 책이 나올 수 있도록 인내심을 발휘해 주고, 늘 차를 마실 수 있게 배려해 준 스즈미 야스다케에게 특별한 고마움을 전한다. 그레이스 메리 오트, 리 칼, 스티브 머린, 스킵 바커도 많은 공헌을 했으며 감사를 전한다. 또 나를 도와주고, 내게 조언해 주거나 혹은 나를 비웃어준 이들 중 어느 쪽이든 상관없이 고마운 이들의 이름은 아래와 같다. 마이클 완제크, 에드워드 완제크 주니어, 폴 F. 톰킨스, 리처드 토다로, 크레이크 스툴츠, 마크 스턴, 윌리엄 스타이거월드, 제인 슈어, 찰스 지프, 에릭 사보, P. 배리 라이언, 리처드 라인하트, 필 플레이트, 찰스 오트, 레바 노비치, 미국국립보건원, 애미 러노우, 일라이나 해러스, 진 그레이, 토머스 그래엄, 존 그래엄, 제프 골리크, 크리스토퍼 디키, 애미 단지히, 비벌리 코워트, 마리 코폴라, 제시카 클라크, 패트릭 캐롤, 칼라 캔터, 하워드 브라이트먼 3세, 앤 브래들리, 마린 앨런 그리고 내게 동조의 한 표를 던져준 아카데미의 멤버들.

마지막으로 데이브 크레이긴과 제프 루이스가 6장 가운데 '사탕에 관한 흥미로운 실험' 부분을 쓸 수 있도록 아이디어를 제공해 주었음을 밝히며, 이들에게도 특별한 감사를 전하고 싶다.

옮긴이의 말

건강에 대한 관심이 나날이 높아지고, 각종 매체에는 하루가 멀다 하고 새로운 의학 정보들이 쏟아져나온다. '잘못된 의학 상식'을 바로잡아 준다는 칼럼들이 잡지며 신문, 인터넷까지 모든 대중매체에 단골 메뉴로 오르내리고 있는 오늘날, 이 책이 주장하는 불량의학이란 과연 무엇일까 하는 호기심으로, 그리고 순전히 건강에 관심이 많은 독자의 입장에서 번역을 시작했다.

처음에는 저자의 유머러스한 문투에 웃음부터 터져나왔다. 그리고 점차 그의 위트가 그저 위트로 그치는 것이 아니라 단호한 주장을 매우 강하게 품고 있음에 놀랐다. 저자의 글은 강하고 날카롭고 유머러스하다. 더러는 그렇게까지 단호해야 하나 하는 생각이 들 정도로. 번역하는 내내 저자의 견해에 공감하는 것과는 별개로 매우 신선하고 새로운 충격을 느낄 수 있었다.

저자의 주장은 크게 보면 결국 하나다. 과학이나 의학이라는 이름 아래 세상 사람들 앞에 놓인 모든 건강 관련 의학 상식들을 선별하여 받아들이되 맹신하지 말라는 것이다. 그러면서 우리가 믿고 있는 좋은 것들이 사실은 그렇게 좋지 않거나 아주 나쁘기까지 하다는 이야기를 많은 사례를 들어 들려준다.

"우유는 몸에 큰 도움이 안되거나 오히려 나쁠 수 있다", "비타민제제를 비롯한 각종 건강보조식품들 역시 마찬가지다", "숱한 대체요법들은 그저 기분만 그런 위약효과밖에 없고, 우리가 믿어 의심치 않는 '긍정적 사고'라는 것도 그것이 건강한 습관과 연결되지 않는 한 아무 효과도 없다" 등등.

저자에 따르면 이 세상에 정확한 '일상'의 건강 비법은 두 가지로 요약된다. 적당한 운동과 절제된 식사가 바로 그것이다. 수년 또는 수십 년이 지나면 정반대로 뒤집어져 버리기 일쑤인 숱한 과학적 연구 결과와 달리, 이 두 가지야말로 수천 년 동안 거듭 증명되어 온, 돈 안 들고 부작용 없으며 확실한 방법이라는 것이다. 일견 당연하게 느낄 수 있겠지만 되돌아보면 우리가 하필 이 두 가지를 제쳐놓고 다른 방법을 찾느라 혈안이 되어 있는 것은 아닌가 하는 따끔한 느낌이 들 수도 있을 것이다.

물론 저자의 의견에 반대하는 이도 있을 것이다. 저자는 매우 노골적으로 실재하는 회사나 사람, 책 이름을 도마 위에 올려놓고 가차 없는 비판을 가하고 있으니 말이다. 저자의 비판과 주장은 아마도 인터넷이나 각종 매스미디어를 통한 무차별 정보의 폭격이 주는 혼돈과, 잘 포장된 오류에 대한 일침의 의미일 것이다. 알 수 없는 출처의 수많은 정보들, 특히 의학 정보들은 익명의 가면 뒤에서 종횡무진 들고 나며, 결국 사람의 몸에 좋지 않은 영향을 미친다. 그런 이유로 저자는 '정보 실명제'를 선언했으리라 싶다. 사람의 건강에 관한 이야기를 할 때는 자신의 이름을 걸고 근거 있게 주장하라는 것이다.

그는 자신의 이름을 걸고 '우유, 웬만하면 마시지 마라'는 메시지를 던진다. 이는 우유회사와 전혀 무관하나, 아이들에게 우유 마시기를 강요하고 우유 마시기를 게을리 하는 것이 내 몸에 미안한 일이라고 지금껏 여기며 살아온 내게도 마찬가지로 불편한 내용이다. 저자는 "지금 건강 전문가들이 마지막으로 할 수 있는 일은 사람들에게, 특히 아이들에게 탄산음료와 가당음료 중에서 한 가지를 택해야 할 때 '우유를 마셔' 라는 말을 하지 말라고 충고하는 일이다"라고 딱 부러지게 결론짓는다. 정말로 우유가 몸에 득이 되기는커녕 실이 더 많은 것일까? 그는 그렇다고 조목조목 이야기한다. 찬찬히 읽어보면 고개가 끄덕여진다.

또한 백신 접종을 하지 않는 것이 개인의 건강에 관한 위협일 뿐 아니라 군중면역이라고 하는 공동의 건강사업에 구멍을 뚫어버리는 이기적인 행위라고 이야기한다. 우리는 그간 백신 접종이 오히려 병을 부른다는 두려움을 알게 모르게 지니고 살아왔으며, 백신 접종을 건너뛰고도 해당 병에 걸리지 않으면 무척 다행으로 여겼다. 그런데 저자는 백신 접종을 하지 않고도 병에 걸리지 않은 것은 다른 사람이 백신 접종을 하여 내게 무해한 환경을 만들어준 것이므로 타인의 노력에 무임승차하는 것과 같다고 질타한다!

그 밖에도 우리가 뇌의 90퍼센트는 써 보지도 못하고 세상을 하직한다는 세간의 속설을 마음껏 비웃어준다. 그건 마치 '사실 내 능력은 무한하지만 단지 쓰지 않았을 뿐이야' 라고 자위하는 평범한 우리들에게 찬물을 끼얹는 것과도 같은 선언이다. 그런데 저자의 글을 읽다 보면 적어도 뇌의 10퍼센트만 쓰고 살아간다고 주장하는 사람들의 의견에는 결코 동의하게 되지 않는다는 것이다. 머리 큰 사람이 지능도 높다는 속신(俗信)에 대해서도 마찬가지다.

이 책을 번역한 사람이자 객관적인 한 사람의 독자로서, 여러모로 이 책이 건강과 의학에 관한 다양한 논의의 장, 그리고 반박과 반박이 거듭되는 장이 되기를 기대한다. 그럼으로써 우리 생활 속, 의식 속에 깊이 뿌리내린 불량의학에 대한 재고의 기회를 줄 수 있을 것이며, 무엇이 불량의학이고 무엇이 우량의학인지를 제대로 판단할 수 있는 정확한 안목을 가져다줄 것이다. 어찌되었든 사람은 누구나 좀더 질 높은 인생을 영위하고 싶어한다는 점에서는 한 마음이니 말이다.

박은영

감수의 말

의사나 의학을 지칭할 때 쓰는 '의(醫)'라는 글자는 원래 먼 옛날에는 '의(毉)'자였다. 그리스 로마 의학이 동로마제국에 전수되고 11세기 이후 비잔틴 의학이 멸망하자 중세기에는 페르시아와 아라비아 의학의 과학적인 성취에 힘입어 알코올 증류법이 발명되었다. 의학에 술이 본격적으로 이용되기 시작하면서 '무당 무(巫)'자 대신 '술 주(酒)'자에서 '물 수(水)'변을 빼고 쓰기 시작한 것이 오늘날 쓰고 있는 '의(醫)'자이다.

이 글자 풀이에서도 알 수 있듯, 역사적으로 볼 때 의술이나 의학은 주술적이거나 비과학적인 요소가 많았다. 한의학의 원전이 되고 있는 『동의보감』의 저자 허준 선생도 과거에 합격해서 조정에서 벼슬하는 의원이 되었지만, 의원이 되는 의과시험은 점을 치는 사람들이 보는 복(卜)과와 함께 잡과에 해당되었다. 동서양을 막론하고 의학의 뿌리를 찾아보면 이런 비과학적인 흔적을 많이 찾아볼 수 있다.

흔히 의학은 과학인 동시에 예술이라고 여겨져 왔다. 그러나 실제로 의학이 실증적이고도 기계론적인 우주관에 입각해서 병을 다루고 환자를 치료하기 시작한 것은 멀리 거슬러올라가더라도 100년 내지 150년을 넘지 않는다.

15세기 이후 서양에서 르네상스가 전개되자 의학도 스콜라철학의 고정관념에서 벗어나 사람을 해부하고 실증적으로 인체 생리를 연구하려는 시도가 생겨났다. 또한 질병을 신의 노여움이나 사람들의 잘못에 대한 일종의 업보로 생각해서 초자연적인 힘을 빌려 이런 병마를 물리치고 건강을 회복하려는 생각도 점차 그 빛을 잃기 시작했다.

이러한 해부학과 생리학의 발달, 그리고 실증적인 임상의학이 대두되자 서양 의학은 과거의 구태에서 벗어나 변화하기 시작했다. 그러나 19세기 후반에 작은 세균이나 눈에 보이지 않는 미생물이 천연두나 콜레라, 장티푸스 같은 무서운 전염병을 일으킨다는 사실이 밝혀지기까지는 크게 발전을 보지 못했다.

그 후 과학만능주의에 힘입어 서양 의학은 모든 병의 근원을 과학적으로 밝혀내는 데 힘쓰게 되었으니, 그것이 곧 단일 병인론(單一病因論)에 입각한 20세기 중반까지의 모습이었다. 그러나 생활습관과 밀접한 관련이 있는 암, 고혈압, 당뇨병, 정신병 같은 이른바 생활습관병이 늘어나면서 이제는 위험인자에 관심을 돌려 복수 병인론(複數病因論)이 등장하고 있다. 쉽게 말해서 우리의 생활습관을 제대로 다스려서 병을 사전에 예방하고, 발생하더라도 관리해 나간다는 얘기이다.

그러나 건강이나 질병을 둘러싼 우리의 생각은 잘못된 것이 아직도 많다. 최근 유전공학이 새롭게 등장하면서 사람들의 조직과 장기를 기계의 부속품같이 교체할 수 있는 미래에만 관심을 두는 사람이 있는가 하면 잘못된 과거에 집착해서 그릇된 의학 정보가 수없이 판을 치고 있다.

이러한 때일수록 무엇이 옳고 무엇이 그른지에 대한 정확한 정보가 무엇보다 중요할 것이다. 이 책은 우리가 잘못 알고 있는 건강과 의학에 대한 상식을 바로잡을 수 있게 도와준다. 예로부터 추운 날씨에 비를 맞거나 날씨가 추우면 감기에 걸린다고 믿었지만, 그것은 추위 때문이 아니라 바이러스 때문이다. 일 년 열두 달 눈이 녹지 않는 북극이나 남극에서 사는 사람들은 밤낮 감기에 걸려야겠지만 알래스카의 에스키모는 감기에 잘 걸리지 않는다. 그곳에는 감기를 일으키는 여과성 병원체, 즉 바이러스가 없기 때문이다.

또한 이 책은 우리 주변에서 많은 사람들이 비싼 값을 치르며 먹고 있는 건강보조식품에 대한 이야기나 자석요법, 아로마테라피 등등의 허와 실도 날카롭게 꼬집고 있다. 예를 들면 상어의 연골이나 지느러미, 간 등에서 추출하는 콘드로이친이나 스쿠알렌에 대한 근거 없는 미신이 그것이다. 그 밖에도 뇌, 간, 맹장 등 우리 몸에 대한 잘못된 상식, 노화와 건강의 관계, 세균에 대한 지나친 불신, 방사선의 의학적 이용에 대한 과민반응, 다이어트의 실제 효과 등을 재미있고 알기 쉽게 지적하고 있다.

지나친 과신이나 맹신은 결코 올바른 건강 상식이 될 수 없다는 것이 이 책의 가장 큰 핵심일 것이다. 이 책이, 편벽되고 잘못된 건강 상식을 바꾸는 데 기여하리라 믿으며, 일반인은 물론 의료 관계 전문인들에게도 큰 도움이 되리라 생각된다.

허정(서울대학교 보건대학원 명예교수)